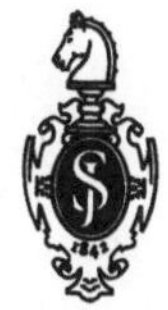

Peter Kopacek
Martin Zauner

Leitfaden der technischen Informatik und Kommunikationstechnik

Springer-Verlag Wien GmbH

Univ-Prof. Dipl.-Ing. Dr. techn. Dr. mult. h.c. Peter Kopacek
Institut für Handhabungsgeräte und Robotertechnik
Technische Universität Wien, Wien, Österreich

Dipl.-Ing. Dr. techn. Martin Zauner, M.Sc. (OU) EM
Fachhochschul-Studiengang Medizintechnik
Fachhochschul-Studiengänge Oberösterreich, Linz, Österreich

Ursprünglich erschienen bei Springer-Verlag Wien New York 2004

Satz: Reproduktionsfertige Vorlage der Autoren

Gedruckt auf säurefreiem, chlorfrei gebleichtem Papier – TCF
SPIN 10920053

Mit 106 Abbildungen

Bibliografische Information Der Deutschen Bibliothek
Die Deutsche Bibliothek verzeichnet diese Publikation in der Deutschen Nationalbibliografie; detaillierte bibliografische Daten sind im Internet über http://dnb.ddb.de abrufbar.

ISBN 978-3-211-00765-5 ISBN 978-3-7091-0600-6 (eBook)
DOI 10.1007/978-3-7091-0600-6

Vorwort

Das Buch soll dem technisch orientierten Nutzer eine praxisorientierte Einführung in die moderne Informations- und Kommunikationstechnik geben. Es entstand aus langjährigen Lehrveranstaltungen der Autoren an Technischen Universitäten, Fachhochschulen und HTLs bzw. anderen Aus- und Weiterbildungsinstitutionen.

Die Theorie wird nur insofern gestreift, als dies für das Verständnis unbedingt erforderlich ist. Angestrebt wurde eine umfassende und anwendungsorientierte Darstellung der Grundlagen. Das Buch soll damit nicht nur ein Lehrbuch, sondern auch ein Handbuch und Nachschlagewerk für technisch Interessierte sein.

Das Schwergewicht liegt auf der praktischen Anwendbarkeit und der Darstellung der derzeit modernsten Technologien und Verfahren für viele Beispiele aus den Ingenieurwissenschaften. Wir versuchen zu zeigen, wie weit die technische Informatik und Kommunikation bereits unsere Lebensbereiche erfasst hat und wohin die weitere Entwicklung führen wird. Wir haben dazu neben den „klassischen" technischen Anwendungsgebieten auch die Anwendung der Informations- und Kommunikationstechnik für die Medizintechnik mit aufgenommen. Für den speziell Interessierten wurde für die Möglichkeit der weiteren Vertiefung eine Literaturliste angeschlossen.

Wir möchten uns bei allen, die zum Gelingen dieses Buches beigetragen haben, bedanken, insbesondere bei Dipl.-Ing. K. Daichendt für seine fachlichen Hinweise, bei Frau I. Nemetz und M. Mitter für die Schreibarbeiten und bei den Mitarbeitern des Verlages für ihre Kooperation und Geduld.

Wien, Linz, Oktober 2003 P. Kopacek, M. Zauner

Vorwort

Inhaltsverzeichnis

I. Übersicht über die Gebiete der Informatik

Die Informatik ist eine sehr junge Ingenieurswissenschaft und heute längst dem engen, klassischen Ansatz der *Infor*mationstechnik und Mathe*matik* entwachsen. Der rasante Fortschritt in der Hardwaretechnologie und Elektronik einerseits, als auch die Fähigkeit, zunehmend aufwendigere Abläufe softwaretechnisch und methodenorientiert abzubilden andererseits, erlauben, immer komplexere Aufgabenstellungen mit Hilfe von Computern zu lösen. Die Informatik begleitet uns in allen Lebensbereichen von der (intelligenten) Anlagensteuerung über die Medizintechnik bis in die Verwaltung und das home-office. Die Tatsache, dass wir uns in lebenswichtigen Situationen (wie der Steuerung von Atomkraftwerken, Flugzeugen, Medizin) auf Informatiksysteme verlassen, erfordert die Erforschung und Weiterentwicklung der Teilgebiete der Informatik und die konsequente, enge Einbindung der Anwendungsgebiete.

Tabelle I.1 Gebiete der Informatik (nach Rechenberg 1991)

Technische Informatik	*Praktische Informatik*	*Theoretische Informatik*	*Angewandte Informatik*
Hardwarekomponenten	Algorithmen Datenstrukturen Programmiermethoden	Automatentheorie	Informationssysteme
Schaltnetze Schaltwerke Prozessoren	Programmiersprachen und Compiler	Theorie der Formalen Sprachen	Computergrafik
Mikroprogrammierung	Betriebssysteme	Theorie der Berechenbarkeit	Künstliche Intelligenz
Rechnerorganisation und -architektur	Softwaretechnik	Komplexitätstheorie	Digitale Signalverarbeitung
Schnittstellentechnik und Rechnernetze	Mensch-Maschine-Kommunikation	Algorithmenanalyse	Simulation und Modellbildung
Kommunikation		Theorie der Programmierung	Textverarbeitung und Büro-Automation
		Automatische Programmsynthese	Spezifische Anwendungen in Wirtschaft, Verwaltung, Ingenieurwissenschaften, Naturwissenschaften, Medizin, Sozialwissenschaften, Geisteswissenschaften, Kunst
		Formale Statistik	

II. Grundlagen

A. Informationsdarstellung

1. Analoge und digitale Darstellung

In der *analogen* Darstellung repräsentiert ein technischer Parameter direkt den Wert der Realität. Analoge Größen, wie zum Beispiel Spannung, Temperatur oder Druck, können innerhalb eines vorgegebenen Bereiches jeden beliebigen Wert annehmen und werden im Allgemeinen als reelle Zahlen dargestellt.

Probleme der analogen Darstellung:

- Genauigkeit der analogen Größe,
- Definitionsbereich der analogen Größe,
- Arithmetische Operationen auf analogen Größen.

Es existiert ein breites Gebiet von Anwendungen:

- Audio im Telefonnetz und in der Unterhaltungselektronik,
- Fernseh- und Videotechnik,
- Biomedizin- und Medizintechnik,
- und andere.

Wir wollen uns im Weiteren auf digitale Computer konzentrieren, welche – in ausreichender Genauigkeit – ausschließlich digitale Werte verarbeiten. Die Abbildung von *digitalen* Werten erfolgt dabei in Form von Zahlen („digitus“, der Finger), welchen bestimmte Bedeutungen zugeordnet werden (Codes).

Die Darstellung von Zahlen in einem Computer lässt sich dabei auf ein binäres (*zweiwertiges*) Zahlensystem, das Dualsystem, reduzieren. Im Dualsystem können nur die beiden Zustände 0 und 1 abgebildet werden.

Tabelle II.1 Beispiele binärer Zustände

Erster binärer Zustand	Zweiter binärer Zustand
Schalter geschlossen	Schalter geöffnet
Transistor leitend	Transistor gesperrt
Diode leitend	Diode gesperrt
Spannung hoch (Strom)	Spannung niedrig (Strom)
Werkstoff magnetisch	Werkstoff nicht magnetisch
0 Volt (Masse)	+5 Volt
0 Volt	+3,3 Volt
–5 Volt	+5 Volt
0 Volt	+12 Volt

Tabelle II.2 Signale und ihre Informationsparameter

Signal	*Informationsparameter*
Schallwelle	Lautstärke, Frequenz
Licht	Polarisation, Frequenz (Farbe)
Elektrischer Strom	Stromstärke, Frequenz, Phase

Um zwei mögliche Zustände abzubilden, benötigt man ein Bit. Im Computer handelt es sich bei einem Bit um eine Stelle, an der nur die logischen Zustände *0* oder *1* vorkommen dürfen. Die technische Realisierung erfolgt dabei mittels Spannungen.

2. Vom analogen Signal zum digitalen Wert

a. Signalarten

Signale sind Träger von Information. Ein Signal ist eine physikalische Größe, bei der ein Informationsparameter gezielt veränderbar und vom Empfänger wahrnehmbar ist.

Signale (Tabelle II.2) können *kontinuierlich* oder *diskret* sein (Tabelle II.3). Kontinuierliche Signale können analog oder diskret dargestellt sein. Diskrete Signale liefern Werte zu bestimmten Zeitpunkten, diese können als Zahl – *digitalisiert* – dargestellt sein. Die Zahlendarstellung erfolgt dabei unter Anwendung eines definierten Codes.

In einem Computer wird nur mit abgetasteten und digitalisierten Signalen gearbeitet.

b. Signalübertragung

Die Signalübertragung findet immer zwischen Sender (Informationsquelle) und Empfänger (Informationssenke) mittels eines Übertragungskanals statt (Abb. II.1). Dazu wird das Signal zur Übertragung an die physikalischen und technischen Möglichkeiten des Kanals angepasst (codiert) und vom Empfänger aufgenommen (decodiert). Zu beachten ist dabei grundsätzlich, dass am Kanal zufällige oder beabsichtigte Störungen auftreten können. Man klassifiziert bei der Übertragung von Signalen oder Daten über einen Übertragungskanal, ob Fehler *nicht erkannt*, *erkannt* oder sogar *behoben* werden können.

Tabelle II.3 Signalarten

Kontinuierlich		Diskret	
Analog	Diskret	Abgetastet	Digital
Der Informationsparameter kann jeden beliebigen Wert annehmen. 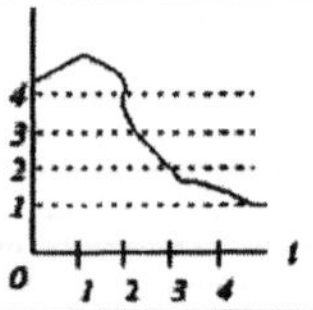	Der Informations-parameter nimmt nur endlich viele Werte an. 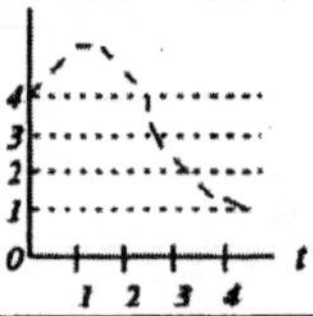	Werte sind nur zu diskreten Zeitpunkten gegeben. 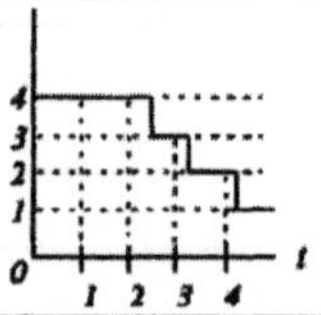	Informationsparameter ist diskret, abgetastet und als Zahl codiert. 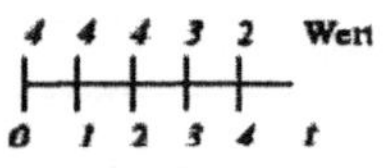

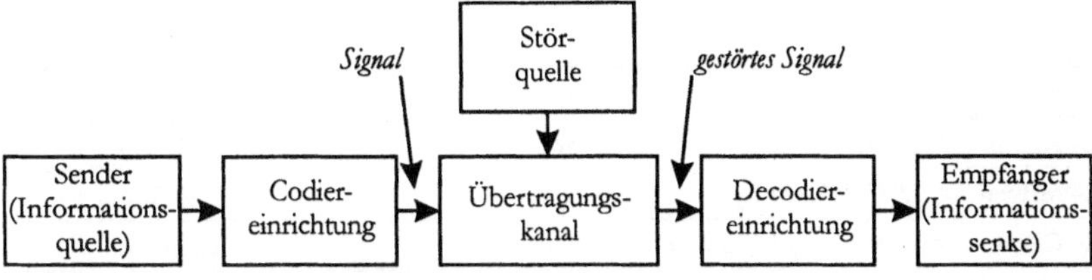

Abbildung II.1 Schema der Signalübertragung (Kopacek u. a. 1995)

Für Anwendungen wie in der Medizintechnik ist die Einhaltung von EMV-Bestimmungen (elektromagnetische Verträglichkeit) für Übertragungsmedien wie Kabel und Funk hinsichtlich der Störaussendungen und Störfestigkeiten sicherzustellen. Die Mindestanforderungen für Verkabelungssysteme, wie beispielsweise auch für deren Abstrahlung, sind im europäischen Verkabelungsstandard EN 50173 festgelegt.

c. Abtasttheorem von Shannon

Das Abtasttheorem besagt, dass man jede kontinuierliche Signalfunktion von begrenzter Bandbreite durch eine Folge diskreter Punkte der Signalfunktion ersetzen kann, ohne dass durch diesen Vorgang ein Informationsverlust erfolgt, wenn der zeitliche Abstand der Punkte wie folgt definiert ist (Abb. II.2):

$$\omega_0 \geq 2 \cdot \omega_g \text{ bzw. } f_0 \geq 2 \cdot f_g \quad \text{(II.1)}$$

$$\omega_0 = 2 \cdot \pi \cdot f_0 \ \ldots \text{ Abtast(kreis)frequenz}$$

$$\omega_g = 2 \cdot \pi \cdot f_g \ \ldots \text{ Grenz(kreis)frequenz}$$

Eine Messung muss also so oft erfolgen, dass keine „wesentliche" Information „vergessen" werden kann (was gegeben wäre, wenn die erste Messung am ersten Tiefpunkt und die zweite Messung erst beim zweiten Tiefpunkt erfolgen würde).

Jeder (analoge) Messwert wird weiters quantifiziert, das heißt, einer Skala mit digitalen Werten zugeordnet. Je mehr digitale Werte innerhalb eines Wertebereiches vorhanden sind, umso exakter kann der analoge Wert dabei abgebildet werden (Auflösung). Wenn nur wenige digitale Werte vorhanden sind und somit abgebildet werden können, wird der Abstand vom ursprünglichen analogen Wert zum zugeordneten digitalen Pendant größer. Diese Verzerrung kann man hören, sie wird auch als Rauschen bezeichnet. Nach erfolgter Quantifizierung hat man einen digitalisierten Wert.

Beispiel. Bei einem analogen Fühler (Druck, Temperatur, Strahlung) muss für die Digitalisierung am Ende der Messkette ein Verschlüssler (Analog–Digital-[A/D-]Wandler)

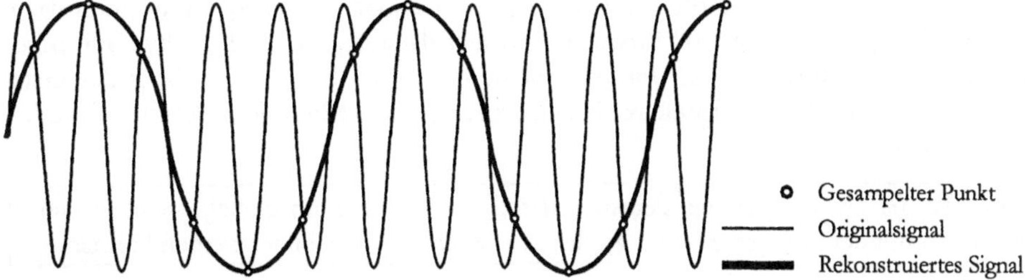

Abbildung II.2 Signal, das mit $f_0 = 1{,}2 \cdot f_g < 2 \cdot f_g$ abgetastet wird, und daraus rekonstruiertes Signal (mit $f = 0{,}2 \cdot f_g$)

Tabelle II.4 Einheiten

1 KByte	= 1.024 Byte		= 2^{10} Byte	KiloByte
1 MByte	= 1.024 KByte	= 1.048.576 Byte	= 2^{20} Byte	MegaByte
1 GByte	= 1.024 MByte	= 1.073.741.824 Byte	= 2^{30} Byte	GigaByte
1 TByte	= 1.024 GByte	= 1.099.511.627.776 Byte	= 2^{40} Byte	TeraByte
1 PByte	= 1.024 TByte	~ 10^{15} Byte	= 2^{50} Byte	PetaByte

angeschlossen sein. Dieser besteht aus drei Funktionseinheiten: der *Abtasteinrichtung* (Zeitquantisierer), der *Quantisierungseinrichtung* für den Informationsparameter und dem *Zahlencodierer.* Je größer die darstellbaren Werte des A/D-Wandlers sind (8, 16 Bits und mehr), umso feiner kann der analoge Wert abgebildet werden.

d. Einheiten

Die kleinste Speichereinheit des Computers (*Bit*) erlaubt die Abbildung von zwei Zuständen (0, 1). Um die Bearbeitungskomplexität im Computer zu vereinfachen, wird neben den Bits eine weitere Speichereinheit, das *Byte*, standardmäßig im Computer genutzt (1 Byte = 8 Bits) (Tabelle II.4).

Beispiel: Musik – Compact Disc.

Das System arbeitet mit 44.100 Hz Abtastrate, weil der Mensch bis 20 kHz hört, und die Abtastfrequenz mindestens doppelt so hoch sein muss wie die Grenzfrequenz (der Hörfrequenz), da sonst der Stroboskobeffekt (Überlagerungseffekt) entsteht. Bei Stereoaufnahmen (2 Kanäle) mit 65.536 Quantisierungsstufen (16 Bits) werden 2 · 44.100 · 16 = 1,4 MBits Rohdaten pro Sekunde von einer Audio-CD gelesen.

3. Logische Werte

Logische Werte können nur die Zustände *wahr (true)* oder *falsch (false)* annehmen. Zur Abbildung genügt im Prinzip ein Bit.

Für die Verknüpfung von logischen Ausdrücken, den Entwurf von Schaltnetzwerken und deren Optimierung kann heute auf Softwaretools zurückgegriffen werden. Für den an den Grundlagen interessierten Leser seien dazu die Themenbereiche der *booleschen Algebra* (siehe Anhang) und die Verfahren von *Karnaugh und Veitch* sowie von *Quine und McCluskey* zur Minimierung logischer Ausdrücke hervorgehoben.

Da in einem Computer als kleinste Recheneinheit das Byte gilt, erfolgt die Darstellung eines logischen Wertes oft mit einem Byte. Eine weit verbreitete Konvention dazu ist, dass ein Byte mit lauter „0"-Bits den Wert *false* darstellt, während ein Byte mit mindestens einem 1-Bit dem Wert *true* entspricht. Besonders häufig wird dabei das erste (niedrigste) Bit im Byte interpretiert, da der Prozessor dieses besonders leicht auf 0 oder 1 prüfen kann.

Ein „*bit*" (*binary digit*) ist die kleinste darstellbare Informationseinheit, nicht zu verwechseln mit dem *Bit*, einer Stelle, an der zwei Zustände abgebildet werden können.

B. Numerische und nichtnumerische Information und deren Darstellung

1. Der Aufbau von Zahlensystemen

Zahlensysteme werden unterteilt in nicht polyadische und polyadische Zahlensysteme. *Nicht polyadische Zahlensysteme* sind zum Beispiel das Strichlistensystem oder das römische Zahlensystem. Die *polyadischen Systeme* (auch B-adische Systeme genannt) nehmen unter den Zahlensystemen eine herausragende Stellung ein, da die Zahlendarstellung exponentiell aufgebaut ist – die Darstellung großer Zahlen ist daher mit wenigen Stellen möglich. Eine natürliche Zahl n wird durch folgende Summe von Potenzen dargestellt:

$$n = \sum_{i=0}^{N} b_i \cdot B^i \qquad \text{(II.2)}$$

wobei gilt

$B \in N, B \geq 2$.

B … Basis des Zahlensystems

$b_i \in N \cup \{0\}, 0 \leq b_i < B$ … Koeffizienten

b_i … i Koeffizientenposition, B^i … i Exponent

Die Zahl n wird normalerweise in einer Kurzform dargestellt, die nur die signifikanten Koeffizienten zeigt. Im Zweifelsfall wird die Basis B als Index dargestellt:

$$n = \left(b_N b_{N-1} b_{N-2} \ldots b_1 b_0\right)_B \qquad \text{(II.3)}$$

Die wichtigsten polyadischen Zahlensysteme, die den Basiswerten 2, 8, 10 und 16 entsprechen, sind das Dualsystem (Basis 2), das Oktalsystem (Basis 8), das Dezimalsystem (Basis 10) und das Sedezimalsystem (Basis 16), besser als Hexadezimalsystem bekannt.

Die Position eines Koeffizienten entspricht dabei einer genau bestimmten Wertigkeit (dem Gewicht). Dem entsprechend können auch Brüche dargestellt werden, indem man negative Werte für den Index bzw. den Exponenten i zulässt.

Diese Darstellung ist in der Mathematik als *Horner-Schema* bekannt und für die Computeranwendung durch die Regelmäßigkeit der Darstellungsform wichtig.

$$\begin{aligned} \text{Zahlenwert} &= x_m \cdot B^m + x_{m-1} \cdot B^{m-1} + \cdots + x_1 \cdot B^1 + x_0 \cdot B^0 + x_{-1} \cdot B^{-1} + \cdots + x_{-n} \cdot B^{-n} \\ &= \sum_{i=-n}^{m} x_i \cdot B^i \\ &= x_m x_{m-1} \ldots x_1 x_0 , x_{-1} \ldots x_{-n} \end{aligned}$$

$m; n \in N_0; B \in \{2;3;4;\ldots\}; x_k \in \{0;1;2;\ldots;B-2;B-1\}$

x_m = Most Significant Digit (MSD) = höchstwertige Ziffer

x_n = Least Significant Digit (LSD) = niedrigstwertige Ziffer

Zahlensystem der Basis B = 10 (Dezimalsystem):

$$\text{Zahlenwert} = x_m \cdot 10^m + x_{m-1} \cdot 10^{m-1} + \cdots + x_1 \cdot 10^1 + x_0 + x_{-1} \cdot 10^{-1} + \cdots + x_{-n} \cdot 10^{-n}$$

$$= \sum_{i=-n}^{m} x_i \cdot 10^i$$

$$= x_m x_{m-1} \ldots x_1 x_0 , x_{-1} \ldots x_{-n}$$

$$x_i \in \{0;1;2;3;4;5;6;7;8;9\}$$

Beispiel:
n-stellige Zahl z im Zahlensystem der Basis B $(b_m, \ldots, b_0)_B$; m = n – 1.
3-stellige Zahl z im Binärsystem: $(1,0,1)_2 = 101_2 = 1 \cdot 2^2 + 0 \cdot 2^1 + 1 \cdot 2^0 = 5_{10}$.
3-stellige Zahl z im Dezimalsystem: $(4,5,6)_{10} = 456_{10} = 4 \cdot 10^2 + 5 \cdot 10^1 + 6 \cdot 10^0 = 456$.

2. Zahlendarstellungen in Zahlensystemen

Das *binäre* Zahlensystem hat die Basis 2. Binär heißt hier, dass eine Ziffer oder mehrere Ziffern (Zahl) mit Hilfe einer Kombination von höchstens *zwei Symbolen* je Stelle dargestellt werden. Die Wertigkeit der Symbole ist mit dieser Definition noch nicht festgelegt.

Für die Darstellungen im binären Zahlensystem (Dualsystem) werden üblicherweise die beiden Symbole 0 (für Bit nicht gesetzt) und 1 (für Bit gesetzt) genutzt. Man beachte, dass die einschlägige Norm DIN 44300 für diese Zwecke auch die Symbole *0* und *L* empfiehlt. Eine Stelle im Dualsystem entspricht einem sogenannten Bit.

Für die weiteren Darstellungen werden verschiedene, aus 8 Bits bestehende Bit-Muster benutzt. Die Zählung der Bits beginnt rechts mit dem niedrigstwertigen Bit (Least Significant Bit – LSB), es hat die Nummer 0. Das höchstwertige Bit (Most Significant Bit – MSB), links, hat dann die Nummer 7 (Tabelle II.5). Die dezimale Bit-Wertigkeit (gewichtete Zahlenbasis) der einzelnen Bits lässt sich somit darstellen als: Wertigkeit = 2^{BitNr}.

Durch Multiplikation der einzelnen Bitstellen-Werte mit 1 (wenn Bit im Bitmuster

Tabelle II.5 Bitwertigkeit und Bitposition

7	6	5	4	3	2	1	0	Bit-Nummer
2^7	2^6	2^5	2^4	2^3	2^2	2^1	2^0	Zahlenbasis 2
128	64	32	16	8	4	2	1	Bitstellen-Wert

Tabelle II.6 Dualzahldarstellung und Dezimalzahlzuordnung

7	6	5	4	3	2	1	0	Bit-Nummer
2^7	2^6	2^5	2^4	2^3	2^2	2^1	2^0	Zahlenbasis 2
128	64	32	16	8	4	2	1	Bitstellen-Wert
0	*1*	*1*	*0*	*1*	*0*	*1*	*1*	*Bitmuster 01101011 (Dualdarstellung)*
0	*+64*	*+32*	*+0*	*+8*	*+0*	*+2*	*+1*	*= 107 (Dezimaldarstellung)*

gesetzt) beziehungsweise 0 (wenn Bit im Bitmuster nicht gesetzt) und anschließende Summation erhält man das Dezimal-Äquivalent des gesamten Bit-Musters (Tabelle II.6).

Mit 8 Bits kann man $2^8 = 256$ verschiedene Bitmuster darstellen, mit 16 Bits erhält man $2^{16} = 65.536$ verschiedene Bitmuster, mit 32 Bits entsprechend $2^{32} = 4.294.967.296$ verschiedene Bitmuster. Man kann so viele unterschiedliche Dezimalzahlen oder Zeichen darstellen, wie Bitmuster gebildet werden können. Die Abbildung von Zahlenwerten in bestimmte Zahlensysteme (Tabelle II.7) ist davon geprägt, welche Vorteile man in der praktischen Anwendung daraus ziehen kann.

Die Zahlenkonvertierung zwischen Zahlensystemen (die Koeffizienten b_i müssen in der neuen Zahlenbasis B dargestellt werden) kann aus der zugrunde liegenden Potenzreihendefinition B-adischer Zahlen hergeleitet werden (Abb. II.3).

```
Division   Quotient    Rest
  39:2       19           1
  19:2        9          1
   9:2        4         1
   4:2        2        0
   2:2        1       0
   1:2        0      1_____
                     100111

  16:2        8           0
   8:2        4          0
   4:2        2         0
   2:2        1        0
   1:2        0       1____
                     10000
```

Tabelle II.7 Gegenüberstellung von Zahlen im Dualsystem, Dezimalsystem und Sedezimalsystem

Dual	0000	0001	0010	0011	0100	0101	0110	0111	1000	1001	1010	1011	1100	1101	1110	1111
Dezimal	0	1	2	3	4	5	6	7	8	9	10	11	12	13	14	15
Sedezimal	0	1	2	3	4	5	6	7	8	9	A	B	C	D	E	F

Tabelle II.8 Beispiele der größten darstellbaren n-stelligen Zahl z in einem Zahlensystem der Basis B

Stellen n	Zahl	Zahlenbasis B	Größte darstellbare Zahl z
1	1-stellig	10	$10^1 - 1 = 9_{10}$
1	1-stellig	2	$2^1 - 1 = 1_2$
3	3-stellig	10	$10^3 - 1 = 999_{10}$
2	2-stellig	2	$2^2 - 1 = 3_{10} = 11_2$

Multiplikationsmethode

Zahlenwert $= \sum_{i=-n}^{m} x_i B^i$, Umwandlung der Ziffern und Stellenwerte in das Zahlensystem der Zielbasis

Beispiel: Umwandlung durch Ausmultiplizieren von Basis $B_1 = 16$ nach Basis $B_2 = 10$:
$F1A3_{16} = 15 \cdot 16^3 + 1 \cdot 16^2 + 10 \cdot 16^1 + 3 \cdot 16^0 = 61.859_{10}$

Divisionsmethode

Umwandlung von Zahlenwert $a = \sum_{i=0}^{m} x_i R^i \Rightarrow a = \sum_{i=0}^{n} y_i B^i$

am Beispiel m = 2 (drei Koeffizienten) zur Basis R, in die Koeffizienten y_i von a zur Basis B:

$$\begin{aligned} a &= \sum_{i=0}^{n} y_i B^i \\ &= y_2 \cdot B^2 + y_1 \cdot B + y_0 \\ &= (y_2 \cdot B + y_1) \cdot B + y_0 \end{aligned}$$

fortlaufende Division	a / B	$= y_2 \cdot B + y_1$	Rest $= y_0$
fortlaufende Division	a / B^2	$= y_2$	Rest $= y_1$
fortlaufende Division	a / B^3	$= 0$	Rest $= y_2$

Beispiel: Umwandlung der Binärzahl 10010_2 (= 18_{10}) in die Hexadezimalzahlendarstellung:
$10010_2 / 16_{10} =$
$10010_2 / 10000_2 = 1_2$, Rest 10_2 (= 2_{16}) an erster Stelle,
$1_2 / 10000_2 = 0_2$, Rest 1_2 (= 1_{16}) an zweiter Stelle
ergibt: $10010_2 = 12_{16}$

Abbildung II.3 Allgemeiner Ansatz der Umwandlung zwischen Zahlensystemen

Die Zahlenkonvertierung wird leicht, wenn die Basen beider Zahlensysteme in einem einfachen Verhältnis zueinander stehen, insbesondere wenn gilt:

$$B_2 = B_1^k \text{ (k ganzzahlig).} \tag{II.4}$$

Dies ist zum Beispiel im Vergleich des Dualsystems mit dem Oktal- und Hexadezimalsystem der Fall: $8 = 2^3$, $16 = 2^4$. Eine Umwandlung von Zifferngruppen wird dann möglich, wenn n_1/k wiederum eine ganze Zahl ergibt. Die Positionszahl n_1 ist die Anzahl der zu konvertierenden Ziffern und muss also ein ganzzahliges Vielfaches von k sein. In der Praxis wird dies dadurch erreicht, dass die zu konvertierende Zahl auf der höherwertigen Seite mit einer entsprechenden Anzahl von Nullen aufgefüllt wird.

Liegt der hier beschriebene Fall vor, können zur Zahlenumwandlung von dem System mit Basis B_1 zum System mit Basis B_2 Gruppen von jeweils k Ziffern b_{1i} zu einem neuen Koeffizienten b_{2j} zusammengefasst werden. Der Zusammenfassungsvorgang muss an der Position des Dezimalpunktes begonnen werden und von dort nach links beziehungsweise bei Nachkommastellen nach rechts fortgesetzt werden. Bei der Konvertierung von Dualzahlen in das Hexadezimalsystem ergibt sich demzufolge:

$$\underbrace{b_{4n+3}b_{4n+2}b_{4n+1}b_{4n}}_{a_n}\ldots\underbrace{b_7b_6b_5b_4}_{a_1}\underbrace{b_3b_2b_1b_0}_{a_0},\underbrace{b_{-1}b_{-2}b_{-3}b_{-4}}_{a_{-1}} \tag{II.5}$$

a_i … Koeffizient im Hexadezimalsystem ($B_2 = 16$)
b_i … Koeffizient im Dualsystem ($B_1 = 2$)

Die Umwandlung der Dualzahl n = 1101101100_2 in die oktale beziehungsweise hexadezimale Darstellung erfolgt gemäß Definition. Es werden 3 beziehungsweise 4 Zifferngruppen zusammengefasst und in die Zahlendarstellung des Zielsystems konvertiert.

```
n =    1101101100₂ =  001  101  101 100 ₂ = (1 5 5 4)₈
n = 001101101100₂ = 0011 0110 1100 ₂     = (3 6 C)₁₆
```

3. Rechnen mit Dualzahlen

Arithmetische Operationen werden im Dualsystem analog zum Dezimalsystem ausgeführt (Tabelle II.9). Ein Prozessor nutzt die Eigenschaft der Bitwertigkeiten für die Durchführung arithmetischer Berechnungen.

a. Addition

```
Dezimal   Dual
  1 9      1 1 0 1
  9 0      1 0 1 0
1 0 9    1 0 1 1 1
```

Beispiele:

```
+ 001       +  01     +  1101       +  11
+ 110       +  11     +  0011       +  11
+ 111       + 100     + 10000       + 110
```

b. Multiplikation

```
Dezimal    Dual               Dezimal    Dual
6 · 5      1 1 0 · 1 0 1      15 · 7     1 1 1 1 · 1 1 1
3 0        1 1 0              105        1 1 1 1
             0 0 0                         1 1 1 1
               1 1 0                         1 1 1 1
           1 1 1 1 0                       1 1 1           2. Übertrag
                                        1 1 1 1 1          1. Übertrag
                                        1 1 0 1 0 0 1
```

Multiplikationen mit 2, 4, 8, 16, ..., 2^n werden in Computern rationeller durch Linksverschieben des Bit-Musters um 1 Bit, 2 Bits, 4 Bits und so weiter ausgeführt.

> Eine Multiplikation mit 2 entspricht auch einem *Linksshift* der Dualzahl um eine Bitposition.

Beispiel: 7 · 4 = 28

```
1 1 1        Duale Zeichendarstellung für den Dezimalwert 7
1 1 1 0 0    Multiplikation mit 4 => um 2 Bits nach links verschieben
```

Probe: $\underline{1} \cdot 16 + \underline{1} \cdot 8 + \underline{1} \cdot 4 + \underline{0} \cdot 2 + \underline{0} \cdot 1 = 28$

Tabelle II.9 Arithmetische Regeln im Dualsystem

Addition	0 + 0 = 0, 0 + 1 = 1, 1 + 0 = 1, 1 + 1 = 0 (Übertrag 1 auf nächsthöhere Bitwertigkeit)
Multiplikation	0 · 0 = 0, 0 · 1 = 0, 1 · 0 = 0, 1 · 1 = 1

Tabelle II.10 Beispiel 8-Bit-Schieberegister

Eingang	Ausgang	Modus	8-Bit-Schieberegister
seriell	seriell	Seriell in, Seriell out SISO	
seriell	parallel	Seriell in, Parallel out SIPO	
parallel	seriell	Parallel in, Seriell out PISO	
parallel	parallel	Parallel in, Parallel out PIPO	

c. Überlegungen zur Division

Eine Division wird durch die fortlaufende Subtraktion abgebildet, wobei die Subtraktion selbst wieder in eine Addition mit einer negativen Zahlendarstellung übergeführt wird. Für die schnellere Berechnung im Dualsystem kann man analog zur Multiplikation die Stellen nach rechts verschieben. In der Programmierung ist darauf zu achten, ob Restwerte entstehen und wie der Wert des LSB weiterbehandelt wird.

Eine Division durch 2 wird mit einem *Rechtsshift* um eine Bitposition realisiert.

Beispiel: 16 : 4 = 4.

$16_{10} = 10000_2$. Die Division wird als Bitverschiebung nach rechts dargestellt,

$10000 \Rightarrow 00100_2$, was $1 \cdot 2^2 + 0 \cdot 2^1 + 0 \cdot 2^0 = 4$ entspricht.

Um die arithmetischen Operationen möglichst schnell durchzuführen, sind in der arithmetischen und logischen Recheneinheit (ALU) des Computers spezielle Schiebeoperationen (Tabelle II.10) und Rotationsoperationen realisiert. Es gibt dazu eigene Register (sehr schnelle Spezial-Speicherelemente), in welchen diese Vorgänge realisiert werden.

4. Negative ganze Zahlen und Zahlenbereiche

In einem ersten Ansatz soll eine negative Zahl durch Invertieren aller Bits der positiven Zahl gebildet werden (Einerkomplement) (Tabelle II.11).

Die Zahl 0 kann dabei nicht eindeutig abgebildet werden. Andere Abbildungsansätze führen zur Problematik, dass die Abbildung und Rechenoperationen im Bereich der Zahlenübergänge nicht korrekt sind. Die Lösung der Darstellung negativer ganzer Zahlen erfolgt daher allgemein durch die Bildung des *B-er Komplements (Basis B)*. Für

Tabelle II.11 Einer- und Zweierkomplementdarstellung in Binärdarstellung

Wert	–128	... –1	–0	0	1	... 127
Einerkomplement	–	11111110	11111111	00000000	00000001	01111111
Zweierkomplement	10000000	11111111	–	00000000	00000001	01111111

Tabelle II.12 Schritte zum B-er Komplement: $B^n - a = (B^n - 1) - a + 1$

1. $B^n - 1$	größte n-stellige Zahl des Zahlensystems:	$B = 10, n = 3: 999_{10}$
		$B = 2, n = 3: 111_2$
2. $B^n - 1 - a$	Differenzbildung für jede Stelle von a:	$B = 10, n = 3: a = 123_{10}$ wird zu 876_{10}
		$B = 2, n = 3: a = 010_2$ wird zu 101_2
3. $B^n - 1 - a + 1$	Differenzbildung und Addition von 1:	$B = 10, n = 3: a = 123_{10}$ wird zu 877_{10}
		$B = 2, n = 3: a = 010_2$ wird zu 110_2

binäre Systeme ist das das 2-er Komplement (B = 2). Gegeben seien nun die ganzen n-stelligen Zahlen a, b zur Basis B.

Die Negation von a erfolgt durch Bildung des *B-er Komplements* von a: $-a = B^n - a$

Für $b - a = b + (-a) = b + (B^n - a)$ zeigt sich, dass
$b - a = B^n + (b - a)$; für $a \leq b$ und $B^n - (a - b)$; für $a \geq b$, wobei

B^n ist eine (n + 1)-stellige Zahl 1 0 0 ... 0 0 0_B mit n Nullen (Tabelle II.8).

Das B-er Komplement wird rechnerisch gebildet, indem zuerst das (B – 1)-er Komplement gebildet und zu diesem die Zahl 1 addiert wird (Tabelle II.12).

Beispiel. Negation der Dualzahl +6.

```
0110₂        +6
1001₂        Einerkomplement zu 0110₂
0001₂        +1
1010₂        Zweierkomplement zu 0110₂ = -6
```

Die Subtraktion wird üblicherweise durch Addition des so genannten 2-er Komplements der zu subtrahierenden Zahl (Subtrahend) zum Minuenden durchgeführt. Vor dem Invertieren muss der (duale) Subtrahend mit führenden Nullen auf die gleiche Dualstellenzahl des Minuenden aufgefüllt werden: $a - b$ wird dargestellt als $a + (-b)$.

Negative Zahlen haben in Dualzahldarstellung im MSB den Wert 1 stehen. Da auch bei der Addition von Zahlen im MSB der Wert 1 entstehen kann, wäre es nicht mehr möglich festzustellen, ob es sich um eine „große" positive oder um eine negative Zahl handelt. Es ist daher festzulegen, ob man mit ausschließlich positiven Zahlen arbeitet, oder ob man mit positiven und negativen Zahlen arbeitet.

So kann in einem Prozessor erkannt werden, ob ein Fehler vorliegt, der durch einen Wertübertrag entstanden ist. Ein korrekter Übergabewert zwischen den Stellen wird in den Carry-Feldern übertragen.

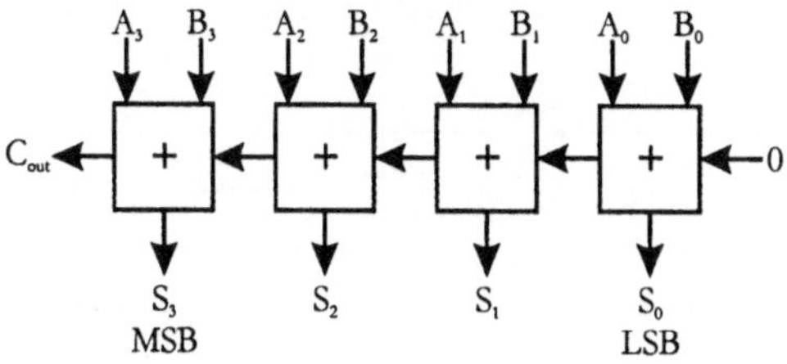

Abbildung II.4 Blockschaltbild der Addition zweier positiver 4-Bit-Zahlen *A*, *B*; Carry-In LSB = *0*

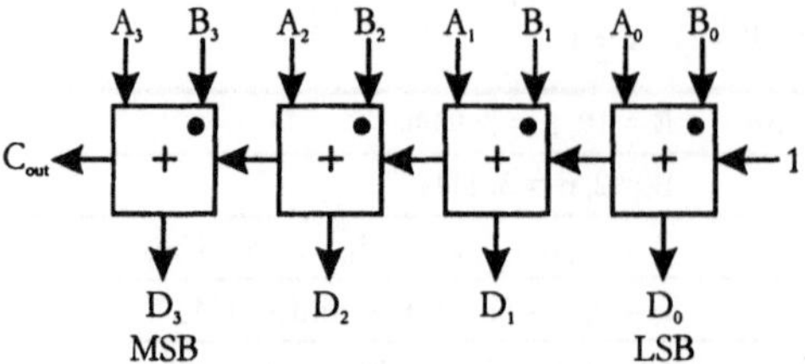

Abbildung II.5 Blockschaltbild der Subtraktion zweier 4-Bit-Zahlen *A*, *B*; Bitinvertierung B, Carry-In LSB = *1*

Beispiele. Addition S = A + B; C_i = Carry-In = 0 (Abb. II.4).
Subtraktion D = A – B, (LSB) C_i = Carry-In = 1 (Abb. II.5).

Tabelle II.13 Zahlenbereiche im Vergleich

Dezimaldarstellung mit Vorzeichen	Vorzeichenlose Dualdarstellung mit vier Binärstellen	Vorzeichenbehaftete Dualdarstellung mit vier Binärstellen	Vorzeichenlose Hexadarst. mit einer Hexadezimalstelle	Vorzeichenbehaftete Hexadarst. mit einer Hexadezimalstelle
+15	1111	[01111]	F	[0F]
+14	1110	[01110]	E	[0E]
+13	1101	[01101]	D	[0D]
+12	1100	[01100]	C	[0C]
+11	1011	[01011]	B	[0B]
+10	1010	[01010]	A	[0A]
+9	1001	[01001]	9	[09]
+8	1000	[01000]	8	[08]
+7	0111	0111	7	7
+6	0110	0110	6	6
+5	0101	0101	5	5
+4	0100	0100	4	4
+3	0011	0011	3	3
+2	0010	0010	2	2
+1	0001	0001	1	1
0	0000	0000	0	0
–1		1111		F
–2		1110		E
–3		1101		D
–4	Nicht	1100	Nicht	C
–5	darstellbar	1011	darstellbar	B
–6		1010		A
–7		1001		9
–8		(1000)		(8)

( ) – Ohne Bereichserweiterung nicht negierbar; [ ] – Mit dieser Stellenanzahl nicht darstellbar

Beispiele. Überlauf bei der Addition von 2-er-Komplement-Zahlen.

```
     -3         1101           +5          0101
  +  -6       + 1010        +  +6        + 0110
  -----       ------        -----        ------
     -9       1 0111 = +7     +11          1011 = -5
```

Überlauf bei der Addition ist gegeben, wenn Summanden gleiche Vorzeichen haben, aber diese ungleich dem Vorzeichen der Summe sind, oder der bestehende Carry-In Wert in der Vorzeichen-Stelle ungleich ist dem Carry-Out Wert aus der Vorzeichen-Stelle des MSB.

Beispiel. Überlauf bei der Subtraktion von 2-er-Komplement-Zahlen.

```
     -3         1101          1101
  -  +6       - 0110        + 1001
  -----       ------        +    1
     -9       wird zu      -------
                            1 0111 = +7
```

Überlauf bei der Subtraktion ist gegeben, wenn der Minuend und der komplementäre Subtrahend gleiches Vorzeichen haben und dieses ungleich dem Vorzeichen der Differenz ist, oder wenn der Carry-In Wert in der Vorzeichen-Stelle ungleich ist dem Carry-Out Wert aus der Vorzeichen-Stelle.

- *Carry-Flag.* Jeder Übertrag von Position $n - 1$ in eine nicht vorhandene Position n.
- *Overflow-Flag.* Überlauf tritt in der Vorzeichenstelle bei Zweierkomplementzahlen auf.

Der darstellbare Zahlenbereich im Computer ist durch die Anzahl der verfügbaren Binärstellen begrenzt (Tabelle II.13). Mit 16 Binärstellen (16 Bits) können $2^{16} = 65.536$ verschiedene Zahlen dargestellt werden. Der Wertebereich der Zahlen hängt davon ab, ob nur positive Zahlen dargestellt werden sollen oder auch die Darstellung negativer Zahlen erwünscht ist. Wenn negative Zahlen dargestellt werden sollen, wird der gesamte Zahlenbereich meist um die Zahl 0 aufgeteilt.

16 Bits vorzeichenlos: 0 bis 65.535.
Allgemeine Darstellung $0 \ldots +2^n - 1$

16 Bits vorzeichenbehaftet: –32.768 bis +32.767.
Allgemeine Darstellung: $-2^{n-1} \ldots +2^{n-1} - 1$

5. Gebrochene Zahlen

Die Bearbeitung *gebrochener* Zahlen kann ähnlich der Bearbeitung ganzer Zahlen durchgeführt werden. In zwei Schritten werden zuerst der Vorkommateil und danach der Nachkommateil umgewandelt. Für die Umwandlung der Dezimalzahl 39,625 in die zugehörige Dualzahldarstellung entspricht der Vorkommawert 39 der Dualzahl 100111. Die Umwandlung des Nachkommawertes ergibt:

Multiplikation	Produkt	Vorkomma	Nachkomma	Binärwert
0,625 * 2	1,25	1	0,25	,1
0,25 * 2	0,5	0	0,5	0
0,5 * 2	1,0	1	0,0	1
				,101

Die Zusammenfassung der beiden Teilresultate ergibt $39{,}625_{10} = 100111{,}101_2$.

Im Gegensatz zur Umwandlung ganzer Zahlen, welche in *n* Schritten durchgeführt werden kann, ist im Fall einer *gebrochenen* Zahl die Anzahl der notwendigen Umwandlungsschritte nur dann vorhersagbar, wenn in der Quellbasis B_1 nur solche Primfaktoren vorkommen, die auch in der Zielbasis B_2 enthalten sind. So ist zum Beispiel die Umwandlung eines Dualbruches ($B_1 = 2$) in einen Dezimalbruch ($B_2 = 10$) immer exakt möglich, da 2 ein Primfaktor von 10 ist, umgekehrt gilt das jedoch nicht, wie das Beispiel der Umwandlung von $0{,}1_{10}$ in das Dualsystem zeigt.

```
Multiplikation  Produkt  Vorkomma  Nachkomma  Binärwert
     0,1 · 2     0,2        0        0,2        ,0
     0,2 · 2     0,4        0        0,4          0
     0,4 · 2     0,8        0        0,8           0
     0,8 · 2     1,6        1        0,6            1
     0,6 · 2     1,2        1        0,2             1
     0,2 · 2     0,4        0        0,4              0
     ...
                                              ,0001100110011...
```

Da im Computer für die Abbildung von Dualzahlen nur eine begrenzte Anzahl von Stellen zur Verfügung steht (zum Beispiel 2 Bytes oder 4 Bytes), muss bei einer *Festkommadarstellung* für gebrochene Zahlen fix, aber beliebig, festgelegt sein, wie viele Bits dem Vorkomma- und wie viele Bits dem Nachkommabereich zugeordnet sind.

Gebrochene Zahlen, die mehr Nachkommastellen aufweisen, als in der Festkommazahlenabbildung verfügbar sind, können nicht mehr vollständig abgebildet werden. Es entsteht ein sogenannter *Konvertierungsfehler*, der sich bei entsprechenden Laufzeiten signifikant auswirken kann.

Die kleinste darstellbare Zahl (und somit die *Genauigkeit*) in einer dualen Festkommadarstellung ist somit $1 \cdot 2^{-m}$, wobei *m* der Anzahl der Nachkommastellen entspricht.

Die bisherige Diskussion betrachtet die rein stellenwertorientierte Abbildung einzelner Ziffernpositionen (Bitpositionen) und zeigt für diesen Ansatz sehr einfach die Grenzen der darstellbaren Zahlenbereiche und der Genauigkeiten.

Gibt es nun ein Möglichkeit, größere oder kleinere Zahlen als die bisher aus den stellenwertorientierten Zahlenbereichen bekannten mit der gleichen Anzahl von Bytes darzustellen? Diese Fragestellung resultiert aus der Tatsache, dass standardmäßig zwei beziehungsweise vier Bytes große Speicherelemente für die Speicherung von Zahlen zugewiesen werden.

Um zum Beispiel höhere Ganzzahlendarstellungen als 2^{32} (bei 4 Bytes) oder aber noch feinere Bruchzahlendarstellungen zu erreichen, wird eine neue Art der Zahlendarstellung und Bitcodierung verwendet, die *Gleitkommazahlendarstellung*. Sie setzt sich zusammen aus der Mantisse M, der Basis B und dem Exponent E. Der Zahlenwert berechnet sich im Dualsystem (Basis B = 2) als

$$\text{Zahlenwert} = M \cdot 2^E. \qquad \text{(II.6)}$$

Es gibt grundsätzlich mehrere Möglichkeiten der Gleitkommazahlendarstellung:

$1{,}25_{10} = 2{,}5 \cdot 2^{-1}$. Mantisse = 2,5; Exponent = –1.
$1{,}25_{10} = 0{,}625 \cdot 2^{1}$. Mantisse = 0,625; Exponent = 1.

Für die Computerabbildung ist daher eine Norm notwendig, die eindeutig definiert, wie Gleitkommazahlen dargestellt werden. Die Norm IEEE 754 definiert dazu für Gleitkommazahlen, dass der Exponent ganzzahlig und der Betrag der Mantisse größer gleich 1 und kleiner als 2 sein muss (Tabelle II.14). In der Binärdarstellung erreicht man somit,

Tabelle II.14 Gleitkommazahlen nach IEEE 754

			Mantisse	Exponent	Vorzeichen
32 Bits	Einfache Genauigkeit	Single Precision	23 Bits	8 Bits	1 Bit
64 Bits	Doppelte Genauigkeit	Double Precision	52 Bits	11 Bits	1 Bit

dass sich alle Zahlen im Bereich 1,000… und 1,111… bewegen, wodurch man die 1 vor dem Komma nicht mehr codieren muss (sie kommt ja immer vor).

Im Weiteren erfolgt keine Zweierkomplementbildung, sondern eine Vorzeichendarstellung für die Mantisse im MSB.

Beispiel. Umwandlung von $1234567{,}89_{10}$ ins IEEE-754-Format

$1234567{,}89 = 2^{20{,}23557474} = 2^{0{,}23557474} \cdot 2^{20} = 1{,}177375686 \cdot 2^{20}$

$= 1.00101101011010000111111000110010_2 \cdot 2^{20}$

V = $\underline{0}$; Exponent = 20 + 127 = $\underline{10010011}_2$; Mantisse = $\underline{,00101101011010000111111}$

Die Addition von 127 erspart das Mitführen eines Vorzeichenbits im Exponenten. Der Konvertierungsfehler ist abhängig von der abgeschnittenen Stellenanzahl in der Mantisse und von der Größenordnung des Maßstabfaktors (Exponent).

6. Einteilung von Codes

Ein Modell der Realität wird im Computer unter Verwendung eines definierten Zeichenvorrats (Alphabet), in dem jedes Zeichen eine ganz bestimmte Bedeutung hat, abgebildet (codiert). Darüber hinaus werden Zeichen auch zwischen unterschiedlichen Rechnern übertragen, sodass über die reine Darstellung der Daten hinaus auch für Steuerungsaufgaben zusätzliche Zeichen codiert werden müssen.

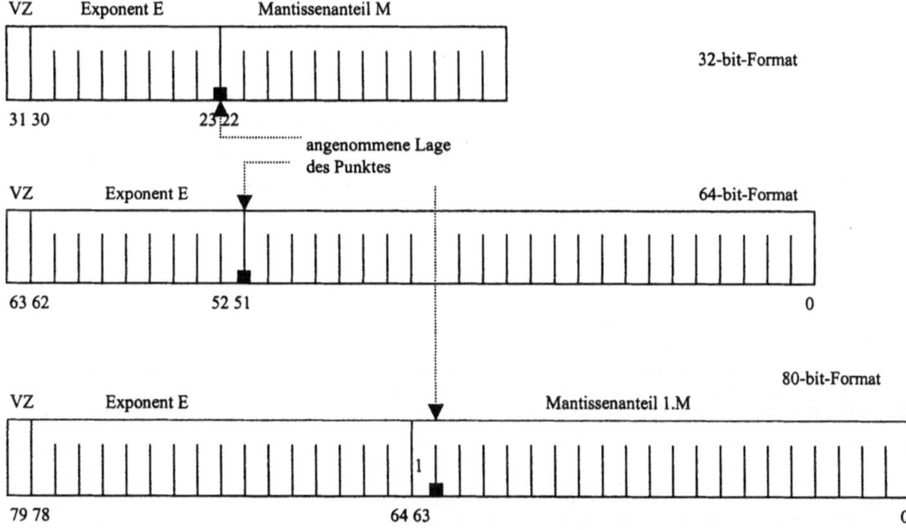

Abbildung II.6 Gleitkommacodierung einfacher und doppelter Genauigkeit

Informationsübertragung von der Quelle zur Senke:
Informationsquelle ⇒ Information (Semantik + Syntaktik) ⇒ Sender (Semantik) ⇒ [Codierung] Nachricht (Syntaktik) ⇒ Übertragungskanal ⇒ [Decodierung] Empfänger (Syntaktik) ⇒ Information (Syntaktik + Semantik) ⇒ Informationssenke

Zur vollständigen Informationsverarbeitung und Darstellung von Zeichen(vorräten) des täglichen Lebens reicht die Codierung rein numerischer Daten nicht aus. Die Codierung muss auch alphabetische und graphische Information erfassen.

Ein *Code* muss die Eigenschaft haben, genügend viele (konkreter: mindestens so viele) Zeichen bzw. Ereignisse darstellen zu können, wie abgebildet werden sollen.

Die Anzahl der Bits, die ein Code zur Verfügung stellt, sei vorerst ein *Maß* für die Anzahl der codierbaren Zeichen. Am Beispiel in Tabelle II.15 ist zu sehen, dass ein binärer Code, der 2 Bits umfasst, höchstens 4 Möglichkeiten einer Zeichenzuordnung ermöglicht.

Computer sollen bei ihrem Einsatz Zahlen und Zeichen – verschiedener Sprachen – und Sonderzeichen als auch Steuerzeichen für die Ansteuerung von Ein- und Ausgabegeräten verarbeiten können. Verwendete Codes werden daher grundsätzlich unterteilt in: ***numerische*** Codes (Zahlencodes) und ***nicht-numerische*** Codes wie alphanumerische Codes und Strichcodes. Da in einem Code nicht alle Bitkombinationen genutzt werden müssen, gibt es auch so genannte redundante (nicht notwendige) Bitkombinationen. Redundanzen kann man für die Abbildung zusätzlicher Information (zum Beispiel Übertragungssicherheit) einsetzen. Weitere Klassifikationsmöglichkeiten von Codes sind:
- bewertbare Codes und Anordnungscodes,
- Zählcodes und Positionscodes,
- redundante und nicht redundante Codes,
- fehlererkennende und fehlerkorrigierende Codes,
- Codes mit besonderen Eigenschaften.

7. Eigenschaften von Codes

a. Stellenzahl m

Binäre Codes werden als Bitkombinationen realisiert. Die Stellenzahl m des Codes entspricht der Anzahl von Bits, die für die Codierung von 2^m möglichen Codewörtern vorgesehen ist. Die *Stellenzahl* m definiert damit die Informationsbreite des Codes.

Tabelle II.15 Beispielhaft 2-Bit-Code und mögliche Zeichenzuordnungen

Bitmuster	Zuordnung 1	Zuordnung 2	Zuordnung 3	Zuordnung 4	Zuordnung 5
00	0	„a“	Blinker aus	0 %	0 Volt
01	1	„b“	Rechts blinken	33 %	1,66 Volt
10	2	„A“	Links blinken	66 %	3,33 Volt
11	3	„B“	Warnblinker	100 %	5 Volt

b. Codegewicht
Als *Gewicht g* eines Codewortes wird die Anzahl der Stellen mit dem Wert „1" bezeichnet: g(0101) = 2 oder g(0000) = 0.

c. Gleichmäßigkeit
Ein Code wird als *gleichmäßig* bezeichnet, wenn die Stellenzahl m für alle abzubildenden Werte gleich groß (konstant) ist.

d. Nachrichtenmenge
Mit Hilfe der Stellenzahl m eines Codes ergibt sich die maximal darstellbare Nachrichtenmenge M, das heißt, die maximale Zahl unterscheidbarer Codewörter, bei einem Binärcode zu $M=2^m$.

e. Vollständigkeit
Werden alle möglichen Bitkombinationen eines Codes (M) für die Abbildung von N Nachrichten genutzt (M = N), wird der Code als *vollständig* bezeichnet. Ein vollständiger Code ist *nicht* redundant: R = 0.

f. Hammingabstand
Der Hammingabstand h gibt die Anzahl der Stellen an, in denen sich zwei *beliebige* Worte eines Codes unterscheiden.

g. Stetigkeit
Bei einem stetigen Code ist der Hammingabstand konstant über den gesamten Code.

h. Einschrittigkeit
Gilt für einen stetigen Code die Hammingdistanz h = 1, wird der Code als *einschrittig* bezeichnet. Dies bedeutet, dass sich zwei *beliebig* gewählte benachbarte Codeworte nur an einer einzigen Bitposition unterscheiden.

i. Code-Symmetrie
Ein Code wird als symmetrisch bezeichnet, wenn die möglichen Codeworte symmetrisch um eine angenommene Symmetrieachse verteilt sind.

Bei tetradischen BCD-Codes (Tetrade = Zusammenfassen von 4 Bits für eine Darstellung) ist eine Symmetrie bezüglich der Binärzahl 1000 wichtig, da in diesem Fall das Neunerkomplement besonders einfach gebildet werden kann. Arithmetische Operationen werden dadurch in diesem Code erleichtert.

j. Lexikografische Codes
Codes werden als lexikografisch angeordnet bezeichnet, wenn die Codeworte in der Reihenfolge ihrer Dualwerte geordnet sind.

k. Selbstkomplementierende Codes
Bei selbstkomplementierenden Codes entspricht das Neunerkomplement einer Dezimalzahl dem Einerkomplement der zugehörigen Dualzahl.

8. Informationstheoretische Grundlagen der Codierung

a. Information, Nachrichten, Daten

- Information: Mitteilung, Neuigkeitswert (= subjektiv), Informationsstand,
- Nachricht: Mitteilung, dargestellte Information (zum Zwecke der Übermittlung),
- Daten: Mitteilung, dargestellte Information zum Zwecke der Verarbeitung.

Information ist die Nachricht, die dem Empfänger für ihn bisher Unbekanntes mitteilt. Dabei wird eine abstrakte Information auf die konkrete Nachricht abgebildet. Während mit Nachrichten Informationen übertragen werden, bringen Daten Informationen in einen form- und substanzverändernden Prozess ein.

b. Informationsgehalt

Sei $p_i = p(x_i)$ die Wahrscheinlichkeit für das erwartete Eintreffen eines Ereignisses x_i (Nachricht N_i), dann gilt:

$$\sum_{i=1}^{n} p_i = 1 \text{, für das erwartete Eintreffen aller möglichen Ereignisse.} \tag{II.7}$$

Der Informationsgehalt I_i einer Nachricht N_i soll von der Wahrscheinlichkeit abhängen, mit der die Nachricht erwartet wird. Er ist unabhängig von der Form der Codierung. Nachrichten mit hohen Wahrscheinlichkeiten sollen niedrige, Nachrichten mit geringen Wahrscheinlichkeiten sollen hohe Informationsgehalte entsprechen. Dieser Forderung entspricht:

$$I_i = f\left(\frac{1}{p_i}\right) \text{, mit f als monoton wachsende Funktion.} \tag{II.8}$$

Weiters soll der Informationsgehalt einer Nachricht, die aus mehreren unabhängigen Teilnachrichten N, M besteht, der Summe der Informationsgehalte der einzelnen Teilnachrichten entsprechen. Die Wahrscheinlichkeit, mit der die Gesamtnachricht erwartet wird, entspricht jedoch dem Produkt der Wahrscheinlichkeiten für das erwartete Eintreffen der Teilnachrichten. Diese Forderung erfüllen nur logarithmische Funktionen:

$$f\left(\frac{1}{p_N}\right) + f\left(\frac{1}{p_M}\right) = f\left(\frac{1}{p_N}\cdot\frac{1}{p_M}\right) \Rightarrow \log\left(\frac{1}{p_N}\right) + \log\left(\frac{1}{p_M}\right) = \log\left(\frac{1}{p_N}\cdot\frac{1}{p_M}\right). \tag{II.9}$$

Der Informationsgehalt I_i eines Ereignisses ist somit der Logarithmus des Kehrwerts der Wahrscheinlichkeit für sein Eintreten, allgemein

$$I_i = \log\left(\frac{1}{p_i}\right). \tag{II.10}$$

In der Informationstheorie wird nach Shannon wegen der Binärcodierung die Basis 2 für den Logarithmus (*logarithmus dualis, ld*) verwendet.

Beispiel. Eine wiederholt eintreffende Nachricht (p = 1) führt zum Informationsgehalt 0, eine überraschend eintreffende Nachricht kann einen „unendlich" hohen Informationsgehalt haben. Der Informationsgehalt für das *Auftreten* einer Nachricht N_i, die mit gleich hoher Wahrscheinlichkeit *eintreffen kann* oder *nicht* ($p_i = 0{,}5$), ist

$$I_i = \mathrm{ld}\left(\frac{1}{p_i}\right) = \mathrm{ld}\left(\frac{1}{0{,}5}\right) = \mathrm{ld}2 = 1 \text{ bit}. \tag{II.11}$$

1 bit ist somit die kleinste darstellbare Informationseinheit.

c. Entropie (mittlerer Informationsgehalt)

Der mittlere Informationsgehalt H, auch Entropie genannt, einer Menge von n Ereignissen $x_1, \ldots, x_n$ mit den unterschiedlichen Wahrscheinlichkeiten $p(x_i)$, ist die Summe der Erwartungswerte der gewichteten Informationsgehalte der einzelnen Ereignisse:

$$H = \sum_{i=1}^{n} p(x_i) \cdot \mathrm{ld}\left(\frac{1}{p(x_i)}\right). \qquad \text{(II.12)}$$

d. Entscheidungsgehalt

Der Entscheidungsgehalt H_0 einer Menge von n einander ausschließenden Ereignissen, zum Beispiel den Zeichen in einem Zeichenvorrat, ist gegeben durch:

$$H_0 = \mathrm{ld}(n). \qquad \text{(II.13)}$$

e. Redundanz

Ist die tatsächlich abzubildende Anzahl von Nachrichten *kleiner* als die maximal codierbare Nachrichtenmenge M, so ergibt sich eine Redundanz: es existieren *mehr* Bitkombinationen als zur Code-Realisierung notwendig sind. Die Redundanz beschreibt also die Differenz zwischen der *realisierbaren Nachrichtenmenge M* und der *tatsächlich realisierten Nachrichtenmenge N*. Mathematisch ausgedrückt wird die Redundanz als Differenz zwischen der Stellenzahl m und der effektiv *notwendigen* Bitanzahl n:

$$\begin{aligned} R &= \mathrm{ld}(M) - \mathrm{ld}(N) \\ &= m - \mathrm{ld}(N) \end{aligned} \qquad \text{(II.14)}$$

Da die Zahl N nicht notwendigerweise eine ganzzahlige Potenz von 2 sein muss, ergibt sich für die Redundanz im Allgemeinen eine gebrochene Zahl. Redundanz kann verwendet werden, um *fehlererkennende* oder *fehlerkorrigierende Codes* aufzubauen. Beispielhaft rechnet sich die Redundanz eines dekadischen 4-Bit-Codes wie folgt. Es stehen 4 Bits zur Codierung zur Verfügung, während tatsächlich nur 10 Zeichen (dekadisch) dargestellt werden sollen:

$$R = m - \mathrm{ld}(N)$$

$$R = 4 - \mathrm{ld}(10)$$

$$R = 4 - 3{,}32 = 0{,}68 \text{ Bit}$$

Die Bit-Redundanz beträgt rund 0,7 Bits – zur Realisierung von 10 Codeworten wären (theoretisch) 3,3 Bits ausreichend gewesen. Die Redundanz als *Informationsredundanz* sei an nachfolgendem Beispiel gezeigt (Tabelle II.16). Ein Alphabet bestehe aus 26 Buchstaben, 3 Umlauten und 1 Leerzeichen (N = 30). Die Wahrscheinlichkeit p_i für das Auftreten des Zeichens i wurde erhoben und liegt vor.

Entropie:	H_i = 4,11461 bit/Zeichen
Entscheidungsgehalt:	H_0= ld (N) = ld (30) = 4,9069
Redundanz:	R = $H_0 - H_i$ = 0,7923 bit/Zeichen
Relative Redundanz:	R_r = R / H_0 = 0,7923 / 4,9069 = 16,2 %
Informationswirkungsgrad:	$I_w = 1 - R_r$ = 83,8 %

Die unterschiedliche Häufigkeit des Auftretens von Buchstaben führt dazu, dass unterschiedliche Buchstaben in der deutschen Sprache unterschiedlich oft in Abhängigkeit

Tabelle II.16 Mittlerer Informationsgehalt des Beispielalphabets (26 Buchstaben, 3 Umlaute, 1 Leerzeichen)

i	Buchstabe i	p_i	$H_i = p_i \cdot \text{ld}\,(1/p_i)$
1	–	0,151490	0,41251
2	E	0,147004	0,40661
3	N	0,088351	0,30927
...	...	...	...
30	X	0,000129	0,00167
			Σ = 4,11461 bit/Zeichen

zu einander vorkommen. Der mittlere Informationsgehalt ohne statische Bindung beträgt zum Beispiel 4,11 bit/Buchstabe, die Silbenbindung 2,8 bit/Buchstabe und die Textbindung 1,6 bit/Buchstabe. Kommunikation lebt von dieser Redundanz.

Beispiel: 4 Nachrichten p_i, i = 1, ..., 4 haben ein *gleichwahrscheinliches* Auftreten. Für die Codierung stehen 2 Bits zur Verfügung (gleiche Anzahl von Codestellen für jedes Zeichen).

H_0 = ld 4 = 2 bit
H_i = 2 bit
R = 0 bit

> Hinweis: Die Entropie H_i ist alternativ auch als $H_i = \sum p_i \cdot I_i$ berechenbar, mit I gleich der Anzahl der Code-Bits.

Beispiel: 4 Nachrichten p_i, i = 1, ..., 4 können mit *unterschiedlichen* Wahrscheinlichkeiten (Häufigkeiten) auftreten: $p_1 = 0{,}5$; $p_2 = 0{,}25$; $p_3 = 0{,}125$; $p_4 = 0{,}125$. Die Anzahl der für die Nachrichten verwendeten Codebits sind I_1 = 1 Bit, I_2 = 2 Bits, $I_3 = I_4$ = 3 Bits (ungleiche Anzahl von Codestellen für jedes Zeichen).

H_0 = ld 4 = 2 bit
H_i = 1,75 bit (0,5 ·1+0,25 ·2+0,125 ·3+0,125 ·3 = 1,75)
R = $H_0 - H_i$ = 0,25 bit

Ist die Redundanz Null, ist der Code optimal komprimiert, was für die Speicherung und Übertragungsmengen wünschenswert ist. Andererseits bietet ein redundanzfreier Code keine Möglichkeiten der Fehlererkennung oder Fehlerbehebung. Die Redundanz eines Codes variabler Länge ist dabei dann gering, wenn die Längen der einzelnen Codewörter möglichst gleich ihrem Informationsgehalt sind.

f. Syntaktik

Syntaktik ist die Darstellung der Information durch gegenständliche Mittel (Nachrichten und Daten) unter Einhaltung exakter Darstellungsfolgen.

g. Semantik

Semantik ist das Synonym für die Bedeutung der Information. Semantik ist grundsätzlich eine subjektive Größe, die den gegenständlichen Nachrichten und Daten inhaltliche Bedeutung gibt.

h. Pragmatik
Die Pragmatik bestimmt die Wirkung der Information auf einen Empfänger.

9. Zahlencodes und zeichenabbildende Codes

Einzelnen Bitmustern können wir also Zahlen, Zeichen oder ganze Nachrichten zuordnen. Im Folgenden soll es nun darum gehen, zu überlegen, ob mit der spezifischen Anordnung einzelner Bitmuster für die Codierung Vorteile entstehen und wie diese nutzbringend eingesetzt werden können.

a. Numerische Codes (Zahlencodes)
Die *Zählcodes* sind sehr einfach aufgebaut. Um einen gegebenen Zahlenwert darzustellen, wird die entsprechende Anzahl von Einsen angegeben. Führende Bitpositionen werden durch Nullen aufgefüllt (Tabelle II.17).

Die *Wortcodes* nehmen eine wortweise Codierung vor, wie sie von den Dualzahlen her bereits bekannt ist. Beim Wortcode wird die Stellenzahl bestimmt durch den größten darzustellenden Zahlenwert.

Bei den *Ziffercodes* wird die Dezimalzahl ziffernweise codiert, wobei dem Vorteil der einfacheren Codierung der Nachteil der größeren Redundanz gegenübersteht. Es entstehen ungenutzte Bitkombinationen (nicht realisierte Codierungsmöglichkeiten).

Bei den *Positionscodes* ist die Position der einzelnen Bits von Bedeutung, die allerdings *nicht* wie bei den polyadischen Zahlensystemen einer linearen Reihenfolge gehorchen muss. Positionscodes können in Gruppen der bewertbaren Codes und der Anordnungscodes unterteilt werden.

Die *bewertbaren Codes* folgen dem Bildungsgesetz der Zahlen. BCD-Zahlen entstehen durch ziffernweise binäre Codierung von Dezimalzahlen. Im Gegensatz zur Codierung als Dualzahl wird in diesem Fall aber die Dezimalzahl zunächst in ihre einzelnen Dekaden (Koeffizienten) zerlegt. Dann erst erfolgt die Codierung. Das wichtigste BCD-Zahlensystem *(Binary Coded Decimal – binärcodierte Dezimalzahl)* zieht zur Codierung das Dualsystem heran und wird deshalb als nBCD-System (*natural BCD number, natürliche BCD-Zahl*) bezeichnet. Eine vorgegebene Dezimalzahl $(d_3d_2d_1d_0)_{10}$ wird also zur Codierung als nBCD-Zahl ziffernweise in das Dualsystem konvertiert (Abb. II.7).

Beispiel: $(39)_{10} = 0011\ 1001_{BCD}$

In dieser Darstellung wurde bereits angenommen, dass die BCD-Zahl mit 4 Bits dargestellt wird ($2^4 = 16$ unterschiedliche Codierungen). Offensichtlich besteht ein Überschuss an Codierungsmöglichkeit (Redundanz), da bei Dezimalzahlen nur 10 Ziffernwerte zur Codierung vorliegen (0–9). Die nicht genutzten Codes sind die *Pseudotetraden* (Pseudodekaden, Pseudodezimalen) des BCD-Codes. Die Redundanz des BCD-Codes im Vergleich zum reinen Binärcode zeigt sich auch im direkten Vergleich der Wertebereiche, die vorliegen, wenn die gleiche Anzahl von Binärstellen vorausgesetzt wird.

Tabelle II.17 Binäre Codierung von BCD-Zahlen im Zählcode

Dezimalwert	0	1	2	3	...	8	9
Zählcode	000000000	000000001	000000011	000000111	...	011111111	111111111

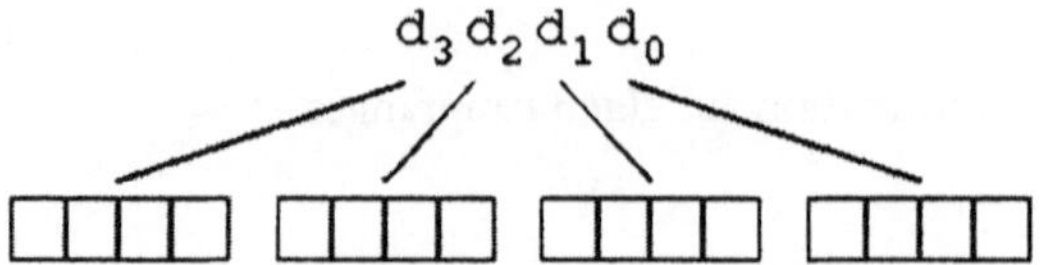

Abbildung II.7 Umwandlung einer Dezimalzahl in eine 4-Bit-codierte BCD-Zahl

Für die Wertebereiche ergibt sich daher in diesen beiden Fällen (Tabelle II.18):

- Binärzahl (16 Bits): 0–65.535
- BCD-Zahl (4 Tetraden): 0–9.999

Der Vorteil dieses Zahlencodes liegt im schnellen Umrechnen und Rechnen, da nur Dualzahlen bis 9 zu codieren sind. Nachteile sind der größere Stellenverbrauch und die Redundanz. Bei der Durchführung arithmetischer Operationen zeigen die verschiedenen BCD-Codes recht unterschiedliches Verhalten. Insbesondere müssen die Pseudotetraden korrigiert werden.

Wenn beim Rechnen beispielsweise mit BCD-Zahlen Pseudotetraden auftreten, muss zur *Korrektur* der Wert 6 addiert bzw. subtrahiert werden. Damit wird die fehlerhaft zugeordnete Bitkombination an die richtige Stelle weiter geschoben und somit korrigiert.

Beispiel. Addition in BCD-Tetraden-Codierung: 7 + 5 = 12

```
  0000 0111   7
+ 0000 0101   5
= 0000 1100   Pseudotetrade, „12" als Dezimalziffer gibt es nicht
+ 0000 0110   Korrekturwert 6 addieren
= 0001 0010   Korrekte Tetraden-Codierung  1 2  für den Wert 12
```

Beispiel. Addition in BCD-Tetraden-Codierung: 9 + 8 = 17

```
    1001    9
+   1000    8
= 1 0001    Übertrag vorhanden, Korrektur trotzdem notwendig
+   0110    6 addieren
= 1 0111    Korrekte Darstellung  1 7
```

Beispiel *Gray-Code*. Die Eigenheit dieses Codes ist, dass *benachbarte* codierte Zahlen immer nur um ein Bit verschieden sind (Tabelle II.19). Typische Anwendungen liegen bei der Codierung von analogen Messwerten. Bei kleinen analogen Änderungen kippen oft viele Bits, wie bei einer Änderung von 0,7 Volt auf 0,8 Volt (von 0111 nach 1000 kippen 4 Bits). Wenn man Gray-Code codiert, unterscheiden sich aufeinander folgende Werte nur in einem Bit. Diese Einschrittigkeit macht den Gray-Code interessant.

Tabelle II.18 Vergleich einer 16-stelligen Binär- und BCD-Zahl

16-Bit-Binärzahl															
15	14	13	12	11	10	9	8	7	6	5	4	3	2	1	0
													...	0–1	0–1
16-Bit-BCD-Zahl mit 4 Tetraden															
3	2	1	0	3	2	1	0	3	2	1	0	3	2	1	0
									...	0–1	0–1		...	0–1	0–1
0–9				0–9				0–9				0–9			

Tabelle II.19 Ausgewählte 4-Bit-BCD-Codes und Pseudotetradenbereiche

	8421 (nBCD)	*2421 unsymmetrisch*	*Aiken*	*Exzeß-3*	*White*	*Gray*	*Glixon*
0000	0	0	0		0	0	0
0001	1	1	1		1	1	1
0010	2	2	2			3	3
0011	3	3	3	0	2	2	2
0100	4		4	1		7	7
0101	5			2	3	6	6
0110	6			3		4	4
0111	7			4	4	5	5
1000	8			5	5	(15)	9
1001	9			6	6	(14)	
1010		4		7		(12)	
1011		5	5	8	7	(13)	
1100		6	6	9		8	8
1101		7	7		8	9	
1110		8	8			(11)	
1111		9	9		9	(10)	

Insbesondere bei messtechnischen Anwendungen sind einschrittige Codes eingesetzt, um inkorrekte Messergebnisse oder fehlerhafte Informationswandlungen (zum Beispiel bei A/D-Umsetzung) zu vermeiden.

b. Alphanumerische Codes

Für die Abbildung unseres Alphabets müssen mindestens 26 Großbuchstaben, 26 Kleinbuchstaben, 10 Ziffern und einige Sonderzeichen codiert werden können. Insgesamt kommt man auf circa 80 Zeichen, zu deren Codierung mindestens 7 Bits nötig sind. Mit 7 Bits kann man jedoch über die 80 Kombinationen hinaus, nämlich bis zu 128 Zeichen codieren. Dies führte zur Einführung eines Standards, des *ASCII-Codes* (American Standard for Information Interchange), der 26 kleine und große lateinische Buchstaben, 10 Ziffern, Satzzeichen, Steuerzeichen und einige Sonderzeichen enthält.

Bei der Recheneinheit ein Byte (8 Bits) ist bei einer 7-Bit-Codierung das achte Bit zur Verwendung frei, welches für Codeerweiterungen des 7-Bit-Codes genutzt werden kann, wie:

- im PC Umfeld die *erweiterten ASCII-Codes* (Abb. II.8). Durch Erweitern des 7-Bit-Codes um ein achtes Bit sind weitere 128 Zeichen codierbar, diese sind zum Beispiel länderspezifisch (Umlaute), mathematische Zeichen und Boxzeichen. Diese „oberen“ 128 Bitkombinationen werden *unterschiedlich* genutzt:
  a) *8-Bit-ASCII-Code*,
  b) der um IBM spezifische Erweiterungen *erweiterte 7-Bit-ASCII-Code* oder
  c) *ANSI-Code* (American National Standards Institute).
- im Großrechnerumfeld zum Beispiel der *EBCDI-Code* (Extended Binary Coded Decimal Interchange Code).

Ein Zeichensatz, der 256 Zeichen umfasst, benötigt somit zur Speicherung eines Zeichens ein Byte (1 Byte = 8 Bits, 2^8 = 256 Bitkombinationen), was für den nationalen Einsatz eines Codes gerade ausreicht. Fremdsprachige Zeichensätze können darüber hinaus nur zu einem sehr kleinen Teil berücksichtigt werden. Um nun auch Zeichen anderer Sprachen einzubauen, ist eine Erweiterung des Codes unumgänglich. Diese Anforderun-

00 00	01 ☺ 01	02 ☻ 02	03 ♥ 03	04 ♦ 04	05 ♣ 05	06 ♠ 06	07 • 07	08 ◘ 08	09 ○ 09	0A ◙ 10	0B ♂ 11	0C ♀ 12	0D ♪ 13	0E ♫ 14	0F ☼ 15
10 ► 16	11 ◄ 17	12 ↕ 18	13 ‼ 19	14 ¶ 20	15 § 21	16 ▬ 22	17 ↨ 23	18 ↑ 24	19 ↓ 25	1A → 26	1B ← 27	1C ∟ 28	1D ↔ 29	1E ▲ 30	1F ▼ 31
20 Space 32	21 ! 33	22 " 34	23 # 35	24 $ 36	25 % 37	26 & 38	27 ' 39	28 (40	29) 41	2A * 42	2B + 43	2C , 44	2D - 45	2E . 46	2F / 47
30 0 48	31 1 49	32 2 50	33 3 51	34 4 52	35 5 53	36 6 54	37 7 55	38 8 56	39 9 57	3A : 58	3B ; 59	3C < 60	3D = 61	3E > 62	3F ? 63
40 @ 64	41 A 65	42 B 66	43 C 67	44 D 68	45 E 69	46 F 70	47 G 71	48 H 72	49 I 73	4A J 74	4B K 75	4C L 76	4D M 77	4E N 78	4F O 79
50 P 80	51 Q 81	52 R 82	53 S 83	54 T 84	55 U 85	56 V 86	57 W 87	58 X 88	59 Y 89	5A Z 90	5B [91	5C \ 92	5D] 93	5E ^ 94	5F _ 95
60 ` 96	61 a 97	62 b 98	63 c 99	64 d 100	65 e 101	66 f 102	67 g 103	68 h 104	69 i 105	6A j 106	6B k 107	6C l 108	6D m 109	6E n 110	6F o 111
70 p 112	71 q 113	72 r 114	73 s 115	74 t 116	75 u 117	76 v 118	77 w 119	78 y 120	79 x 121	7A z 122	7B { 123	7C | 124	7D } 125	7E ~ 126	7F ⌂ 127
80 Ç 128	81 ü 129	82 é 130	83 â 131	84 ä 132	85 à 133	86 å 134	87 ç 135	88 ê 136	89 ë 137	8A è 138	8B ï 139	8C î 140	8D ì 141	8E Ä 142	8F Å 143
90 É 144	91 æ 145	92 Æ 146	93 ô 147	94 ö 148	95 ò 149	96 û 150	97 ù 151	98 ÿ 152	99 Ö 153	9A Ü 154	9B ¢ 155	9C £ 156	9D ¥ 157	9E ₧ 158	9F ƒ 159
A0 á 160	A1 í 161	A2 ó 162	A3 ú 163	A4 ñ 164	A5 Ñ 165	A6 ª 166	A7 º 167	A8 ¿ 168	A9 ⌐ 169	AA ¬ 170	AB ½ 171	AC ¼ 172	AD ¡ 173	AE « 174	AF » 175
B0 ░ 176	B1 ▒ 177	B2 ▓ 178	B3 │ 179	B4 ┤ 180	B5 ╡ 181	B6 ╢ 182	B7 ╖ 183	B8 ╕ 184	B9 ╣ 185	BA ║ 186	BB ╗ 187	BC ╝ 188	BD ╜ 189	BE ╛ 190	BF ┐ 191
C0 └ 192	C1 ┴ 193	C2 ┬ 194	C3 ├ 195	C4 ─ 196	C5 ┼ 197	C6 ╞ 198	C7 ╟ 199	C8 ╚ 200	C9 ╔ 201	CA ╩ 202	CB ╦ 203	CC ╠ 204	CD ═ 205	CE ╬ 206	CF ╧ 207
D0 ╨ 208	D1 ╤ 209	D2 ╥ 210	D3 ╙ 211	D4 ╘ 212	D5 ╒ 213	D76 ╓ 214	D7 ╫ 215	D8 ╪ 216	D9 ┘ 217	DA ┌ 218	DB █ 219	DC ▄ 220	DD ▌ 221	DE ▐ 222	DF ▀ 223
E0 α 224	E1 ß 225	E2 Γ 226	E3 π 227	E4 Σ 228	E5 σ 229	E6 µ 230	E7 τ 231	E8 Φ 232	E9 Θ 233	EA Ω 234	EB δ 235	EC ∞ 236	ED φ 237	EE ε 238	EF ∩ 239
F0 ≡ 240	F1 ± 241	F2 ≥ 242	F3 ≤ 243	F4 ⌠ 244	F5 ⌡ 245	F6 ÷ 246	F7 ≈ 247	F8 ° 248	F9 ∙ 249	FA · 250	FB √ 251	FC ⁿ 252	FD ² 253	FE ■ 254	FF Blank 255

Abbildung II.8 7-Bit/8-Bit-ASCII-(American Standard Code for Information Interchange-)Codetabelle

gen führen im *Unicode* (Abb. II.9) zu einer Speichererweiterung von einem auf zwei Bytes. Damit sind $2^{16} = 65.536$ verschiedene Zeichen codierbar, wodurch der Zeichenvorrat im Vergleich zu den 8-Bit-Codes von 256 auf 65.536 Zeichen erweitert wird.

Eine andere Darstellungsform des ASCII-Zeichensatzes ist der *Barcode* oder *Strichcode* (Abb. II.10), der auf Grund seiner Darstellungsart verschiedene Vorteile für den praktischen Einsatz bietet und innerhalb verschiedener Anwendungsbereiche standardisiert ist (wie der EAN128 oder Health Industry Bar Code – HIBC).

Ein Barcode besteht aus einer Ruhezone, einem Startzeichen, den Daten, einem Stoppzeichen und wieder einer Ruhezone. Einige Barcodes führen vor dem Stoppzeichen noch eine Prüfziffer mit (Prüfziffernverfahren zum Beispiel im EAN128 – European Article Number: Modulo 103). Aktuell gibt es über 400 verschiedene Schriftarten dazu. Die Codierung selbst erfolgt mittels verschieden breiter und auseinander stehender Linien.

Bei der Wahl der Schriftart muss darauf geachtet werden, ob es für die Branche Standards gibt, ob man neben numerischen auch alphanumerische Werte darstellen möchte und dass der Drucker und Scanner den Code bearbeiten kann. Beispiele sind:

- Lineare Barcodes wie Code 128 (kompletter ASCII-Zeichensatz in drei Zeichensätzen 128A, 128B, 128C), EAN8 und EAN13, Interleaved 2of5 (numerisch);

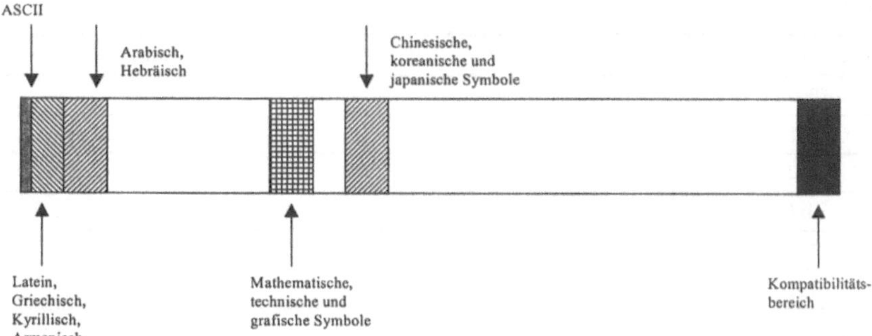

Abbildung II.9 Auszugsweises Layout des 16-Bit-Unicode mit dem Anordnungsbereich der möglichen 65.535 Elemente. Der ASCII-Code ist aus Kompatibilitätsgründen in den unteren 128 Zeichen abgebildet (schematisch links dargestellt), darüber finden sich die erweiterten Zeichensätze

- Gestapelter 2D Barcode erhöhter Dichte wie CODABLOCK F;
- Matrixcodes wie DATAMATRIX, QR-Matrix.

10. Fehlererkennende und fehlerkorrigierende Codes

a. Parity-Bits

Über die reine Abbildung von Zeichen hinaus können Codes noch weitere Aufgaben übernehmen. Zum Beispiel können in Codes Bitmuster verwendet werden, um Fehler zu erkennen und sogar zu korrigieren. Die einfachste Form dazu ist, wenn in einem Code ein Bit reserviert ist, das anzeigt, ob die im Bitmuster verwendete Anzahl der 1 gerade ist oder ob diese ungerade ist. Wenn eine 7-Bit-Codierung verwendet wird, bietet sich dazu das achte Bit eines Bytes an. Ansonsten können Codes auch erweitert werden, um diese zusätzlichen Informationsbits unterzubringen.

Bei einer Parity-Bit-Verwendung mit gerader Parität (Even Parity) ist die Gesamtzahl der „1" im (n + 1)-Bit Datenwort gerade (n Datenbits und 1 Parity-Bit). Bei ungerader Parität (Odd Parity) ist die Gesamtzahl der „1" im (n + 1)-Bit-Datenwort ungerade (Tabelle II.20).

Abbildung II.10 Beispiele für Barcodes: EAN128, EAN13, Pharmacode

Tabelle II.20 Paritätsbit

Codewort 3 Bits	Even Parity Code	Odd Parity Code
000	000 0	000 1
001	001 1	001 0
010	010 1	010 0
011	011 0	011 1
100	100 1	100 0
101	101 0	101 1
110	110 0	110 1
111	111 1	111 0

b. Hamming(7,4)-Code und CRC-Verfahren

Je mehr zusätzliche Informationsbits, die nicht unmittelbar zur Zeichen- beziehungsweise Datencodierung verwendet werden, zur Verfügung stehen, umso mehr Information kann man in diesen Bits unterbringen. Für die Fehlererkennung ist dazu generell weniger Information notwendig als für die Fehlerkorrektur. Zur genaueren Betrachtung dieses Unterschiedes wird der Begriff der Hamming-Distanz eingeführt.

Hamming-Distanz (Hamming-Abstand). Seien *A* und *B* zwei unterschiedliche Codewörter eines Codes C. Die Zahl *d(A, B)* nennt man *Hamming-Distanz*, sie ist definiert durch die kleinste Anzahl der Bitstellen, in denen sich zwei Codewörter *A* und *B* des Codes C unterscheiden. Da A und B beliebige Codewörter des Codes sind, ergibt sich die Hamming-Distanz des gesamten Codes als der kleinste tatsächliche Abstand zwischen zwei beliebigen Codewörtern. Die Hamming-Distanz des Gray-Codes ist daher 1.

Um nun die Anzahl *f* falscher Bits des Codes C zu erkennen, muss die Hamming-Distanz $d \geq f + 1$ sein; um die Anzahl *f* falscher Bits zu korrigieren, muss die Hamming-Distanz $d \geq 2 \cdot f + 1$ sein.

Je größer die Hamming-Distanz ist, umso größer ist die unterschiedliche Anzahl der Bits zwischen zwei beliebigen Codewörtern des Codes, was wiederum heißt, dass viele Bitmuster existieren, die der Code nicht nutzt. Wenn nun ein Bit „umfällt", das heißt seinen Wert von 0 auf 1 oder umgekehrt ändert *und* die Hamming-Distanz entsprechend groß ist, verändert sich das bestehende Bitmuster von einem gültigen in ein ungültiges Bitmuster. Näherungsweise kann man nun davon ausgehen, dass dann die nähestliegende gültige Bitkombination die korrekte Bitkombination darstellt.

Hamming(7,4)-Code. Der Hamming(7,4)-Code stellt bei einer 7-Bit-Verschlüsselung 4 Bits für die Datencodierung zur Verfügung, die restlichen 3 Bits des Codes sind Hilfsbits, in welchen Zusatzinformation für die Erkennung beziehungsweise Korrektur der Daten gespeichert wird. Die Verteilung der sieben Hilfs- und Datenbits erfolgt in der gemischten, aber fixen Reihenfolge von Datenbits D und Hilfsbits H, wobei D_7 das MSB und H_1 das LSB darstellt: $D_7, D_6, D_5, H_4, D_3, H_2, H_1$ (Abb. II.11). Die Hilfsbits H_i werden an Stellen einer 2er Potenz angeordnet (H_1: $1=2^0$, H_2: $2=2^1$, H_4: $4=2^2$) und mit der XOR-Verknüpfung „$\oplus$" aus den Datenbits gebildet:

D_7(*111*) D_6(*11*0) D_5(*1*0*1*) H_4(100) D_3(0*11*) H_2(010) H_1(001)

Abbildung II.11 Anordnung und Wertigkeiten der Daten- und Hilfsbits im Hamming(7,4)-Code

$H_1 = D_3 \oplus D_5 \oplus D_7$

$H_2 = D_3 \oplus D_6 \oplus D_7$

$H_4 = D_5 \oplus D_6 \oplus D_7$

Allgemein wird H_i aus der ⊕-Verknüpfung derjenigen D_k gebildet, bei denen das Bit gesetzt ist, das in H_i gesetzt ist und die Wertigkeit i hat.

Hilfsbit H_4 wird zum Beispiel als $D_5 \oplus D_6 \oplus D_7$ gebildet, weil die Position von H_4 mit (*1*00) beschrieben wird (Bitwertigkeit: 4) und bei den Datenbits D_5 (*1*01), D_6 (*1*10) und D_7 (*1*11) das Bit mit der Wertigkeit *4* gesetzt ist.

Beispiel einer Hamming(7,4)-codierten Übertragung von 4-Bit-Daten. Das reine Datenwort soll $111H_41H_2H_1$ sein. H_i bezeichnen die noch zu berechnenden Hilfsbits.

$H_1 = D_3 \oplus D_5 \oplus D_7 = 1 \oplus 1 \oplus 1 = 0 \oplus 1 = 1$

$H_2 = D_3 \oplus D_6 \oplus D_7 = 1 \oplus 1 \oplus 1 = 0 \oplus 1 = 1$

$H_4 = D_5 \oplus D_6 \oplus D_7 = 1 \oplus 1 \oplus 1 = 0 \oplus 1 = 1$

Das fertige Codewort ist somit 111*1*1*11* und kann Hamming(7,4)-codiert übertragen werden. Man beachte dabei, dass der Empfänger für die Interpretation des Bitmusters 1111111 wissen muss, dass diesem Muster der Hamming(7,4)-Code zugrunde liegt. Nachfolgendes Beispiel zeigt, wie der Empfänger beim Empfangen des Bitmusters 1101111 reagiert. Der Empfänger berechnet die Hilfsbits der empfangenen Bitfolge.

$H_1 = D_3 \oplus D_5 \oplus D_7 = 1 \oplus 0 \oplus 1 = 1 \oplus 1 = 0$

$H_2 = D_3 \oplus D_6 \oplus D_7 = 1 \oplus 1 \oplus 1 = 0 \oplus 1 = 1$

$H_4 = D_5 \oplus D_6 \oplus D_7 = 0 \oplus 1 \oplus 1 = 1 \oplus 1 = 0$

Beim Vergleich sieht man dann die Fehlerposition (Tabelle II.21).

Die gleiche Vorgehensweise gilt auch für den Fall, dass ein Hilfsbit bei der Übertragung seinen Wert ändert. Der erweiterte Hamming-Code erlaubt 4 Datenbits und 4 Hilfsbits, was für die byteorientierte Bearbeitung im Computer Sinn macht. H_8 berechnet sich aus den Datenbits, die bei der Berechnung der anderen Hilfsbits doppelt auftreten: $H_8 = D_3 \oplus D_5 \oplus D_6$. Damit hat der erweiterte Hamming-Code die minimale Hammingdistanz $d_m = 4$ und kann 1-Bit-Fehler korrigieren und 3-Bit-Fehler erkennen. Zu beachten ist, dass die Bitcodierungen und Prüfungen Rechenzeit kosten und daher in der Praxis nur sehr selektiv verwendet werden.

Die bisher betrachteten Ansätze gingen davon aus, dass Übertragungsfehler in der Regel nur bei einem Bit oder wenigen Bits auftreten. Wenn jedoch in der Praxis Übertragungsfehler erwartet werden, sei es durch Erschütterungen, Magnetfeldeinflüsse oder

Tabelle II.21 Gegenüberstellung der Hilfsbitwerte der Bitmuster 1111111 1101111

Hilfsbits	H_4	H_2	H_1	
Gesendet	1	1	1	1111111
Errechnet	0	1	0	1101111 (Wert des Datenbits D_5 von 1 auf 0 geändert)
⊕ Spalten	1	0	1	wobei sich aus den Wertigkeiten $1 \cdot 2^2 + 1 \cdot 2^0 = 5_{(10)}$ ergibt: Bit 5 ist falsch

andere Faktoren, treten Bitfehler oft gebündelt auf. Da der Aufwand für die fehlerkorrigierenden Codes oft zu hoch ist, begnügt man sich in der Praxis auch oft damit, Fehler zu erkennen und dann die Datenübertragung zu wiederholen.

Die fehlererkennenden Codes mit Paritätsinformationen sind oft zu unsicher, sodass zur Erkennung von Bündelfehlern (mehrere Bits „fallen um") das Verfahren des Cyclic Redundancy Checking (CRC) eingesetzt werden kann. Dabei werden Bits als Koeffizienten von Polynomen interpretiert, auf welche zur Fehlererkennung Operationen, zum Beispiel die Polynomdivision, angewandt wird. Die bekanntesten Verfahren sind CRC-16 und CRC-32. Das CRC-16 Verfahren mit $x^{16} + x^{15} + x^2 + 1$ = 1100000000000101 (jedes Bit entspricht einem Exponenten) erkennt zum Beispiel in einem 4-Kbyte-Datenblock alle Fehlerbursts bis maximal 16 Bits und ungeradzahlig auftretenden Bitfehler.

11. Optimale Codierung

Diese Codierung sieht vor, dass für die Darstellung der gewünschten Information die optimale Bitanzahl verwendet wird, wobei grundsätzlich das Minimalprinzip vorgesehen ist. Der Code muss dabei die *eindeutige Codierung* und *Decodierung* ermöglichen.

Praktische Einsatzgebiete liegen in der Datenkompression zur Datenübertragung oder Datenspeicherung bei sehr datenintensiven Anwendungen (Bilddatenarchivierung).

Als Beispiel sei der Speicheraufwand für ein Standbild mit 24 Informationsbits/Pixel und 512 × 512 Pixel/Bild gegeben. Das ergibt: 512 · 512 · 24 = 6 MBits/Bild.

Die üblichen Zeichencodes benötigen gleich viele Bits für die Codierung jedes Zeichens (zum Beispiel 8 Bits). Ziel ist es nun, Zeichen (oder Farbelemente), die häufig vorkommen mit weniger Bits zu codieren, als Zeichen, die selten vorkommen.

Huffman-Code. Der Huffman-Code ist ein Verfahren, bei welchem Zeichen, die häufig vorkommen, mit weniger Bits codiert werden und Zeichen, die selten vorkommen, mit einer größeren Anzahl von Bits codiert werden. Zur einfacheren Erklärung sei vorerst eine Textcodierung angenommen (Tabelle II.22).

Die Erzeugung des Huffman-Codes sei nun an einem Beispiel gezeigt (Abele 2000).

Gegeben seien die Wahrscheinlichkeiten für das Auftreten der Zeichen B, L, A, T, S mit p_i: $p_B = 0{,}1$; $p_L = 0{,}2$; $p_A = 0{,}3$; $p_T = 0{,}3$; $p_S = 0{,}1$, wobei $\sum p_i = 1$.

Codierung. Die Zeichen werden nun absteigend in der Reihenfolge ihrer Wahrscheinlichkeiten gelistet.

Die Erzeugung der Codes für die einzelnen Zeichen erfolgt nun schrittweise, *jeweils* durch die Zusammenfassung der beiden Wahrscheinlichkeiten mit der geringsten Summe.

Eine linke Seite des Entscheidungsweges wird mit 0, eine rechte Seite mit 1 codiert (Abb. II.12), sodass sich aus dem Durchwandern des Graphen beginnend vom Anfangsknoten der Code für jedes Zeichen generieren lässt.

Tabelle II.22 Codierter Text „Blattsalat": 110 10 00 01 01 111 00 10 00 01

Graphikcode:	RGB121	RGB135	RG144	RGB111	RGB101
Textcode:	A	T	L	B	S
Eindeutiger binärer Code:	00	01	10	110	111

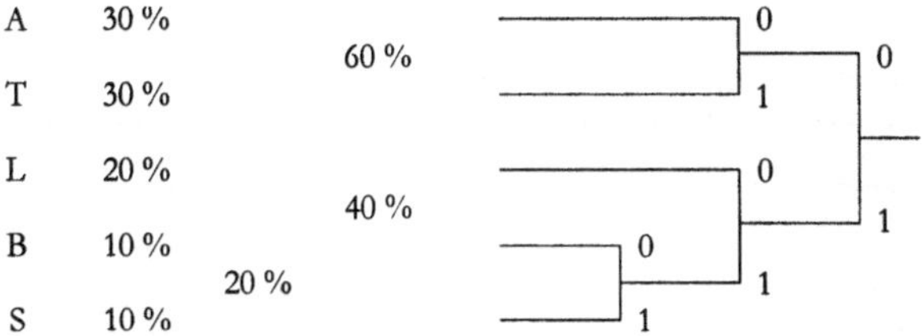

Abbildung II.12 Codierung der Zeichen: *A* 00, *T* 01, *L* 10, *B* 110, *S* 111

Decodierung. Die Decodierung erfolgt durch Traversieren des Baumes oder mit Hilfe einer Decodierungstabelle (Tabelle II.23). Da die Codierung darauf aufbaut, den häufiger vorkommenden Zeichen weniger Codebits zuzuordnen, muss die Tabelle die Bitlängen der Codewörter so ausgleichen, dass eine eindeutige Decodierung ermöglicht bleibt. Im Beispiel umfasst das längste Codewort L = 3 Bits.

Um nun den Eingabestrom 110100001011110... zu decodieren, werden die ersten L Bits aus dem Eingabestrom in einen Puffer gelesen. Aus der Decodierungstabelle wird das zugeordnete Zeichen übernommen (110 = B). Dann werden die dem Zeichen zugeordnete Anzahl z der Bits (Codelänge des Zeichens = 3) aus dem Puffer entfernt und diese Anzahl z von Bits aus den nächsten Bits des Eingabestroms in den Puffer nachgefüllt:

Puffer:	110	10*0*	*00*0	010	011	111	...
Zeichen:	B	L	A	T	...		

Anstatt der in einer reinen 8-Bit Codierung benötigten 80 Bits benötigt man hier mit der Huffman-Codierung nur 22 Bits.

Der binäre Eingabestrom kann natürlich auch Bilddateninformationen darstellen. Speziell im medizinischen Umfeld fallen bei bildgebenden Verfahren hohe Datenmengen an (Tabelle II.24).

Alternativen zur Huffman-Codierung sind derzeit die Pattern-Substitution-Verfahren. Die weitere Entwicklung optimaler Codes wird auf Wavelet-Transformationen aufsetzen. Ein besonderer Vorteil wird die Fähigkeit sein, in einem digitalisierten Dokument Bilder zu erkennen.

Tabelle II.23 Darstellung der internen Decodierungstabelle im Huffman-Code

L = 3, Anzahl Tabelleneinträge = 2^L	Bitfolge	Zeichen	Codelänge
Zeichen = A, Code$_1$ = 00, Codelänge$_1$ = 2	000*	A	2
Zeichen = T, Code$_2$ = 01, Codelänge$_2$ = 2	001*	A	2
Zeichen = L, Code$_3$ = 10, Codelänge$_3$ = 2	010	T	2
Zeichen = B, Code$_4$ = 100, Codelänge$_4$ = 3	011	T	2
Zeichen = S, Code$_5$ = 111, Codelänge$_5$ = 3	100	L	2
	101	L	2
	110	B	3
	111	S	3

* 2^{L-l_i} Einträge je Code$_i$

Tabelle II.24 Datenvolumen bei bildgebenden Verfahren. Am Beispiel der Universitätsklinik Aachen (ca. 1.500 Betten) sind im Jahr 1999 Datenvolumen im TeraByte-Bereich angefallen (Kramme 2001)

Modalität	Bildmatrix	Wertebereich (Bits/Pixel)	MB/Bild
Thoraxröntgenaufnahme	4.000 × 4.000	10	10,73
Skelettradiologie	2.000 × 2.000	10	4,77
CT	512 × 512	12	0,38
MR	512 × 512	12	0,38
Sonographie	256 × 256	6	0,05
PET	128 × 128	12	0,02
Vergleich: 1 Laboranalyse	10 Messwerte	64 Bits	0

12. Verschlüsselung

Unter Verschlüsselung versteht man die Umwandlung eines Klartextes (Zeichen) in einen verschlüsselten Text (Verschlüsselung) mit Hilfe eines Chiffrierverfahrens (Verschlüsselungsalgorithmus), das einen Schlüssel (Zeichen oder Bitfolge) zur Verschlüsselung verwendet und ein zugehöriges Dechiffrierverfahren, das den verschlüsselten Text wieder in den Klartext zurückwandelt (entschlüsselt). Im Gegensatz zur einfachen Codierung werden hier mathematische Verfahren (Funktionen) auf den Klartext zur Umformung angewendet mit dem Ziel, den verschlüsselten Text ohne Schlüssel nicht mehr erkennbar machen zu können. Man unterscheidet in der Anwendung symmetrische und unsymmetrische Verschlüsselungsverfahren.

Bei den symmetrischen Verschlüsselungsverfahren (Secret Key) wird mit demselben Schlüssel chiffriert und dechiffriert, die Verfahren sind sehr effizient mit Hard- und Software anwendbar. Da der Schlüssel selbst jedoch im Klartext zwischen den Teilnehmern ausgetauscht werden muss, erfolgt die Anwendung meist auf lokalen Systemen wie Datenträgern (gleicher Anwender).

Zur Datenübertragung nutzt man asymmetrische Verfahren (Public Key), meist beruhend auf der Primfaktorenzerlegung von Zahlen. Dabei muss nicht der komplette Schlüssel zwischen den Kommunikationspartnern getauscht werden, was die Sicherheit maßgeblich erhöht. Es werden hier zwei Schlüssel eingesetzt, und zwar ein öffentlicher und ein privater (geheimer). Mit dem öffentlichen Schlüssel können die Nachrichten codiert (Sender) und nur mit dem privaten Schlüssel decodiert werden (Empfänger). Der Nachteil ist jedoch, dass diese Verfahren höhere Rechenzeiten in Anspruch nehmen. Der De-facto-Verschlüsselungsstandard der E-Mail-Kommunikation PGP (Pretty Good Privacy) unterstützt dieses Verfahren.

Hybride Verfahren nutzen beide Konzepte, indem sie den Klartext symmetrisch verschlüsseln, den Schlüssel selbst jedoch asymmetrisch chiffrieren. Die technische Übertragungssicherheit erfolgt mit Prüfsummenverfahren, die Identifikation der Kommunikationspartner mittels Authentifizierungsverfahren. In Zukunft sollen zugelassene Zertifizierungsstellen Kennungen an legitimierte Personen oder Firmen freigegeben.

Es gibt darüber hinaus noch weitere Verschlüsselungskonzepte, die sich damit beschäftigen, Daten unbemerkt in Bild- oder Tonprogrammen zu verstecken (Steganographie).

Einige bekannte Verschlüsselungsalgorithmen sind

- DES (Data Encryption Standard). DES arbeitet mit einem symmetrischen Verfahren, in dem 64-Bit-Datenblöcke mit einem 56-Bit-Schlüssel codiert werden. Idea arbeitet wie DES, nur mit 64-Bit-Blöcken und einem 128-Bit-Schlüssel. Triple/DES arbeitet mit dreifacher Schlüssellänge von 168 Bits.
- AES (Advanced Encryption Standard). Der Nachfolger des DES ist seit 2000 der Standardverschlüsselungsalgorithmus in den USA für vertrauliche, aber nicht geheime Daten.
- Blowfish. 1994 vorgestellt mit 32 bis 448 Bits für die Schlüssellänge.
- RSA (Rivest, Shamir, Adlemann). Das RSA-Verfahren ist ein Public-Key-Verfahren und beruht auf der Primfaktorenzerlegung von Zahlen (Abb. II.13).
- Cayley-Purser-Algorithmus. Der vielfach schnellere Algorithmus im Vergleich zum RSA-Algorithmus arbeitet mit Matrizenmultiplikationen anstatt wie im RSA mit langen Zahlenkolonnen.
- Gost. Ist das in der früheren Sowjetunion entwickelte Gegenstück zu DES und arbeitet mit einem 256-Bit-Schlüssel.

C. Algorithmen

1. Problemtypen, Effizienz

Ein Algorithmus ist eine endliche, eindeutige Folge von Datenverarbeitungsoperationen

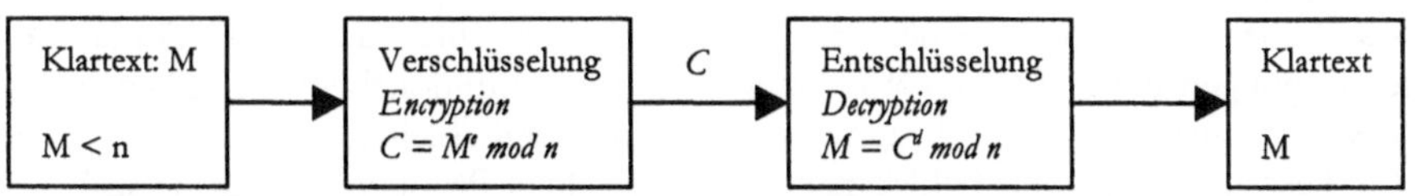

RSA-Schlüsselerzeugung:
Primzahlen p, q wählen, n = p · q; m = Euler'sche Phi-Funktion (n) = (p – 1) · (q – 1)
Wähle e so, dass der GGT (m, e) = 1, mit $1<e<m$ (e ist ungerade und relativ prim zu m)
Berechne d mit d · e = 1 (mod m) mittels erweitertem Euklid'schen Algorithmus

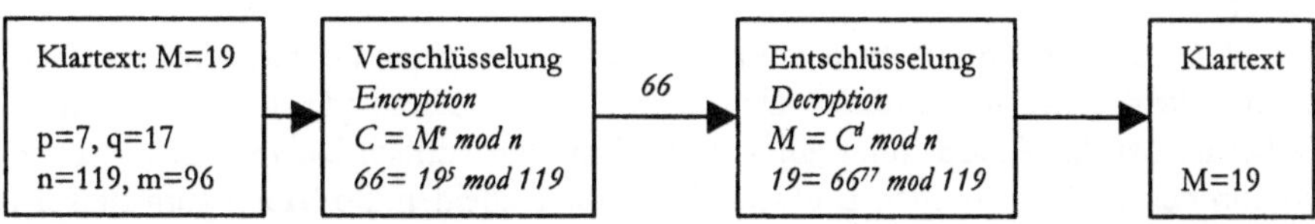

e=5 (ungerade, relativ prim zu m=96)
d ·e=1 (mod 96) = 77, für d · 5 = 1 + x · 96 mit x = 4
Öffentlicher Schlüssel = (e, n) = (5, 119), Privater Schlüssel =(d, n) = (77, 119)

Abbildung II.13 RSA-Algorithmus. Beispielverschlüsselung des Klartextes „19“. Praxisrelevante Primzahlen haben 100 und mehr Stellen

bzw. -schritten (Aktionen) dergestalt, dass sich bei ihrer Ausführung in der festgelegten Reihenfolge für eine Klasse von Problemen nach endlich vielen Schritten entweder eine Lösung ergibt oder die Nichtlösbarkeit von selbst festgestellt wird.

Für die Lösung einer konkreten Aufgabenstellung kann man unterschiedliche Algorithmen entwickeln.

Unter der Annahme, dass diese Algorithmen korrekte Ergebnisse liefern, liegt der Unterschied von Algorithmen in den Kriterien:

- Laufzeitverhalten,
- Speicherplatznutzung und

den heute immer wichtigeren Kriterien wie

- Modularität und Wiederverwendbarkeit,
- Lesbarkeit und
- Allgemeinheit des Lösungsverfahrens.

Sind diese Ziele bestmöglich erreicht, spricht man von effektiven oder effizienten Programmen. Die Effektivität lässt sich dabei am einfachsten durch die Rechenzeit und den Speicherplatzverbrauch messen, wobei beide minimal sein sollen. Betrachtet man die Kriterien Laufzeitverhalten und Speicherplatznutzung *zueinander*, so ist doch erkennbar, dass das Laufzeitverhalten und der Speicherplatzverbrauch voneinander abhängig sind. Für die Programmiertechnik muss daher ein Kompromiss in der Gewichtung dieser Kriterien gefunden werden.

In der Algorithmentheorie werden die einzelnen Kriterien exakt und auf Basis mathematischer Grundlagen definiert. Für unsere Ziele seien die nachfolgenden Beschreibungen ausreichend präzise.

Zusammensetzung der Programmschritte. Jeder Algorithmus setzt sich aus mehreren Anweisungsschritten zusammen, wobei jeder Schritt elementar ist oder selbst aus einem komplexen Ablauf (Schleife, Funktion) bestehen kann.

Eindeutigkeit. Jeder Schritt eines Programms muss eindeutig sein. Darunter versteht man, dass zu jedem Zeitpunkt einer Programmabarbeitung alle Variablenzustände und Speicherbelegungen einen gültigen Wert innerhalb der Definitionsbereiche haben müssen und sich daraus der nächste Programmschritt eindeutig ableiten lässt. In der Praxis treten für dieses Kriterien viele Fehler mangels vollständiger Problemabgrenzung auf!

Ausführbarkeit. Jede Anweisung, sei sie nun elementar oder komplex, muss ausführbar sein, das heißt mit einer endlichen Anzahl von Additionen, Subtraktionen und Wiederholungen, im Weiteren mit Multiplikationen und Divisionen berechenbar sein. Vereinfacht gesagt kann man festhalten: was der Mensch am Papier nicht lösen kann, kann der Computer auch nicht lösen, oder: der Computer löst keine Probleme, er zeigt diese nur schneller auf.

Endlichkeit. Ein Algorithmus muss mit endlich vielen Schritten beschreibbar sein (statische Endlichkeit) und nach endlich vielen Schritten terminieren (dynamische Endlichkeit). Dabei ist bei der Abarbeitung eines Algorithmus in endlich langer Zeit zwischen der theoretischen und praktischen Endlichkeit zu unterscheiden. So bauen zum Beispiel viele Verschlüsselungsalgorithmen darauf auf, dass die mittlere Entschlüsselungsdauer so viel Zeit benötigt, dass diese praktisch nicht zur Verfügung steht und damit die Entschlüsselung nicht möglich ist. Rein theoretisch wäre aber – genügend Rechenzeit vorausgesetzt – eine Entschlüsselung mathematisch möglich.

Eingangs- und Ausgangsparameter. Funktionen haben keine, einen oder mehrere Parameter. Die Eingabeparameter müssen definierte Eingabegrößen sein, die Ausgabegrößen sollten auf Grund der Aufgabenformulierung und Funktionenspezifikation beschrieben sein. Jede Funktion sollte so beschrieben sein, dass klar ist, was die Eingabegrößen, die Ausgabegrößen und die Aufgabe der Funktion sind.

2. Beurteilung von Algorithmen

Für die Beurteilung von Algorithmen lassen sich grundsätzlich statische und dynamische Gütekriterien zusammenfassen. Statische Gütekriterien sind dabei Kriterien, die unabhängig von der Programmausführung sind, wie Programmlänge, Übersichtlichkeit, leichte Änderbarkeit, Allgemeinheit. Dynamische Kriterien beziehen sich auf Eigenschaften des Algorithmus bei seiner Ausführung wie Rechenzeit, Speicherbedarf, Anzahl der aufgerufenen Unterprogramme, Anzahl der aufgerufenen Operationen. Eine Perfektionierung in Bezug auf verschiedene Kriterien ist meist nicht möglich, da Optimierungen zu Gunsten einzelner Kriterien (zum Beispiel der Rechenzeit) meist zu Lasten anderer Kriterien (zum Beispiel des Speicherbedarfs) gehen.

Das am häufigsten zum Ansatz gebrachte Kriterium für Algorithmen ist die Zeitkomplexität. Für deren Analyse sind bei einem gegebenen Algorithmus drei Werte (Funktionen) von Interesse: die maximale Rechenzeit (t_{max}), die durchschnittliche Rechenzeit (t_{mittel}) und die minimale Rechenzeit (t_{min}). Jede dieser Funktionen hat eine oder mehrere natürliche Zahlen als Argument, die für die Berechnung herangezogenen werden müssen und die somit die Problemgröße der betrachteten Eingabe beschreibt (Buchberger und Lichtenberger 1981).

Die Funktionen $t_{max}(n)$, $t_{mittel}(n)$ und $t_{min}(n)$ stellen somit für alle Eingaben n die maximale, mittlere und minimale Rechenzeit für den Algorithmus dar. Dabei ist zu beachten, dass die Funktionen in Abhängigkeit vom Anwendungsgebiet des Algorithmus andere Ergebniswerte liefern werden. Zur Bestimmung der Funktionswerte müssen daher für die Eingabewerte endlich viele Klassen – idealerweise gleich verteilt – kategorisiert werden, sodass im Weiteren die relativen Häufigkeiten bestimmt werden können. Dann kann die Anzahl der Ausführungen für jede Eingabenklasse gezählt werden. Für jede Anweisung wird dabei die Funktion angegeben, die angibt, wie oft die Anweisung in Abhängigkeit von der Eingabe (Eingabenklasse) ausgeführt wird. Wenn man stattdessen bei jeder Instruktion nur angibt, wie oft sie in Abhängigkeit von der Problemgröße mindestens beziehungsweise höchstens ausgeführt wird, dann ergibt die Addition dieser einzelnen minimalen beziehungsweise maximalen Instruktionszahlen multipliziert mit den konstanten Rechenzeiten für die einzelnen Anweisungen untere beziehungsweise obere Schranken für Rechenzeiten in Abhängigkeit von der Problemgröße. In der Praxis begnügt man sich häufig mit einer oberen Schranke für die Rechenzeit. Eine exakte Beschreibung der Funktionen ist im Allgemeinen nicht durch einfache Terme möglich.

Um nun Algorithmen in Bezug auf ihre Zeitkomplexität trotzdem vergleichen zu können, versucht man eine Darstellung zu wählen, die auf einfachere Terme wie n^2, 2^n, log n u.a. zurückgreift, deren Verlauf gut bekannt ist und deren Wachstum bei größer werdenden n miteinander gut verglichen werden kann. Dabei nimmt man eine Abweichung von den exakten Werten in Kauf, wenn „im Wesentlichen" der Funktionswert ausgedrückt wird. Für die Bestimmung des Grades der Abweichung muss nun der

Begriff „im Wesentlichen" präzisiert werden. Eine Darstellungsmöglichkeit dazu ist die *O-Notation*, die aus drei Termen eine Aussage macht, wobei eine Schranke M existiert, sodass für alle n gilt:

$$|s(n)-t(n)| \leq M \cdot |f(n)| \tag{II.15}$$

s, t, f ... Terme, die die Variable n frei enthalten, $M \in \mathbb{R}$.

Dabei wird die Variable n, die ursprünglich frei war, gebunden:

$$s(n)=t(n)+O(f(n)) \Rightarrow s=t+O_n(f) \tag{II.16}$$

Beispiel. Darstellung der Zeitkomplexität n-te Wurzel aus n.

$$\sqrt[n]{n}=1+\frac{\ln n}{n}+O\left(\left(\frac{\ln n}{n}\right)^2\right)$$

d.h., der Unterschied zwischen dem exakten Wert $\sqrt[n]{n}$ und dem Näherungswert

$$1+\frac{\ln n}{n}$$

ist für alle n kleiner oder gleich

$$M \cdot \left(\frac{\ln n}{n}\right)^2.$$

$\left(\frac{\ln n}{n}\right)^2$ ist somit ein Maß dafür, welchen Fehler man durch das Ersetzen begeht.

Im Weiteren gilt:

$$f(n) = O(f(n)), \tag{II.17}$$

$$c \cdot f(n) = O(f(n)), \tag{II.18}$$

$$O(f(n)) + O(f(n)) = O(f(n)), \tag{II.19}$$

$$O(f(n)) \cdot O(g(n)) = O(f(n) \cdot g(n)), \tag{II.20}$$

$$O(f(n) \cdot g(n)) = f(n) \cdot O(g(n)). \tag{II.21}$$

D. Zusammenfassung

Nach der Digitalisierung physikalischer Werte können diese mit geeigneten Codes in Computern (Prozessrechner, PC) gespeichert und verarbeitet werden. Grundlagen der Logik, Zahlensysteme und Mathematik bilden dabei die Voraussetzung für den Aufbau von Codes. Die Eigenschaften und der Aufbau von Codes führen zum applikationsspezifischen Einsatz von der reinen Codierung im Sinne der Abbildung hin zu erweiterten Codes für die Datenübertragung und optimierte Speicherung. Der Entwurf geeigneter Algorithmen zur Datenverarbeitung führt zur effektiven Nutzung von einzelnen Computersystemen und Computernetzwerken.

III. Rechnerarchitekturen und Kommunikation

A. Aufbau und Wirkungsweise von Rechnern

1. Klassifikation von Rechnersystemen

Ein Computersystem (Computer) ist eine Funktionseinheit, die programmgesteuert Daten erfasst, verarbeitet und ausgibt („EVA"-Prinzip). Die Verwaltung und Umformung der Daten sei dabei im Begriff der Verarbeitung subsumiert. Je nach Anzahl der gleichzeitig möglichen Anwender, der gleichzeitig verarbeitbaren Programme oder der Programmanforderungen (mathematisch-wissenschaftliche Aufgaben, kommerzielle Aufgaben) lassen sich Computersysteme folgendermaßen kategorisieren.

- *Super-* und *Spezialrechner.* Anwendung für (wissenschaftlich-mathematische) Spezialaufgaben.
- *Großrechner* (Mainframes). Anwendung als Host in mittleren bis großen Unternehmen. Spezielle Vorkehrungen für die Fehlererkennung, hohe Leistungsfähigkeit durch Optimierung zum Beispiel der Taktfrequenzen Prozessor, Bussysteme, Hauptspeicher in der Größenordnung von Gigabyte, Festplatten in der Größenordnung von Terabyte sichern die Rechnerleistung für den Mehrbenutzer- und Mehrprogrammbetrieb.
- *Mittlere Systeme* (Minicomputer). Anwendung als Abteilungsrechner in großen Unternehmen. In dieser Ebene erfolgt der Übergang vom echten Server zum reinen Dateiserver.
- *Mikrocomputer* (PC – Personal Computer, Notebook). Anwendung als Arbeitsplatzrechner oder als Arbeitsgruppenrechner bei einer geringen Zahl von Anwendungen. Moderne Mikrocomputer können auch als dedizierte Rechner für beispielsweise Konstruktionssysteme (CAD – Computer Aided Design), die Bilddatenbearbeitung (PACS – Picture Archiving and Communication System) oder in kleinen Umgebungen bei entsprechender Konfiguration auch Spezialserver (Dateiserver, Druckerserver) sein.
- *Smart Devices.* Ein smart device ist ein (kleines) unabhängiges Gerät mit eigenem Prozessor, Speicher und einer Netzwerkverbindung. Embedded smart devices haben keine, interaktive smart devices haben eine Benutzerschnittstelle und können mit ihrem Umfeld interagieren. Besonders wichtig ist das Thema der Energieversorgung.
- *Prozessrechner.* Prozessrechner dienen zur Steuerung und Regelung feldnaher Prozesse (meist mittels zeitkontinuierlicher, analoger Signale). Sie sind dabei die Verbindung zur übergeordneten Prozessleitebene, wobei die analogen Signale durch Zeit- und Amplitudenquantisierung in zeitdiskrete Digitalsignale umgeformt werden. Speicherprogrammierbare Steuerungen (SPS) fallen in diese Rechnerebene.

2. Rechnerarchitekturen

Die Klassifikation von Rechnerarchitekturen nach Flynn orientiert sich danach, wie viele Befehls- und Datenströme von einem Computer gleichzeitig aufgenommen und verarbeitet werden können.

- *SISD* – Single Instruction (Stream), Single Data (Stream). Eine einzelne, kontinuierliche Sequenz von Befehlen bearbeitet maximal ein Datum (von-Neumann-Rechner, Harvard-Rechner).
- *SIMD* – Single Instruction (Stream), Multiple Data (Stream). Eine einzelne, kontinuierliche Sequenz von Befehlen bearbeitet mehrere Daten gleichzeitig (Vektorrechner).
- *MIMD* – Multiple Instruction (Stream), Multiple Data (Stream). Verschiedene Befehlssequenzen bearbeiten verschiedene Daten (Parallelrechner).
- *MISD* – Multiple Instruction (Stream), Single Data (Stream). Einsatz auch in modernen Mikroprozessoren (Out-of-Order Execution).

Man unterscheidet dazu die Begriffe „*Rechnerarchitektur*", „*Prozessorarchitektur*" (Instruction Set Architecture) und „*Mikroprozessorarchitektur*". An dieser Stelle sei auf den Unterschied zwischen Mehrprozessorsystem (innerhalb eines Computers) und Mehrrechnersystem (die Verbindung mehrerer Computer) hingewiesen. Das Mehrrechnersystem verfügt in der Regel über mehrere Arbeitsspeicher, die den einzelnen Prozessoren zugeteilt sind.

3. Rechnerkomponenten

John von Neumann (1903–1957) definierte einen Computer als ein komplexes Schaltwerk, das zusätzlich mit einem Speicher und einer Ein-/Ausgabeeinheit versehen wird. Damit ergeben sich insgesamt vier Funktionseinheiten: Zwei kooperierenden Teilschaltwerke, das Rechenwerk und das Leit- bzw. Steuerwerk, die Speicher und die Ein- und Ausgabeeinheiten. Der eigentliche Prozessor wird dabei vom Rechenwerk und vom Leitwerk gebildet.

Die Entwicklung der Computertechnologien versucht permanent die Rechengeschwindigkeiten zu erhöhen. Dazu zählen sowohl die unmittelbaren Leistungssteigerungen einzelner Komponenten (Taktfrequenzen, Speicherzugriffszeiten) als auch die Leistungssteigerungen durch Architekturverbesserungen (Parallelisierung von Abläufen).

So rasant die Entwicklung der Computertechnologien fortschreitet, so rasant sind auch die Veränderungen der einzelnen Computerkomponenten (Abb. III.1) und deren Verbindungen (Schnittstellen) (Abb. III.2). Das Moore'sche Gesetz besagt, dass alle 18 Monate die Leistungsfähigkeit der Prozessoren verdoppelt und deren Preis halbiert wird (siehe auch Abschn. XI.B.2). Diese Theorie ist zumindest bis heute gültig, für die Technologie ergibt sich daraus eine Vielfalt an Veränderungen der Komponenten und Schnittstellen.

a. Der Zentralprozessor (Central Processing Unit – CPU)

Die Hauptkomponente des von-Neumann-Rechners ist der *Zentralprozessor* (*Central Processing Unit – CPU*). Er besteht grundsätzlich aus einem oder bei modernen Rechnern mehreren Rechenwerken (*Arithmetic Logical Unit – ALU*) und dem Steuerwerk (*Control*

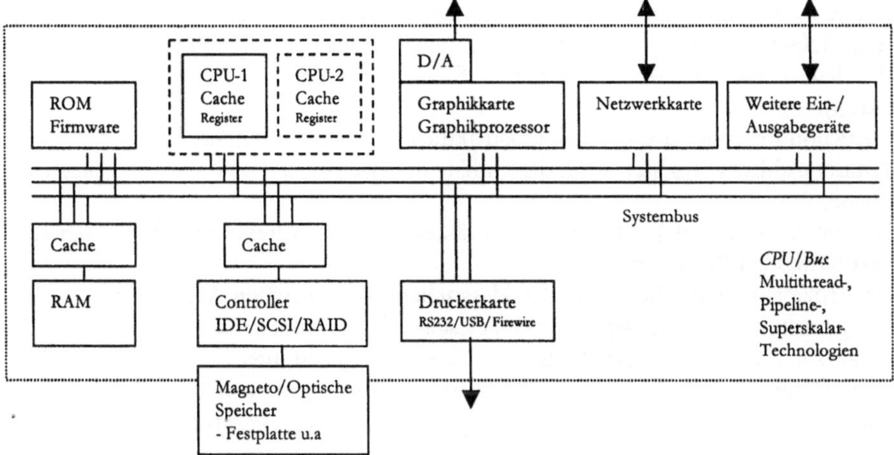

Abbildung III.1 Überblick Rechnerkomponenten

Unit – CU) sowie den Registern, Spezialregistern und, bei modernen Mikrocomputern, dem Level-1-Cache, einem sehr schnellen Zwischenspeicher (Abb. III.3).

Leistungsmerkmale sind die Taktfrequenz (GHz – Gigahertz), die Registerbreite, die Geschwindigkeit mit der spezielle Rechenoperationen ausgeführt werden („Floating Point Operations Per Second" – FLOPS, „Million Instructions Per Second" – MIPS) sowie die Struktur des Befehlssatzes (Art der Instruktionen) und die Möglichkeit, Befehls- und/oder Datenströme parallel einzulesen und zur Verarbeitung zu bringen.

– *Das Steuerwerk*

Das Steuerwerk liest die gelesenen Bitströme, erkennt und interpretiert die im Maschinencode enthaltenen Befehle und koordiniert die einzelnen Elemente des Rechners. Seine zyklische Arbeit besteht aus dem Befehlsholen (*Fetch*) aus dem Arbeitsspeicher, der Befehlsdecodierung (*Decode*) und gegebenenfalls dem Nachladen von Befehlen oder

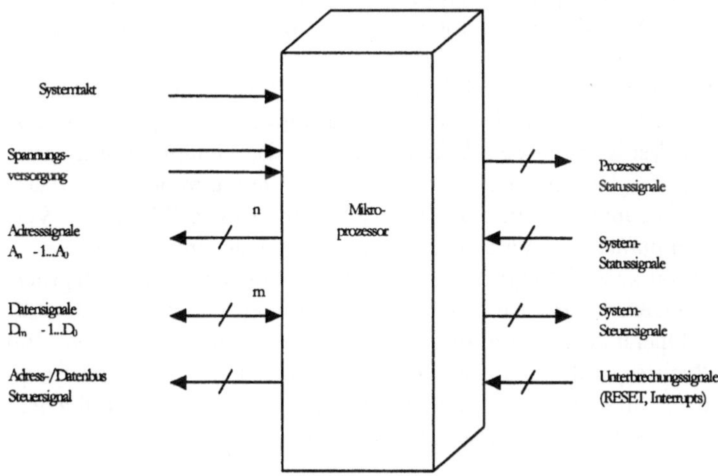

Abbildung III.2 Mikroprozessorschnittstellen (schematisch)

Daten durch die Control Unit (CU) in Zusammenarbeit mit dem Adresswerk, der Steuerung der Befehlsausführung (*Execute*) und Ergebnisspeicherung (*Store*) in die Register oder in den Arbeitsspeicher. Dazu stehen folgende wesentliche Register im Einsatz (Abb. III.4):

- Instruction Register – IR: beinhaltet den aktuell bearbeiteten Befehl.
- Memory Address Register – MAR: enthält die nächste zu bearbeitende Speicheradresse.
- Program Counter (PC): ist der Befehlszähler, der die Adresse mit dem nächsten auszuführenden Befehl enthält.

Der Prozessor unterscheidet in der klassischen von-Neumann-Architektur, ob die aus dem gemeinsamen Arbeitsspeicher eingelesenen Bitströme Daten oder Befehle sind. Ein Prozessor kann dabei „seine", also nur eine ganz bestimmte Art und Anzahl von Befehlen erkennen und abarbeiten. Man spricht daher auch von einem prozessorspezifischen Instruktionssatz (Befehlssatz), auch Maschinencode genannt. Dieses Faktum zeigt, warum Programme, die in unterschiedlichen Programmiersprachen geschrieben werden können, von Übersetzungsprogrammen für die einzelnen CPU-Typen übersetzt werden müssen.

Befehle können je nach Befehlskomplexität Einadress- und Zweiadressbefehle sein, die in den Kombinationen Register/Register-, Register/Speicher-, Speicher-/Register- und Speicher-/Speicherbefehlsstrukturen vorkommen können. Die Befehlsausführung erfolgt dabei grundsätzlich sequentiell, jedoch können so genannte Sprungbefehle den Prozessor veranlassen, die Programmabarbeitung an einer anderen Stelle fortzusetzen. Mit diesen Unterbrechungsmöglichkeiten ist die Behandlung von Fehlern (zum Beispiel Papiermangel im Drucker oder die Behandlung bedingter Abläufe innerhalb eines Programms) möglich.

Das Adresswerk (Address Unit – AU) innerhalb des Steuerwerkes wird durch die Memory Management Unit (MMU) bei der Verwaltung der physischen Adressen und virtuellen Adressen unterstützt. Das Betriebssystem lagert hierbei den Speicher blockweise auf die Festplatte aus. Greift die CPU auf den ausgelagerten Speicher zu, verursacht dies einen Seitenfehler, der die MMU zum Handeln veranlasst. Das Betriebssystem lagert dann den gewünschten Speicherbereich ins RAM des PCs ein und einen gerade nicht benötigten dafür aus. Den virtuellen Speicher kann die CPU dank MMU so ansprechen, als wäre er real existierendes RAM. Moderne Computer unterstützen diese Funktionalität.

- *Das Rechenwerk (Arithmetic Logical Unit – ALU)*

Die Aufgabe des Rechenwerks ist die Durchführung arithmetischer und logischer Operationen. Das Rechenwerk ist dabei Teil der CPU und ein universelles Operationswerk, welches über zumindest drei Register, den Akkumulator (A), das Multiplikationsregister (MR) und das Link-Register (Addierübertrag) verfügt und welches arithmetische Operationen beherrscht. Darüber hinaus steht ein Memory-Buffer-Register (MBR) zur Verfügung, über das die Kommunikation mit dem Speicher abgewickelt wird (Abb. III.4).

Es verknüpft jeweils bis zu zwei Register und schreibt das Ergebnis in einen Registerblock zurück. Dem Rechenwerk kann zusätzlich ein so genannter Shifter zur Unterstützung bei schwierigen Operationen (zum Beispiel Divisionen) zur Seite stehen. Ein weiteres, besonderes Register ist das Statusregister zur Rückmeldung bestimmter Ereignisse. Aktuelle PC-Prozessoren besitzen neben einem oder mehreren dieser Rechenwerke für Ganzzahlen auch solche für Gleitkommaarithmetik.

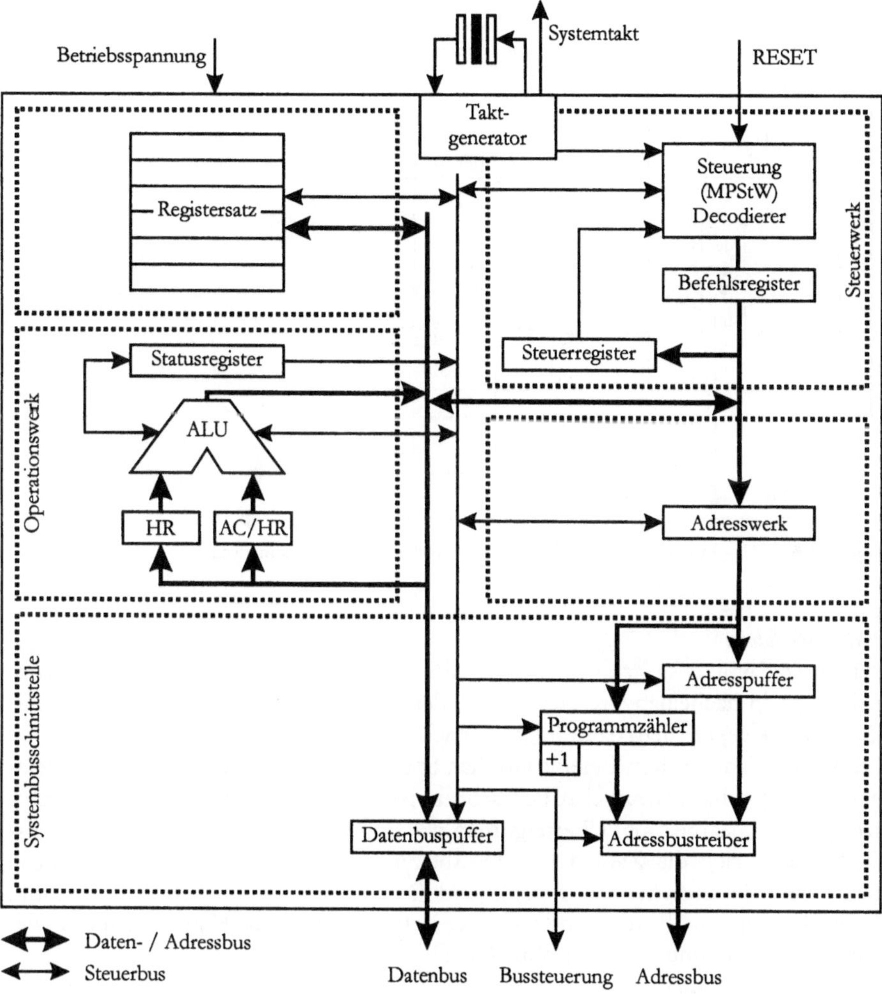

Abbildung III.3 Aufbau einer einfachen CPU (schematisch).
MPStW – Mikroprozessorsteuerwerk, *ALU* – Arithmetic Logical Unit, *HR* – Hilfsregister, *AC* – Akkumulator

- *Cache-Grundlagen*

Der Cache ist ein sehr schneller Zwischenspeicher, mit meist kleinem Speichervolumen. Der schnelle Speicher wird so mit dem langsamen großen Arbeitsspeicher gekoppelt, dass sich eine möglichst schnelle Gesamtlösung ergibt. Das Grundprinzip dabei ist, dass im Cache die am häufigsten benötigten Informationen enthalten sein müssen, damit möglichst wenige Zugriffe auf den langsamen Arbeitsspeicher erforderlich sind. Der Cache wird dazu in Zeilen oder Blöcke eingeteilt. Erfolgt ein Lesezugriff auf einen Speicherblock im Arbeitsspeicher, dann füllt die CPU mittels schneller Zyklen den Cache mit Informationen aus diesem Speicherblock auf. Die Wahrscheinlichkeit ist hoch, dass im Zuge des weiteren Programmflusses wieder auf diesen Speicherbereich zugegriffen werden muss. Die Daten liegen dann bereits im Cache vor.

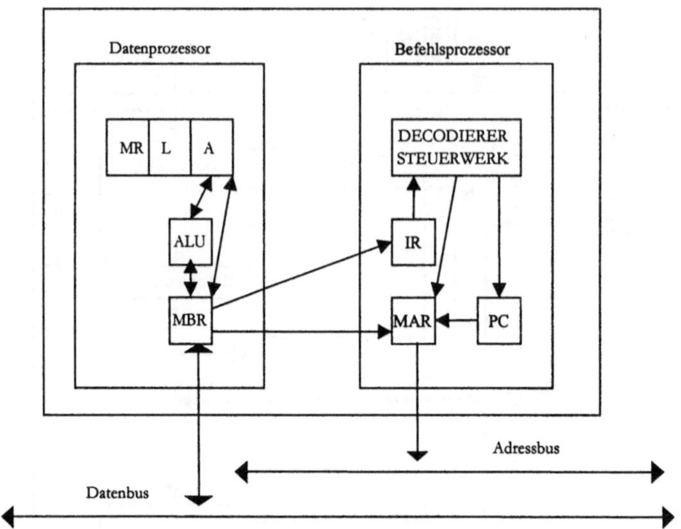

Abbildung III.4 CPU – Zusammenspiel zwischen Steuerwerk und ALU (schematisch)

- *Pipeline-Verfahren*

Bis jetzt wurde davon ausgegangen, dass die CPU die Befehle nach dem klassischen von-Neumann-Prinzip nacheinander verarbeitet. Jeder Befehl wird innerhalb einer bestimmten Zeit (Taktzyklus) erledigt, dann folgt der nächste Befehl.

Wenn man erlaubt, schon Befehle aus dem Speicher zu holen, während die CU gerade einen analysiert, hat man zwei Arbeitsschritte parallelisiert. Es sind also zwei Befehle gleichzeitig in Teilbearbeitung. Überträgt man das Prinzip auf alle beteiligten Funktionseinheiten, erhöht sich die Zahl der Teilbearbeitungen weiter. Dieses Pipeline-Prinzip verarbeitet aber die eingehenden Befehle und Daten immer noch Schritt für Schritt. Durch die überlappende Bearbeitung mehrerer Befehle erledigt die Hardware aber in der gleichen Zeit mehr Kommandos als ohne Pipeline.

- *Superskalare Architektur*

Wenn schon eine Pipeline die Geschwindigkeit erhöht, geht es mit zweien noch schneller. Auf diese Weise arbeitet beispielsweise der Intel Pentium.

Wenn ein Befehl mehr als einen Taktzyklus zur Ausführung benötigt, könnte man zwei ALUs verwenden. Wenn eine ALU an dem aufwendigen Befehl arbeitet, selbst wenn einen Taktzyklus später wieder ein anspruchsvoller Befehl eintrifft, wäre die zweite ALU dafür noch frei. Mit dieser Struktur könnten die Befehle aus den Pipelines bearbeitet werden, die Wartevorgänge würden wegfallen bzw. minimiert werden.

- *Hyperthreading Technology*

Während bisher bei Multiprozessorsystemen diese wirklich mehrfach physisch vorhanden sein mussten, dupliziert die *Hyperthreading Technology* auf einem physischen Prozessor die gesamte logische Prozessorarchitektur. Somit können zwei logische Prozessoren auf einem physischen Prozessor realisiert werden.

- *Register*

Bei dem auf dem CPU-Chip untergebrachten Registersatz unterscheidet man zwischen den Spezialregistern, die eine bestimmte spezielle Funktion im Befehlszyklus haben, und den Adress- und Datenregistern, welche zur freien Verfügung stehen. Wichtige Spezialregister sind das Befehlsregister, der Befehlszähler, die Stackregister, das Statusregister (in welchem Informationen wie Overflow und Carry mit je einem Bit gespeichert sind), Datenregister (zum Beispiel Akkumulatoren), die Adressbus- und Datenbuspuffer, Basisadressregister und Indexregister.

Die Registerbreite ist ein Maß für die Leistungsfähigkeit des Rechners. Sinnvollerweise sind die Registerbreiten mit der Breite des Adressbusses beziehungsweise der Breite des Datenbusses abgestimmt.

In der Praxis sind Register heutiger CPUs 64 Bits und mehr breit, die ALU der MIPS R4400 CPU besitzt zum Beispiel je 32 Stück 64-Bit-Register für die Durchführung von Ganzzahl- und Fließkommaarithmetik.

– *Virtuelle Speicher*

Sehen wir von der Ein-/Ausgabe ab, so sind aus Sicht des Prozessors im bisherigen Modell nur zwei Adressräume zu unterscheiden, nämlich Register und Arbeitsspeicher. Prinzipiell könnten diese sogar in einem Adressraum vereinigt werden, indem den jeweiligen Adressen einfach ein Bit vorgestellt wird, welches darüber entscheidet, ob die nachfolgende Adresse sich auf ein Register oder den Arbeitsspeicher bezieht. Da die Adressen eines Adressraums im Hinblick auf eine effiziente Verarbeitung aber alle gleich lang sein sollten, müssten die kurzen Registeradressen durch Hinzufügen einer entsprechenden Anzahl von Nullen auf viel längere Hauptspeicheradressen verlängert werden. Dies würde viele Befehle länger machen, sodass Register- und Arbeitsspeicheradressen prinzipiell unterschieden werden.

Diese Betrachtung der Vereinigung von Adressräumen macht allerdings noch einmal klar, dass es aus rein logischer Sicht keine Rolle spielt, was beim Zugriff auf eine Adresse physisch geschieht. Sieht man vom Zeitfaktor ab, so ist es für die logische Abarbeitung eines Programms auf einem Prozessor unerheblich, ob der zu einer Adresse gehörende Wert von einem Speicherchip oder von einer Festplatte geholt wird. Man sagt daher, dass die vom Prozessor verwendeten Speicheradressen einen logischen Adressraum bilden. Diese logischen Adressen sind von den Adressen zu unterscheiden, unter denen sich ein Wert letztendlich auf einem physisch vorhandenen Speicher lokalisieren lässt. Unter virtuellem Speicher versteht man daher die Nutzung von Teilen der externen Speicher (Festplatte) zum Vergrößern des für die Programmabarbeitung nutzbaren Arbeitsspeicherbereiches.

Als Beispiel sei erwähnt, dass der logische Adressraum des MIPS R4400 Prozessors 2^{64} Bytes groß ist, während der vorgesehene physikalische Ausbau des RAM-Speichers auf nur 64 GByte begrenzt ist.

Grundsätzlich ist noch erwähnenswert, dass der Adressraum flach (fortlaufend, zum Beispiel bei Motorola) oder in Blöcken (zum Beispiel bei Intel) organisiert sein kann. Dem Vorteil der flachen Organisation, dass Programme „beliebig" groß sein können, steht der Nachteil gegenüber, dass die Register und der Adressbus gleich breit sein müssen. Demgegenüber hat der blockorganisierte Adressraum den Vorteil, dass kleinere Register ausreichen, der Speicher in physischen und logischen Speicher getrennt wird und ausführbare Programme verschiebbar sind. Größe Programme erfordern allerdings das Umladen von Segmentregistern. Mehr dazu im Kapitel Betriebssysteme.

– *CISC und RISC*

Bislang besprochene Prozessoren gehörten implizit der Kategorie CISC (Complex Instruction Set Computer) an. Diese Prozessoren können komplexe Befehle verarbeiten, mit dem Ziel, möglichst viel „Intelligenz" in die Prozessoren zu packen, um die ursprüngliche sehr maschinennahe, die Assemblerprogammierung zu vereinfachen. Untersuchungen haben aber gezeigt, dass in der Praxis viele Befehle selten oder fast gar nicht benutzt werden. Prozessoren der RISC-Kategorie (Reduced Instruction Set Computer) besitzen daher weniger, einfachere und damit schneller ausführbare Befehle. Die seltener vorkommenden komplexeren Operationen werden durch mehrere einfache Befehle nachgestellt. Insgesamt soll die RISC-Technologie eine signifikante Beschleunigung der Ausführungszeiten bringen. Beispiele einiger RISC-Prozessoren sind:

- PowerPC (Performance Optimization with Enhanced Processor Chip). Dieser wurde von Motorola, IBM und Apple entwickelt. Er wird von Motorola gebaut und unter anderem bei Apple Macintosh eingesetzt.
- AlphaPC. Von Digital Equipment (DEC) entwickelt und in Workstations eingesetzt.
- R4000, R8000, R10000 von MIPS (zu Silicon Graphics gehörig).
- SPARC, UltraSPARC (Scaleable Processor Architecture) wurde entwickelt von Sun. Der Bau erfolgt durch verschiedene Halbleiterhersteller, unter anderem Texas Instruments, der Einsatz erfolgt in Workstations.

b. Die Speicher

Eine weitere zentrale Komponente des Computers ist der Speicher. Es gibt dabei mehrere Arten von Speichern, die je nach Nutzung unterschiedliche Eigenschaften aufweisen (Abb. III.5):

- Hauptspeicher (Register, Pufferspeicher), die sehr schnell sind, aber nur in begrenzter Anzahl vorliegen,
- der nur lesbare interne Speicher *(Read Only Memory – ROM)*,
- der Arbeitsspeicher *(Random Access Memory – RAM)*,
- Cache (*schneller Pufferspeicher*, je nach Einsatz in der CPU oder im Arbeitsspeicher, wird mit Cache 1, Cache 2 etc. benannt),
- die relativ langsamen externen Speicher mit sehr großen Speicherkapazitäten wie Festplatten, Magnetbändern/Streamer, Disketten (magnetische Speicher) oder CD-ROM (optischer Speicher).

Je nach Speicher unterscheidet man die Zugriffsmethode, die Zugriffszeit und die Zykluszeit. Die *Zugriffsmethode* ist die Art des Zugriffs auf das Speichermedium wie ein sequentieller Zugriff auf ein Magnetband oder ein wahlfreier, direkter Zugriff auf einzelne Speicherzellen wie bei elektronischen Speichern (RAM). Die *Zugriffszeit* ist die Zeit, die für das Lesen oder Schreiben einer Speicherzelle benötigt wird. Die *Zykluszeit* ist die Zeit, die zwischen zwei aufeinander folgenden Schreib- oder Lesezugriffen liegen muss.

Während Register, Cache-Speicher und der RAM *flüchtige* Speichermedien sind, sind die externen Speichermedien *nicht flüchtige* Speicher, d.h., sie können die Daten auch im ausgeschalteten Betriebszustand des Computers erhalten.

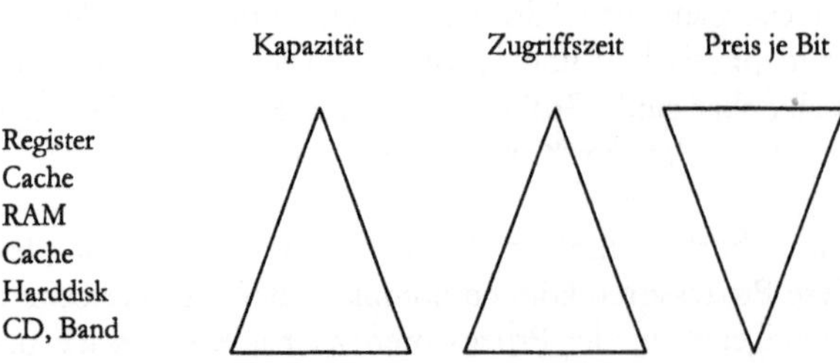

Abbildung III.5 Speicherklassen

– *Flüchtige Speicher, Random Access Memory (RAM)*

Im RAM liegen alle Programme und Daten. Die CPU lädt und speichert für die Programmabarbeitung alle Informationen aus und in dem RAM.

Technologisch ist grundsätzlich zwischen dynamischem RAM (DRAM) und statischem RAM (SRAM) zu unterscheiden. Stand der Technik ist das „Synchronous Dynamic Random Access Memory" (SDRAM). Es arbeitet mit Hilfe des so genannten Double-Data-Rate-Prinzips, das eine effiziente Ausnutzung des Steuersignals ermöglicht. Es wird vor allem in Hochleistungsrechnern und tragbaren Computern (PDA) eingesetzt.

– *Nicht flüchtige Speicher, Magnet- und optische Speicher*

Magnetische und optische Speichersysteme sind nicht flüchtige Speicher. Sie können große Datenmengen aufnehmen. Magnetische Speicher werden für die Speicherung im Allgemeinen oder für logische Hauptspeicherweiterungen, optische Speicher für die langfristige Datenarchivierung im Speziellen eingesetzt.

Die Datensicherung (Archivierung) großer Systeme erfolgt mit Hilfe von Robotersystemen, die ganze Platten-Arrays im Zugriff haben.

– *Magnetische Speicher.* Beispiele für magnetische Speicher sind Disketten, Magnetbänder, Magnetplatten.
  – *Magnetplatten* (Festplatten, Schnittstellenstandards: IDE – Integrated Drive Electronics, EIDE – Enhanced IDE, SATA – Serial AT Attachment, SCSI – Small Computer System Interface, LVD – Low Voltage Differential, Fiber Channel) sind heute schlechthin das Speichermedium, sie können heute bis 250 GigaByte an Daten speichern. Die Zugriffszeiten bei modernen Festplattenlaufwerken liegen unter 10 ms. Zum optimierten Zugriff findet sich auf den Festplatten meist ein zusätzlich angebrachter Cache-Speicher. Festplatten enthalten fest eingebaute, rotierende Platten, deren elektromagnetisch präparierte Oberfläche als Datenspeicher dient. Im Inneren einer Festplatte dreht ein Elektromotor ein oder mehrere Scheiben (bis zu 12) auf einer Achse (Spindel) mit möglichst hohen Drehzahlen (15.000 U/min und höhere Drehzahlen werden bereits getestet). Über den Scheiben schweben die Schreib-/Leseköpfe an Armen, die über die aktuelle Spur positioniert werden. Die Spuren sind wie konzentrische Kreise angeordnet. Jeder Kreis ist in Sektoren (*Blöcke*) unterteilt. Die Sektoren/Blöcke sind meist für 512 Datenbyte, in Unix- oder Mainframe-Systemen auch größer eingerichtet. Das Schreiben und Lesen geschieht immer nur auf einem ganzen Sektor, auch wenn lediglich ein Teil der darauf befindlichen Daten tatsächlich genutzt wird.
  – *Bänder* (DAT-Streamer) sind Medien mit sequentiellem Zugriff, sie werden vorwiegend zur Datensicherung verwendet.
– *Optische Speicher.* Das Standardmedium dazu ist die CD-ROM (Compact Disk Read Only Memory). Sie dient der Datenspeicherung (Datensicherung in Kleinstanwendungen). Sie wird einmal gepresst und kann nur gelesen werden. Die Standard-Speicherkapazität beträgt 700 MByte mit (theoretischen) Datenübertragungsraten von über 7.800 KByte/s (einfache Lesegeschwindigkeit 150 KByte/s) und Zugriffszeiten schon unter 100 ms. CD-ROM-Laufwerke können mit konstantem Datenstrom (CVL – Constant Linear Velocity) oder mit konstanter Drehzahl (CAV – Constant Angular Velocity) arbeiten (womit sich außen höhere Übertragungsraten als innen ergeben). Die Daten aller CD-ROM-Varianten sind in spiraliger Form von innen nach außen aufgezeichnet. Die Technologien der (wieder)beschreibbaren optischen

Medien wie CD-R, CD-RW, DVD-RW, DVD+RW und DVD-RAM werden sich in den nächsten Jahren rasant entwickeln.

- WORM – Write Once Read Many. Kann vom Anwender einmal beschrieben und beliebig oft gelesen werden und wird oft als Archivierungsmedium genutzt (Beispiele: CD-R – CD-Recordable, DVD–R, DCD+R).
- MOD – Magneto Optical Disk. Beliebig oft beschreib- und lesbar.
- DVD-ROM – Digital Versatile Disk. Auf einer einschichtigen DVD können 4,7 GByte Daten gespeichert werden, auf einer zweischichtigen DVD 9 GByte. Auf einer zweiseitigen zweischichtigen DVD können daher 18 GByte untergebracht werden.

c. Basic Input Output System (BIOS)

Das BIOS ist die Schnittstelle zur Software. Im BIOS sind die elementaren Funktionen für den Zugriff zur Hardware implementiert. Die Funktionen sind durchnummeriert und stehen an einer bestimmten Stelle im Speicher. Jede Funktion führt eine konkrete Anzahl an Operationen aus, in Summe einen Befehl. Die für den Befehl notwendigen Daten bezieht das BIOS dabei aus den Werten, die zum Zeitpunkt der Befehlsausführung in bestimmten Registern gespeichert sind. Das BIOS ist meist fest verdrahtet oder in einem EPROM (Erasable Programmable Read Only Memory) gespeichert.

d. Firmware

Firmware sind meist fest verdrahtete oder fest programmierte Befehlssequenzen (EPROM) auf unterster Computerebene. Firmware ist herstellerspezifisch und stellt in Ergänzung zum BIOS die engste Verbindung zwischen Software und Hardware dar.

e. Weitere Implementierungsarten von Prozessoren

Der klassische von-Neumann-Rechner ist ein Prozessor zur Lösung von General-Purpose-Problemen. Es gibt darüber hinaus weitere Prozessorimplementierungen, die, je tiefer sie zur Schaltungsebene kommen, für immer spezifischere Anwendungen entwickelt werden, wie zum Beispiel die Signalprozessoren (DSP – Digital Signal Processor) (Abb. III.6).

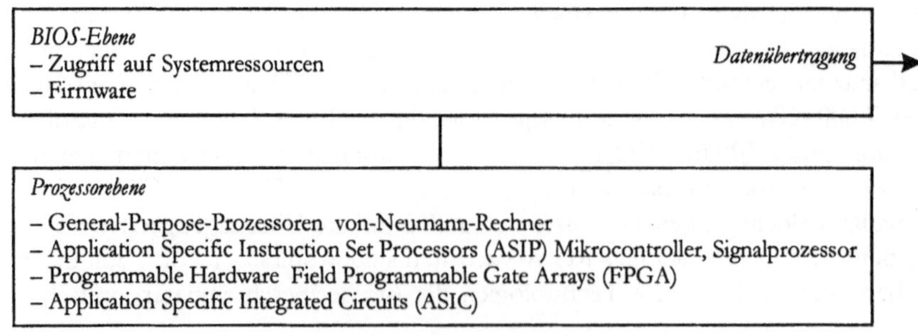

Abbildung III.6 Implementierungsarten von Prozessoren

4. Rechnerinterne Bussysteme und Datenübertragung

Die zentralen Komponenten des Computers sind auf einer speziellen Platine, der Hauptplatine (Motherboard) untergebracht. Meist finden sich dort die CPU, ROM, RAM, Controller, die interne Uhr und andere wesentliche Komponenten, welche in der Regel über das rechnerinterne *Bussystem* über *Embedded Interfaces* kommunizieren.

Alle Komponenten für den Betrieb des Computersystems, die *nicht* auf dem Motherboard untergebracht sind, müssen über so genannte *(Geräte-)Schnittstellen* (Interfaces) mit dem Motherboard verbunden werden.

a. Funktionsweise rechnerinterner Bussysteme

Der prinzipielle Vorteil der Verwendung von Bussen liegt im geringen Aufwand an Verdrahtung und Anschlüssen, begründet durch ein durchgehendes Leitungsbündel im Vergleich zu anderen Verbindungstopologien. Da die Übertragungsgeschwindigkeiten sehr hoch sind, kann die Leitung mit Hilfe der zeitlich versetzten Nutzung (Zeitmultiplex) hoch effizient genutzt werden. Mit der gemeinsamen Nutzung einer Übertragungsressource entstehen neue Aufgabenstellungen, wie

- die Festlegung der richtigen Verbindungsleitungen und Verbindungskomponenten, insbesondere, wenn viele Komponenten verbunden werden sollen;
- die Sicherstellung der Signalstärken in den Leitungen durch Bustreiber an den Anschlussstellen;
- die Sicherstellung der korrekten Kommunikation und Fehlerbehandlung durch bestimmte Protokolle zur Bedeutung und Synchronisation der Signale;
- die Busverwaltung, welche bei Zugriffskonflikten über die Zuteilung des Busses entscheidet beziehungsweise die Prioritäten der Teilnehmer entscheidet.

Die Busbreite beginnt mit einer und geht über acht bis zu 256 Leitungen. Zu jedem Zeitpunkt kann nur eine der angeschlossenen Einheiten den Bus aktiv nutzen (um Adressen, Daten oder Befehle zu übertragen). Die aktiven Funktionseinheiten am Bus wie Prozessor, DMA-Karten (Direct Memory Access) und andere werden *Master* genannt, im Unterschied zu passiven Komponenten, die *Slaves* genannt werden (Speicherkarten und andere).

Ein logischer zusammengehöriger Funktionsablauf wird Bustransaktion genannt. Eine *Transaktion* ist ein *nicht teilbarer* Ablauf, der drei Schritte umfasst:

- Festlegung, welche Funktionseinheit Master des nächsten Zyklus wird (Arbitrierung);
- der durch den Master gesteuerte Datentransfer (Read, Write, Read Modify Write);
- die Busfreigabe.

Jeder Bus muss auf spezielle Unterbrechungen (Interrupts), die von einzelnen Komponenten ausgelöst werden können, reagieren können. Bussysteme bieten dazu unterschiedliche Architekturen an. Im Systembus der Computer existieren für Interrupts spezielle Signalleitungen im Steuerbus, oder aber die Interrupts werden als Nachricht mit hoher Priorität über den Datenbus geleitet. Diese Möglichkeit kommt zum Beispiel bei externen Bussen zum Tragen, die keine expliziten Steuerleitungen haben (zum Beispiel bei Netzwerkverbindungen).

Die Fehlerbehandlung umfasst im Allgemeinen die Behandlung von Adressierungsfehlern, Busprotokollfehlern, Hardwareausfällen, Zeitüberschreitungen (Time Out) und Konfliktauflösung. Die Reaktion auf die Fehlererkennung auf dieser niedrigen Systemebene ist mangels Intelligenz innerhalb der Komponenten meist sehr elementar und umfasst typischerweise die Neuinitialisierung, den Neustart oder das Beenden im Fehlerfall.

Da die Komponenten, welche mittels eines Busses verbunden werden, mit unterschiedlichen Geschwindigkeiten arbeiten, müssen diese aufeinander synchronisiert werden. Für diese Bussynchronisierung unterteilt man *synchrone* und *asynchrone Busse*. Bei synchronen Bussen liegt das Taktsignal zentral auf einer speziellen Steuerleitung an. Synchrone Busse müssen sich aber immer an der langsamsten Einheit orientieren und immer ganze Takte verwenden. Im Unterschied dazu arbeiten asynchrone Busse unabhängig von einer Taktrate. Die Synchronisation der Komponenten erfolgt mittels Handshake-Verfahren.

Ist absehbar, dass einzelne Leitungen nicht maximal ausgelastet werden, werden aus Einsparungsgründen oftmals auch verschiedene Signale zeitlich versetzt über weniger Leitungen übertragen (Multiplexbetrieb der Leitungen).

b. Bitserielle und parallele, synchrone und asynchrone Ein- und Ausgabe

Die Ein- und Ausgabe von Signalen erfolgt grundsätzlich über einen oder mehrere Signalträger, wie beispielsweise Leitungen, und dort bitseriell. Zum einfacheren Verständnis definieren wir, dass diese Signale Daten übertragen. Wir sprechen dann von Datenübertragungsleitungen. Wenn nur eine Datenübertragungsleitung zur Verfügung steht, können Datenbits nur hintereinander übertragen werden. Man spricht von (bit-) serieller Übertragung. Wenn mehrere Datenleitungen zur Verfügung stehen, können zu einem Zeitpunkt (also gleichzeitig) mehrere Datenbits, nämlich exakt so viele, wie Datenleitungen existieren, gleichzeitig übertragen werden. In diesem Fall spricht man von paralleler Datenübertragung. Wenn zum Beispiel 64 Datenleitungen für die Datenübertragung zur Verfügung stehen, können pro Übertragungstakt 64 Bits (8 Bytes) parallel übertragen werden.

Da die Daten zwischen zwei Komponenten des Computers übertragen werden, muss bei der Übertragung sichergestellt sein, dass die sendende Komponente und die empfangende Komponente zeitlich aufeinander abgestimmt sind und die Daten koordiniert gesendet und empfangen werden. Diesen Vorgang nennt man vereinfacht Steuerung. Für diese Steuerung der beiden Übertragungskomponenten stehen meist eigene Steuerleitungen zusätzlich zu den Datenleitungen zur Verfügung. Je mehr Funktionalitäten man dabei steuern möchte, umso mehr Steuerleitungen werden grundsätzlich notwendig sein. Sollten jedoch wie zum Beispiel bei klassischen Bussystemen nur eine Leitung für die Daten- und Steuersignalübertragung zur Verfügung stehen, müssen die an der Übertragung beteiligten Komponenten zusätzliche Intelligenz aufweisen.

Ein Übertragungsmedium kann dabei entweder mehrere Teilnehmer miteinander verbinden oder explizit zwei Komponenten, das Datenendgerät und das Datenübertragungsgerät, miteinander verbinden. Im ersten Fall spricht man von einer Busverbindung, im zweiten Fall unterscheidet man, ob die Datenübertragung zwischen zwei Komponenten, also Punkt zu Punkt, seriell oder parallel erfolgt.

Die Kommunikation kann so erfolgen, dass eine Komponente die andere unterbrechen und die Aufmerksamkeit an sich ziehen kann, also asynchron kommuniziert, oder dass beide Komponenten synchronisiert werden und dann eine geordnete Kommunikation erfolgt (Tabelle III.1).

Tabelle III.1 Synchrone und asynchrone Kommunikation

Technische Sicht	*Synchron*	*Asynchron*
Verbindungsaufbau	Strukturiert, geordnet	Unterbrechend
Reaktionszeit	Kommunikationsgesteuert	Prioritätengesteuert
Anwendungssicht am Beispiel mobile Kommunikation	*Synchron*	*Asynchron*
Voraussetzung	Funknetzwerk verfügbar	Autonomer Betrieb möglich
Vorteile	– Zentrale Datenhaltung – keine Datenabgleich, aktuell – Datenschutz einfacher	– Daten mobil verfügbar – Netzwerkentlastung – kurze Antwortzeiten
Nachteile	– Mobilität eingeengt – Netzwerkabhängigkeit	– Synchronisationsaufwand – Verteilungsproblematik – Hohe Datenschutzanforderungen

Eine besondere Bedeutung hat das Konzept der (a)synchronen Kommunikation für die mobile Kommunikation in Hinblick auf das autonome Arbeiten des Gerätes *und* des Online-Zugriffs auf das stationäre System.

c. Der Systembus (Datenbus, Adressbus und Steuerbus)

Die Schnittstelle zwischen der CPU und den Systemkomponenten auf der Hauptplatine ist der für die CPU externe Systembus, bestehend aus Datenbus, Adressbus und Steuerbus.

Die Steuerung der Kommunikation zwischen CPU und den Systemkomponenten erfolgt über den Steuerbus. Über diesen sendet die CPU Steuersignale an die anderen Einheiten, oder sie empfängt Statussignale und Rückmeldungen über durchgeführte Aktionen.

Über den Adressbus werden die für die Bearbeitung relevanten Adressen übertragen (zum Beispiel die Adresse des nächsten Befehles). Die Breite des Adressbusses bestimmt dabei die größte ansprechbare Anzahl ($2^{\text{Bits des Adressbusses}}$) von Adressen, die über die CPU angesprochen werden können. Diese Größe ist für die Praxis relevant, da der physische Arbeitsspeicher (RAM) oft kleiner ist als die mögliche Anzahl von Adressen, die durch die CPU adressiert werden können.

Über den Datenbus werden die Daten und Befehle übertragen. Die Breite des Datenbusses sagt aus, wie viele Bits bei einem Bearbeitungstakt gleichzeitig (parallel) zwischen CPU und Arbeitsspeicher ausgetauscht werden können.

Datenbus und Adressbus sind in ihrer Größe (Breite) und Funktion grundsätzlich unabhängig.

Die Arbeitstakte von CPU und Systembus sind in der Regel nicht gleich hoch. Der Systembus (zwischen 133 und 800 MHz) arbeitet so schnell, wie die Komponenten auf der Hauptplatine es erlauben, und ist in der Regel niedriger getaktet als die CPU (zwischen 2.500 und 4.000 MHz). Es ist zu beachten, dass bei allgemeinen Angaben der Systembusgeschwindigkeiten oft Pipeline-Technologien im Hintergrund stehen. Ein 800 MHz schneller Systembus setzt sich dann zum Beispiel aus 4 Pipelines mit je 200 MHz Taktung zusammen. Mit dieser Architektur erreicht man höhere Datenraten zwischen Bus und Prozessor. Das führt zu schnelleren Gesamtbearbeitungsgeschwindigkeiten, ohne den Prozessor höher takten zu müssen.

d. Beispiele für rechnerinterne Bussysteme

Während bisher allgemein vom Systembus des Computers gesprochen wurde, seien im Folgenden beispielhaft Bussysteme angeführt.

- *PCI-Bus.* Wegen seiner prozessorunabhängigen Konzeption bietet der PCI-Bus (Peripheral Component Interconnect) technisch einige Vorteile, insbesondere, dass auch der Einsatz mit „Nicht-Intel-Prozessoren" möglich wurde. Die Busbreite liegt bei 32/64 Bits, die Datenübertragungsrate ist 133/266 MB/s und mit der 66-MHz-Taktung bis zu 528 MB/s.
- *MCA-Bus.* Er wurde von IBM als asynchroner Bus der Zukunft entwickelt. Eingesetzt in der eigenen PS/2- und RS/6000-Rechnerserie erwies sich der MCA-Bus (Micro Channel Architecture) als ein zuverlässiges Bussystem. Wegen seiner Inkompatibilität zu den ISA-Bussen konnte er sich aber im PC-Bereich nicht durchsetzen. Im Workstation-Bereich wird er in den IBM RS/6000-Rechnern erfolgreich seit einigen Jahren eingesetzt. Die Busbreite ist 32 Bits, die Datenübertragungsrate 20 MB/s (PS/2) und 80 MB/s (RS/6000).
- *S-Bus.* Der ursprünglich 32 Bits breite S-Bus wurde zusammen mit der ersten SPARC-Station von SUN entwickelt und zu einem IEEE-Standard erhoben. Dieses Bussystem wurde ausschließlich in Workstations der Firma SUN eingesetzt. Mit der Entwicklung der 64-Bit-UltraSPARC-Architektur wurde die 64 Bits (32-Bit-abwärtskompatible) breite Version des S-Bus eingeführt.
- *PCMCIA/PC-Card-Bus/CardBus* (Personal Computer Memory Card International Association). Aufgrund der stetig steigenden Anforderungen an diesen in erster Linie in Laptops und Notebooks eingesetzten Bus wurde der Standard erweitert, sodass auch andere Hardware nach dem PC-Card-Standard entwickelt und eingesetzt werden konnte, zum Beispiel Schnittstellenkarten, Modems und LAN-Adapter. Die PC-Cards haben eine einheitliche Länge und Breite von 85,6 mm × 54 mm und je nach Typ (Typ I, Speicherkarten; Typ II, I/O-Karten; Typ III, Festplatten) eine unterschiedliche Kartendicke. Alle Typen sind mit einer 68-poligen Anschlussleiste (zweireihig) ausgestattet. Die Busbreite ist 32 Bits, der Bustakt ist 33 MHz, die Datenübertragungsrate ist 132 MB/s.

e. Geräteschnittstellen

Auf der Hauptplatine finden sich Einschubschnittstellen (Slots), welche für 8-Bit-, 16-Bit-, 32-Bit-, 64-Bit-Steckkarten genormt sind. Über diese Einschubschnittstellen können nun Steckkarten zum Anschluss verschiedener Geräte (Devices) an die Hauptplatine angebunden werden. Diese Schnittstellen können einfach sein und nur Signale umsetzen oder komplex und mit eigenen Prozessoren und Speichern ausgestattet sein (zum Beispiel moderne Graphikkarten für Spieleanwendungen). Die Anbindung der externen Geräte erfolgt über Kabel, mittels Funkwellen oder optischer Medien.

f. Die serielle Punkt-zu-Punkt-Datenübertragung RS232C

Die RS232C-Norm (Recommended Standard 232C der EIA – Electronics Industries Association) beschreibt die serielle Verbindung zwischen einem Datenendgerät und einer Datenübertragungseinrichtung. Die RS232-Norm ist die Definition eines Verbindungstyps für kurze Distanzen und normt als Standard-Steckverbindung einen 25-poligen

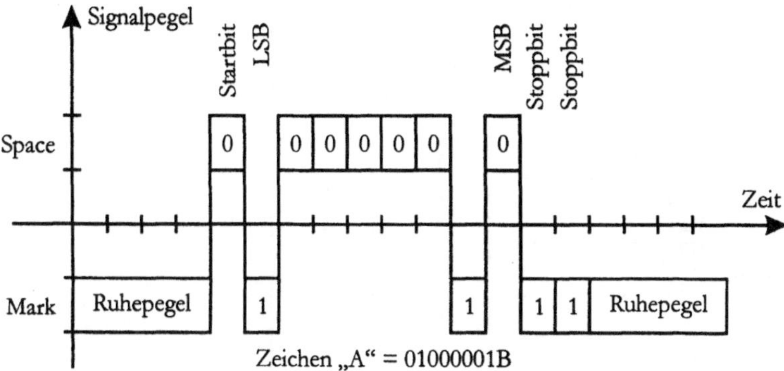

Abbildung III.7 Serielle Datenübertragung

Stecker mit unterschiedlicher Belegung für Datenendgeräte und Datenübertragungseinrichtungen.

Bei einem seriellen, asynchronen Datentransfer werden die einzelnen Bits, aus denen jedes Datenbyte besteht, in folgendem Datenformat nacheinander über eine Leitung übertragen.

Der Ruhezustand der Übertragungsleitung, der auch mit „Mark“ bezeichnet wird, entspricht dem Pegel einer logischen „1“. Die Übertragung eines Bytes beginnt mit einem vorangestellten Startbit, das als logische „0“ gesendet wird. Anschließend werden nacheinander 5 bis 8 Datenbits, beginnend mit dem niedrigstwertigen Bit (LSB), übertragen. Dem letzten Datenbit kann ein Paritätsbit (gerade oder ungerade Parität) folgen. Das Ende des Zeichens wird wahlweise durch 1 oder 2 Stoppbits gebildet (Abb. III.7).

Alle Bits werden sequentiell mit Geschwindigkeiten von 50 bis 115.200 Baud (Bit/s) übertragen. Zur Vermeidung von Datenverlusten muss der Empfänger die Datenübertragung anhalten können, wenn keine weiteren Daten mehr verarbeitet werden können. Dieses so genannte Handshake kann auf zwei Arten realisiert werden:

- Hardware-Handshake: Der Empfänger steuert über Steuerleitungen die Handshake-Eingänge CTS (Clear To Send) und/oder DSR (Data Set Ready) des Senders mit seinem Handshake-Ausgang DTR (Data Terminal Ready) oder RTS (Request To Send).
- Software-Handshake: Der Empfänger sendet zur Steuerung des Datenflusses spezielle Zeichen an den Sender (zum Beispiel XON/XOFF).

Aus Abb. III.8 ist zu erkennen, dass zum Beispiel der Pin 2 der Steckverbinder unabhängig von der Richtung des Datensignals immer die Bezeichnung TxD (Transmit Data) besitzt. Erst die zusätzliche Information Datenendgeräte (DTE) oder Datenübertragungseinrichtung (DCE) gibt Aufschluss über die Funktion des beschriebenen Anschlusspins.

Die erzielbare Entfernung zwischen zwei RS232-Geräten ist wie bei allen seriellen Übertragungsverfahren vom verwendeten Kabel und der Baudrate abhängig. Als Richtmaß sollte aber bei einer Übertragungsrate von 9600 Baud eine Distanz von 15 bis 30 Metern nicht überschritten werden.

g. Die serielle Hochgeschwindigkeitsübertragung RS485

Die RS485-Schnittstelle ist für die serielle Hochgeschwindigkeits-Datenübertragung über große Entfernungen entwickelt worden und wird im industriellen und technischen

DTE DB25 Stecker		**DCE** DB25 Stecker (Modem)	**DCE** DB25 Drucker
1	Protective GND	1	
2	**TxD** →	2	3
3	← **RxD**	3	2
4	RTS →	4	
5	← CTS	5	20
6	← DSR	6	20
7	**Signal GND**	7	7
8	← DCD	8	
20	DTR →	20	5,6
22	← RI	22	

Abbildung III.8 Pinbelegung der Steckverbindung für die serielle Übertragung.
DTE – Data Terminal Equipment; *DCE* – Data Communications Equipment; *DB25*-Stecker (D-Form, Größe B, 25 Pins); *GND* – Ground, Masse; *TxD* – Transmit Data; *RxD* – Receive Data; *RTS* – Request To Send; *CTS* – Clear To Send; *DSR* – Data Set Ready; *DCD* – Data Carrier Detect; *DTR* – Data Terminal Ready; *RI* – Ring Indicate. *TxD, RxD, Signal GND* (fett) sind Minimalverbindung für das Software-Handshake der RS232-Schnittstelle

Bereich eingesetzt. RS485 ist als bidirektionales Bussystem mit bis zu 32 Teilnehmern konzipiert (DIN ISO 8482). Da mehrere Sender auf einer gemeinsamen Leitung arbeiten, muss durch ein Protokoll sichergestellt werden, dass zu jedem Zeitpunkt maximal ein Datensender aktiv ist. Alle anderen Sender müssen sich zu dieser Zeit in einem passiven Zustand befinden.

Durch die Verwendung eines symmetrischen Übertragungsverfahrens in Kombination mit kapazitäts- und dämpfungsarmen, paarig verseiltem (Twisted Pair – TP)-Kabel lassen sich extrem zuverlässige Verbindungen über eine Distanz von bis zu 500 m bei gleichzeitig hohen Übertragungsraten realisieren. Der Abschluss des Kabels ist bei RS485-Verbindungen grundsätzlich erforderlich, um in den Zeiten, in denen kein Datensender aktiv ist, auf dem Bussystem den Ruhepegel zu erzwingen.

Der RS485-Bus kann mit einer 2-Draht- oder 4-Draht-Technik ausgeführt sein. Die bekannteste auf der 2-Draht-Technik basierende Anwendung ist der PROFIBUS. Die vom DIN-Messbus (DIN 66348) genutzte 4-Draht-Technik kann nur von Master/Slave-Anwendungen verwendet werden.

h. USB – Universal Serial Bus

Der über eine einzige Interruptleitung gesteuerte USB (Universal Serial Bus) bietet seine größten Vorteile im Bereich der Peripheriegeräte. Über einen USB-Hub können mehrere Geräte angeschlossen werden (hot-plug-fähig), sodass bisherige Probleme wie die Anzahl und physische Ausprägung der Schnittstellen (Anzahl der Pole) weitgehend wegfallen. USB 1.1 bietet Datenübertragungsraten von 1,5 und 12 MBit/s; im rückwärtskompatiblen USB-2.0-Standard wurde die Datenübertragungsrate auf 480 MBit/s erhöht.

i. FireWire

IEEE 1394 definiert mit FireWire (iLink) die Möglichkeit des seriellen Anschlusses von Geräten (hot-plug-fähig) mit hohen Anforderungen an die Übertragungsgeschwindigkeit (Festplatten, Videokameras). FireWire 400 bietet Übertragungsraten bis 400 MBit/s, der Standard IEEE 1394b (FireWire 800) ermöglicht 800 MBit/s. Geräte können am Bus direkt, also ohne Einschaltung der Computer-CPU miteinander kommunizieren.

j. Parallele Datenübertragung zwischen zwei Geräten

Im Gegensatz zu seriellen Schnittstellen können bei der parallelen Datenübertragung mehrere Datenleitungen für die Übertragung gleichzeitig genutzt werden. Darüber hinaus sieht die parallele Datenübertragung auch die Möglichkeit einer umgangreicheren Kommunikation zwischen den Übertragungskomponenten und dazu auch mehrere Steuerleitungen vor. Die parallele Schnittstelle (Centronics) hat eine andere Pinbelegung als die serielle (Tabelle III.2).

k. Ein- und Ausgabegeräte

Typische Eingabegeräte sind Tastatur, Maus, Trackball, Joystick, Touchscreen, Barcode, Karten- und Beleglesegeräte, Digitalisiertablett, Scanner, Mikrophone, Kamera, Signalgeber (Sensoren) und Spracheingabegeräte. Ausgabegeräte sind zum Beispiel Monitore, Drucker, Sprachausgabegeräte/Lautsprecher, Plotter, Mikrofilm-Rekorder, Signalgeber (Effektoren). Kombinierte Ein- und Ausgabegeräte sind zum Beispiel Diskettenstationen, Modem, Netzwerke.

Beispiel Monitor. Jedes Zeichen auf dem Bildschirm ist bei genauer Betrachtung aus einzelnen Punkten zusammengesetzt, die mehrmals pro Sekunde auf die fluoreszierende Schicht der Bildröhre geschrieben werden. Je mehr Punkte für die Darstellung eines Zeichens verwendet werden (Auflösung) und je öfter pro Sekunde dieses Zeichen auf

Tabelle III.2 Pinbelegung der Parallelen Schnittstelle (Centronics)

PC DB25 Buchse			Drucker DB36 Buchse
1	Strobe	→	1
2–9	Daten D0–D7	→	2–9
10	Acknowledge	←	10
11	Busy	←	11
12	Paper Empty	←	12
13	Select	←	13
14	Auto Linefeed	→	14
15	Error, Fault	←	32
16	Init, Reset	→	31
17	Select In	→	36
18–25	Signal-Masse	–	20–27
	Gehäuse-Masse	–	17
	+5 Volt	–	18

D0 … D7 – Datenleitungen

den Bildschirm geschrieben wird (Bildfrequenz sollte höher als 75 Hz sein, da sonst das Flimmern sichtbar wird), desto höher ist die Qualität des Bildschirms. Wird jedem Punkt (Pixel) auf dem Monitor nur ein Bit zugeordnet, lassen sich nur 2 Farben darstellen (Schwarz/Weiß). Wird jedem *Pixel* ein Byte zugeordnet lassen sich 256 Farben erzeugen. Eine Auflösung von 800 × 600 Pixeln bei 256 Farben ist heute Minimal-Standard und wird SVGA (Super Video Graphics Array) genannt. High-Color entspricht 2 Bytes pro Pixel und True-Color 3 Bytes pro Pixel (ca. 16 Millionen Farben). Je höher die Auflösung desto mehr Video-RAM benötigt die Grafikkarte (mindestens 1 MByte). Die Graphikkarte bereitet die vom Prozessor übersandten Daten auf und sendet diese an den Bildschirm. LCD (Liquid Crystal Display, Flüssigkristallanzeige) ist die alphanumerische oder grafische Anzeige bei einer Vielzahl von elektronischen Geräten. LCD-Bauelemente bestehen aus zwei mit einzelnen transparenten Elektroden versehenen Glasscheiben, zwischen denen eine kristalline Flüssigkeit eingeschlossen ist. Für den interessierten Leser sei an dieser Stelle auf die DIN 66234 (Ergonomie) verwiesen.

5. Erweiterungen des von-Neumann-Rechners zur Harvard-Architektur

Beim ursprünglichen Architekturansatz, einen Prozessor mit einem gemeinsamen Befehls- und Daten-RAM (und ROM) über einen Befehls-/Daten- und einen Adressbus zu versorgen, wurde die Speichernutzung optimiert. Charakteristisch für von-Neumann-Rechner sind dabei folgende Prinzipien:

- Der Speicher besteht aus einzelnen, fortlaufenden, gleich großen Speicherzellen.
- Der Inhalt einer Speicherzelle wird über ihre Adresse angesprochen.
- Der Rechner verarbeitet Gruppen von Bits fester Länge (Byte, Wort, Doppelwort).
- Programme und Daten liegen in einem einheitlichen Speicher.
- Zur Bearbeitung von Aufgaben liegen Programme und Daten im Speicher.
- Programme bestehen aus Befehlen, die der Prozessor sequentiell abarbeitet.
- Die Verarbeitung von Befehlen geschieht normalerweise in der Reihenfolge ihrer Ablage im Speicher.
- Die normale Verarbeitungsreihenfolge der Befehle kann durch bedingte und unbedingte Sprungbefehle verändert werden. Hierdurch sind Verzweigungen im Ablauf des Programms in Abhängigkeit von Daten möglich.

Beim Speicherhandling tritt jedoch ein Engpass („von-Neumann-Flaschenhals") auf. Ein erster Verbesserungsansatz wurde in der Trennung von Befehls- und Datenspeicher gesucht. Die Trennung erlaubte, das Daten-RAM und Befehls-RAM mittels getrennter Busse und mit einem gemeinsamen Adressbus durch den Prozessor anzusprechen. Für die heutigen Anwendungen müssten dazu sehr große Speicherressourcen vorgesehen werden (die im Fall dieses Arbeitsspeichers noch dazu relativ langsam arbeiten). Anwendungen mit diesem Konzept finden sich noch in digitalen Signalprozessoren für kontinuierliche und hohe Daten- und Befehlsströme. Die Weiterentwicklung dieses als Harvard-Architektur bekannten Konzepts ist heute in den meisten PC realisiert. Es sieht die Trennung in Befehls- und Datenpuffer vor, die als sehr schnelle Befehlscaches und Datencaches realisiert sind. Diese werden aus *einem* gemeinsamen (Daten- und Befehls-) RAM gespeist. Somit können dem Prozessor rasch die notwendigen Daten und Befehle zur Verfügung gestellt und trotzdem die optimierte Ausnutzung des Arbeitsspeichers beibehalten werden.

6. Sicherheitssteigerung durch redundante Festplattenkonfigurationen

RAID (Redundant Array of Independent Discs) ist ein mehrstufiges Konzept zum Einsatz mehrerer Festplatten, um auf ihnen mit unterschiedlichen Kriterien entweder Daten voll redundant zu speichern oder einzelne Platten zum verteilten Speichern von Daten einzusetzen (Tabelle III.3), um fehlerhafte Speicherungen erkennen oder bei entsprechend hoher Sicherheit Fehler korrigieren zu können. Da beim Einsatz von RAID-Konzepten mehrere Platten verwendet werden, spricht man vom Einsatz von Platten-Arrays. Es ist noch festzuhalten, dass zusätzliche „Intelligenz" notwendig ist, um die Daten auf die verschiedenen Platten zu verteilen und von diesen zu lesen.

Raid Level 0. Raid Level 0 ist ein Verfahren zur Beschleunigung von Plattenzugriffen ohne redundanter Speicherung. Dazu fasst Raid 0 zwei oder mehr Festplatten zu einem logischen Laufwerk zusammen. Es verteilt die Daten in aufeinander folgenden Blöcken („Stripes") gleichmäßig über alle Laufwerke. Das dadurch mögliche parallele Lesen respektive Schreiben auf mehreren Laufwerken bei einer Lese-/Schreibanweisung steigert die Durchsatzrate. Es ist jedoch zu beachten, dass im Falle eines Plattenausfalles im Verbund alle Daten verloren gehen, da der logische Zusammenhang nicht mehr hergestellt werden kann.

Raid Level 1. Raid Level 1 wird als Spiegelung (Mirroring) bezeichnet. Alle Schreibzugriffe erfolgen parallel auf zwei Platten, so dass diese immer ein Spiegelbild der anderen darstellen. Wenn eine der beiden Platten ausfällt, sind die Daten über die zweite Platte verfügbar. Da man für die gleiche Menge von Nutzdaten doppelt soviel Speicher benötigt, ist das Modell relativ teuer.

Raid Level 2. Raid Level 2 speichert die Nutzdaten bitweise über die Platten nach dem Modell der Parity Bits. Damit können Fehlerkorrekturen möglich werden. Die bitweise Verteilung auf eigene Laufwerke erzwingt aber den Einsatz von nicht weniger als 10 Festplatten im Verbund.

Raid Level 3. Raid Level 3 realisiert ein byteweises Striping der Nutzdaten. Zur Erkennung von Schreib-/Lesefehlern setzt es im Gegensatz zu RAID 2 auf die integrierten Funktionen der Festplatten. Dadurch kommt es mit einem einzelnen, dedizierten Parity-Laufwerk aus. Das Verfahren wird bei der Verarbeitung großer, zusammenhängender Datenmengen auf Einzelplatzrechnern wie bei CAD/CAM oder Multimediaverarbeitung verwendet.

Raid Level 4. Raid Level 4 arbeitet mit blockweisem Striping der Nutzdaten. Um auch für kleine Datenmengen schnelle Zugriffe zu ermöglichen, verzichtet es auf eine Synchronisierung der Kopfbewegungen aller Platten. Zur Speicherung der Parity-Informationen nutzt es auch eine dedizierte Platte. Raid Level 4 eignet sich für Anwendungen, bei welchen sehr viel mehr Lese- als Schreiboperationen anfallen.

Raid Level 5. Raid Level 5 arbeitet mit einer blockweisen Verteilung der Nutzdaten, die gleichmäßig über die Platten verteilt werden, und verzichtet auf ein dediziertes Parity-Laufwerk. Mit hoher Wahrscheinlichkeit erfolgen daher die Schreiboperationen auf

Tabelle III.3 RAID Levels im Vergleich

	RAID 0	RAID 1	RAID 2	RAID 3	RAID 4	RAID 5
Anzahl Laufwerke	n > 1	n = 2	n = 10	n > 2	n > 2	n > 2
Redundante Laufwerke	0	1	2	1	1	1

unterschiedliche Platten, sodass sich diese weitgehend parallelisieren lassen. Auch die mechanische Belastung der Platten verteilt sich gleichmäßiger, da keine Platte als Parity-Platte erhöhten Zugriffen ausgesetzt ist.

Raid Level 6. Raid Level 6 soll die Ausfallsicherheit noch verbessern. Es darf aber nur eine Platte ausfallen, da sich sonst die Daten nicht mehr per XOR wiederherstellen lassen. RAID 6 umgeht dieses Problem, indem es ein RAID 5 um ein zusätzliches Parity-Laufwerk ergänzt. Zwar dürfen nun zwei Platten des Verbunds ausfallen, ohne dass Datenverluste auftreten, allerdings zu Lasten der Zugriffsoperationszeiten.

Raid Level 7. Raid Level 7 setzt im Plattencontroller zusätzlich ein lokales Echtzeitbetriebssystem ein. Schnelle Datenbusse und mehrere große Pufferspeicher koppeln die Platten vom Bus ab. Raid Level 7 arbeitet asynchron und soll Lese-/Schreiboperationen gegenüber anderen RAID-Varianten erheblich beschleunigen (die Paritätsinformation werden dazu auch wieder auf mehrere Platten verteilt).

B. Rechnerkommunikation und Rechnernetzwerke

1. Das ISO/OSI-Referenzmodell (7-Schichten-Modell)

Um die verschiedenen Protokolle und Techniken der Vernetzung von Computer-Systemen unterschiedlicher Hersteller zu vereinheitlichen, wurde 1983 von der ISO (International Standardization Organization) das OSI-Referenzmodell (Open Systems Interconnection) geschaffen (Tabelle III.4).

Das Ziel des OSI-Modells war es, durch die Verwendung von einheitlichen Schnittstellen und einem logischen Schichtenmodell unterschiedliche Netzkomponenten von verschiedenen Herstellern miteinander zu verbinden. Die Kommunikation wird bei diesem Modell über 7 Schichten hinweg abgewickelt.

Die einzelnen Schichten bauen auf der Funktionalität der jeweils unteren Schichten auf, das heißt, jede Schicht leistet für die jeweils übergeordnete Schicht spezielle Dienste. Die Kommunikation zwischen zwei Geräten läuft immer auf der gleichen Schichtebene ab. Die Daten werden ebenenweise nach unten geführt und dann über die Schicht 1 transportiert.

Dem eigentlichen *Datenpaket* (Dateien werden für die Übertragung in viele einzelne Datenpakete geteilt, die danach wieder zusammengefügt werden) werden in jeder Schicht Steuerinformationen hinzugefügt, der so genannte Header. Man spricht bei diesem Vorgang von Kapselung (Encapsulation). Die Regeln, mit deren Hilfe die Kommunikation gesteuert wird, werden *Protokoll* genannt. Zu den Hauptaufgaben der Protokolle gehören unter anderem die Adressierung des Quell- und Zielsystems und die Sicherstellung, dass Daten unverfälscht beim Empfänger ankommen.

Protokolle unterschiedlicher Schichten, die funktional oder historisch zusammengehören, bezeichnet man als *Protokoll-Stack*. Man unterscheidet zwischen verbindungslosen und verbindungsorientierten Protokollen. Bei *verbindungslosen Protokollen* werden die einzelnen Datenpakete unabhängig voneinander versandt, man spricht dann von *Datagrammen*. Bei dieser Art von Datenübertragung kann es passieren, dass ein später abgesendetes Paket vor einem früher gesendeten Paket beim Empfänger eintrifft. Im Unterschied dazu wird bei einem *verbindungsorientierten Protokoll* zunächst eine Verbindung

Tabelle III.4 ISO/OSI-7-Schichten-Modell

OSI-Schicht	Bezeichnung IEEE 802.x	Beschreibung
7 Gateway	Anwendung *Netzwerkbetriebssystemebene*	Definition des Betriebssystems und der Dienstprogramme (FTF – Face To Face, Virtual Terminals); Schnittstelle zwischen dem Benutzer/Anwendungsprogramm und dem Netzwerkbetriebssystem. Anwendungsprogramme sind nicht im OSI-Modell geregelt.
6	Darstellungsebene *Netzwerkbetriebssystemebene*	Logik, mit welcher Anwendungsprogramme an das Betriebssystem ankoppeln wie Verschlüsselungsfunktionen, Information über den Bildaufbau, Anpassung der Codes und Druckformate.
5	Sitzungsschicht *Netzwerkbetriebssystemebene*	In dieser Ebene werden z.B. Gerätenamen den Netzwerkknoten (Adressen) zugeordnet. Passworthandling und Synchronisation von Sitzungen.
4	Transportebene *Übertragungsebene*	Identifikationsnummernvergabe für Datenpakete. Teilung der Datenpakete wenn nötig und Sicherstellung der Eindeutigkeit für die Übertragung und Zusammenführung.
3 Router	Netzsegmentebene *Übertragungsebene*	Steuerung für die Datenübertragung über mehrere Segmente hinweg: Routing. Umformatierung von Datenpaketen für den Fall unterschiedlicher Netzwerktopologien.
2 Bridge	Datenverbindungsebene 2b. LLC Logical Link Control 2a. MAC Medium Access C. *Übertragungsebene*	Zugriffsfreigabe und Kollisionsvermeidungsstrategie; Format des Datenpaketes: Adresse des Senders, Empfängers, Daten, Prüfsummenfeld für Fehlererkennung und/oder Korrektur.
1 Repeater	Physikalische Ebene *Übertragungsebene*	Physikalische Verbindung zwischen Datenendgerät und Netzwerk; elektromechanische Komponenten wie Kabel und Stecker; Spannungen, Modulationstechniken; Bitübertragungs-Ebene.

zwischen den Kommunikationspartnern aufgebaut. Die Daten werden gesendet und nach der Übertragung wird die Verbindung wieder abgebaut.

2. LAN-Topologien und Zugriffsverfahren

Lokale Netze (LAN – Local Area Network) sind auf ein Grundstück beschränkt und dienen der internen Datenkommunikation. *Rechnerfernnetze* (WAN – Wide Area Network) erlauben standortübergreifende Datenfernübertragung. Bei der Vernetzung innerhalb von Standorten, aber noch nicht im Fernbetrieb spricht man von Metropolitan Area Network (MAN). Die Übertragung selbst erfolgt mittels Basisband- oder Breitbandverfahren auf Medien wie Mehrfachdraht, Koaxialkabel, Lichtleiter und Funkverbindungen.

In einem Rechnernetzwerk werden unabhängige Computer und Geräte miteinander verbunden. Sie sind – im Gegensatz zu einem Mehrplatzsystem (ein Computer, der mehrere Teilnehmer zulässt) – dadurch charakterisiert, dass normalerweise jeder Rechner im Netzwerk seine Programme mit der eigenen CPU ausführt.

Auf Daten, Programme und Geräte kann im Netzwerk gemeinsam zugegriffen werden, egal wo sich diese befinden und sofern der Zugriff erlaubt ist. Außerdem kann das Netzwerk zur Kommunikation genutzt werden.

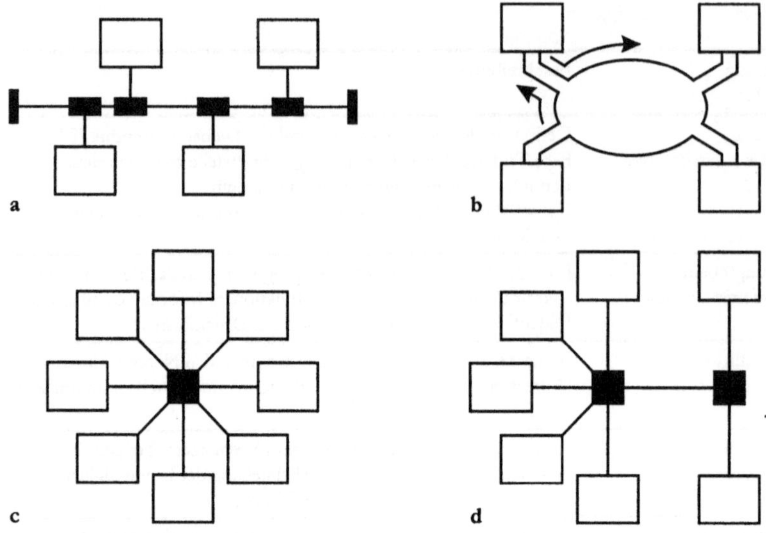

Abbildung III.9 LAN-Topologien.
a – Bus (Ethernet, Arcnet): Interface, Terminatoren; Token Passing, CSMA/CD. **b** – Ring (Token Ring, FDDI): aktive und passive Anbindung; (deterministisches) Token Passing. **c** – Stern (Ethernet, Arcnet): zentrales Koppelelement; Token Passing, CSMA/CD. **d** – Verteilter Stern (Ethernet, Arcnet): zentrale Koppelelemente; Token Passing, CSMA/CD

a. Topologien

Man unterscheidet drei Topologien: Stern, Ring und Bus, wobei in großen, komplexen Netzwerken die Topologien gemischt eingesetzt werden können (Abb. III.9).

In der Praxis hat sich heute der logische Bus durchgesetzt, der in kleinen Umgebungen auch physisch als reiner Bus implementiert ist, in großen Netzwerken aber eine Mischung aus Bus- und Sternverkabelung darstellt.

Noch vor einem Jahrzehnt gab es aber eine Vielzahl an LAN-Systemen. IEEE (Institute of Electrical and Electronics Engineers) hat mit dem Standard IEEE 802 diese Vielzahl auf einige Grundsysteme und Zugriffsverfahren deutlich reduziert und vereinheitlicht (Tabelle III.5).

b. Zugriffsverfahren

Die Zugriffsverfahren auf die physikalischen Medien (Kabel, Funk) sind grundsätzlich in der ersten OSI-Schicht implementiert. Sie müssen die Signale auf die physischen Medien umsetzen. Dazu stehen je nach Anforderung (Geschwindigkeit, Kosten) Glasfaserleitungen, schnelle Koaxialkabel oder verdrillte Kupferkabel und Funk zur Verfügung. Der zweiten Schicht sind die Aufgaben der Media Access Control (MAC) und der Logical Link Control (LLC) zugeordnet, welche für die korrekte Darstellung, Übergabe und Übernahme der Datenpakete an das und vom Übertragungsmedium sorgen. Bei der Realisierung von LAN haben sich das Tokenverfahren und das CSMA/CD-Verfahren durchgesetzt.

– *Tokenverfahren.* In einem lokalen Netzwerk, das mit dem Tokenverfahren (Token passing) arbeitet, existiert ein besonderes Bitmuster, das so genannte Token. Da nur derjenige Teilnehmer senden darf, der im Besitz des Token ist, wird sichergestellt, dass immer nur eine Nachricht über das Netz gesendet wird. Erst nach dem Ende der Übertragung wird das Token und damit die Sendeberechtigung weitergegeben. In der Praxis wird dem Tokenverfahren weitere Intelligenz zugeordnet, so wird zum Beispiel erkannt, ob zwei Token (zum Beispiel durch einen Bitübertragungsfehler) existieren, ein leerer Token kreist oder ob eine zweite Nachricht an einen Token angehängt werden kann (wenn er zufällig denselben Empfänger ansteuert). Das Tokenverfahren ist deterministisch und hat daher für echtzeitkritische Anwendungen erhebliche Vorteile.

- *CSMA/CD.* In einem lokalen Netz, das mit dem CSMA/CD-Verfahren (Carrier Sense Multiple Access With Collision Detection) arbeitet, muss sich jene Station, die sendet, überzeugen, dass der Kanal frei ist. Sobald sie sendet, muss sie den Kanal weiter überwachen. Sollte eine andere Station zufällig gleichzeitig zu senden begonnen haben, so registrieren beide Stationen die Überlagerung der Signale. Daraufhin wird ein Unterbrechungssignal erzeugt (JAM-Signal) und die Übertragung wird abgebrochen. Die neuen Zugriffs- bzw. Sendezeitpunkte werden mittels Zufallszahlengenerator berechnet. Die Wahrscheinlichkeit des Auftretens der Übertragungskollisionen steigt mit der Anzahl von Netzwerkknoten.
- *DPMA.* Das DPMA-Verfahren (Demand Priority Access Method) stellt ein kollisionsfreies Handshake-Protokoll mit Prioritätensteuerung dar. Dieses Verfahren teilt die verfügbare Bandbreite auf die aktiven Stationen auf und kann in der Praxis nur in Punkt-zu-Punkt-Verbindungen eingesetzt werden. Die zentrale Schaltstelle für die Verbindungssteuerung ist ein Highspeed-LAN-Konzentrator.

c. LAN-Implementierungen

- *Tokenbus.* Bei einem Tokenbus ist ein logischer Ring auf einem physikalischen Bus implementiert. Das heißt, die Stationen sind physikalisch durch einen Bus miteinander verbunden, als Zugangsregelung wird das Tokenverfahren verwendet. Der ISO-8802-4-Standard (Tokenbus) spielt nur mehr im Produktionsbereich eine größere Rolle. Er bildet zum Beispiel die Basis für die MAP-Protokolle (Manufacturing Automation Protocol), die unter der Federführung von General Motors als Kommunikationsarchitektur für die industrielle Fertigung, insbesondere zur Vernetzung von Robotern, CNC-Maschinen und Steuerungscomputern entstanden ist.
- *Tokenring.* Der deterministische Tokenring ist ein ehemals von IBM favorisierter LAN-Standard, der in der ISO-8802-5-Norm definiert ist. Die Netzwerktopologie ist ein Ring, die Zugangsregelung erfolgt mittels des Tokenverfahrens. Man kann auf Grund der Leitungslängen und der Anzahl der im Ring aktiven Knoten die maximale Übertragungsdauer berechnen und damit eine garantierte Zeitdauer festlegen, innerhalb der jeder Teilnehmer sicher senden kann.
- *Standard Ethernet.* Ethernet ist der am weitesten verbreitete LAN-Standard. Es ist relativ kostengünstig und bietet eine hohe Betriebssicherheit. Das Zugangsprotokoll ist CSMA/CD. Ethernet ist nicht deterministisch, das heißt, es gibt keine Antwortzeitgarantien. Darüber hinaus steigt ab einer konstanten Auslastung von ca. 30 % die Wahrscheinlichkeit für das Auftreten von Kollisionen steil an. Das ursprüngliche Ethernet mit seinen 10 MBit/s wurde im Umfeld der modernen Datenverarbeitung, insbesondere der graphischen Anwendungen, rasch zu langsam. Heute ist das Ethernet als *Fast Ethernet* meist mit 100 MBit/s Übertragungskapazität implementiert.

Tabelle III.5 Normen IEEE 802.x zur LAN-Standardisierung

IEEE 802.1:	Datenaustausch zwischen unterschiedlichen Netzen
IEEE 802.1Q:	Einsatz virtueller LANs
IEEE 802.2:	OSI Link Layer Protokoll
IEEE 802.3:	CSMA/CD (Ethernet) 10Base-5, 10Base-2, 10Base-T, Fast Ethernet
IEEE 802.3ab:	GigaBit Ethernet auf UTP der Kategorie 5
IEEE 802.3ac:	MAC Spezifikationen
IEEE 802.z:	Standardisierung GigaBit Ethernet
IEEE 802.4:	Tokenbus
IEEE 802.5:	Tokenring
IEEE 803.6:	Standardisierung des MAN und der DQDB (Distributed Queue Dual Bus) Protokolle
IEEE 802.8:	Standardisierung Lichtwellenleiter (FDDI Hochgeschwindigkeitsnetz)
IEEE 802.9:	Sprachübertragung
IEEE 802.9a:	Echtzeitübertragung
IEEE 802.10:	Sicherheitsfragen
IEEE 802.11:	Wireless LAN
IEEE 802.12:	100Base VG Anylan, DPMA (Demand Priority Access Method)
IEEE 802.30:	100Base-X

- *Fast Ethernet 100Base-VG und 100Base-X.* Der 100-MBit/s-Fast-Ethernet-Standard 100Base-VG bedient sich des deterministischen Zugriffsverfahrens DPMA. Dies bedeutet, dass allen Stationen der regelmäßige Zugriff auf das Netzwerk garantiert wird. Beim praktischen Umstieg muss allerdings geprüft werden, ob die bestehende Verkabelungsstruktur genutzt werden kann (Datenübertragung erfolgt parallel auf allen 4 Paaren eines Kabels für eine Station) und ob die entsprechenden Router bereits verfügbar sind.
- Neue Ansätze wie *10GBaseCX4* und *10GBase-T* beschäftigen sich mit 10 GBit/s Übertragungsgeschwindigkeit. Die vorerst nur auf kurze Entfernungen möglichen Leistungen sollen bald bis zu 100 m verfügbar sein. Der nächste Schritt wird die Übertragung mit 40 GBit/s sein.
- *FDDI-Standard.* Der FDDI-Standard (Fiber Distributed Data Interface; Datenschnittstelle für verteilte Glasfasernetze) spezifiziert einen Glasfaserring für Hochgeschwindigkeitsnetze. Mit einer Übertragungsgeschwindigkeit von 100 MBit/s und dem deterministischen Token-passing-Zugriffsverfahren wird er vorwiegend als Backbone-Netze eingesetzt. FDDI unterstützt sowohl die synchrone als auch die asynchrone Datenübertragung und bietet Schnittstellen zu Ethernet- und Tokenring-Netzen an. An einen FDDI-Ring können bis zu 500 Stationen angeschlossen werden. FDDI kann auch über Kupfermedien realisiert werden.
- *ATM.* Der Einsatz von ATM (Asynchronous Transfer Mode) im LAN-Bereich beruht momentan auf dem Einsatz von ATM über Glasfaser mit einer maximalen Geschwindigkeit von 155 MBit/s und einer Reichweite von zwei Kilometern (Multimode-Faser) oder 40 Kilometer (Monomode-Faser). Bei kurzen Entfernungen kann die gleiche Geschwindigkeit auch über verdrille Kupferkabel (UTP-Kategorie 5) er-

zielt werden. Knotenpunkte eines ATM-Netzwerkes sind die ATM-Switches, deren Aufgabe in der zielgerichteten Weiterleitung der Zellen liegt. ATM ist kein klassisches LAN, sondern kommt aus dem Backbone-Bereich der Wide Area Networks. ATM ist noch weitestgehend im Backbone-Netzwerkbereich eingesetzt und stellt aus Kostengründen noch keine Alternative zu Fast Ethernet oder FDDI-Implementierungen dar.

3. Die Verbindungskomponenten von Netzwerksegmenten

Netzwerke können auf verschiedenen Ebenen des ISO/OSI-Modells verbunden werden. Netzwerkkomponenten, die für das Zusammenschließen von Netzwerken eingesetzt werden, sind Repeater, Bridge, Router, Gateway (Abb. III.10).

a. Repeater

Die einfachste Form, Netzwerksegmente zu verbinden, ist die mittels Repeater. Repeater sind bitweise, bidirektionale Empfänger-Signaldecoder-Sender. Sie kommen beim Ethernet zum Einsatz, wesentlich seltener auch bei anderen Topologien (und dort gewöhnlich nur, um außergewöhnlich große Entfernungen zu überbrücken). Mit Repeatern verbundene Netze dürfen keine Zyklen enthalten, ansonsten kreisen Pakete „ewig".

– Vorteile: Einfach in der Fertigung, schnell, arbeitet mit „Medium Speed" (Mediengeschwindigkeit), sehr kostengünstig, konfigurationsfrei und „manageable" (SNMP –

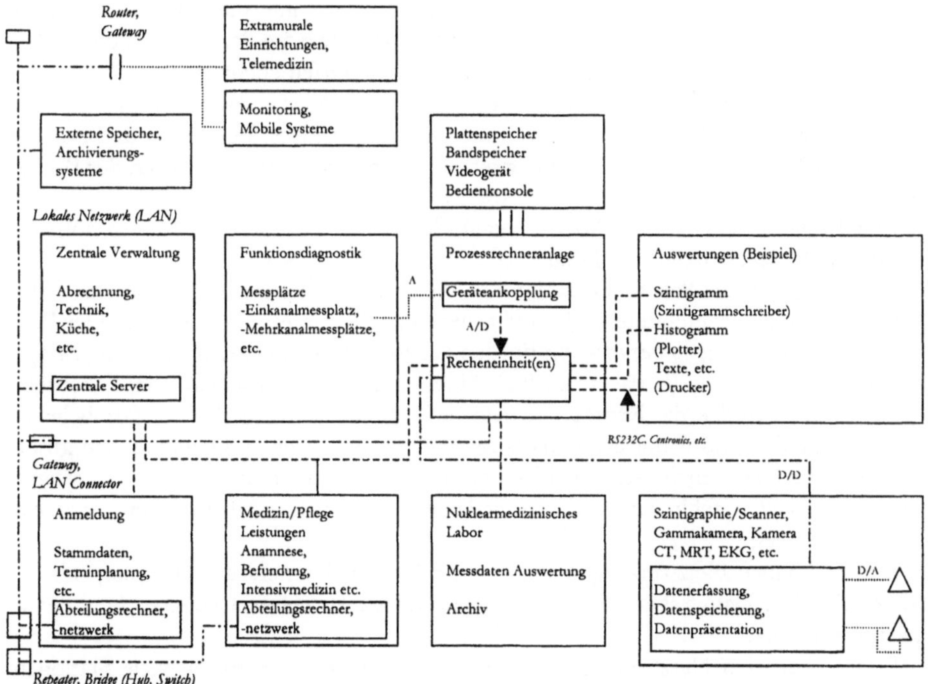

Abbildung III.10 Darstellung eines einfachen Rechnerverbunds in Teilen des medizinischen Leistungsumfeldes.
A – analog, *A/D* – analog/digital, *D/D* – digital/digital, *D/A* – digital/analog

Simple Network Management Protocol). Meist bieten „höhere" Komponenten wie Bridges oder Router heute auch Repeater-Funktionalität mit an.

- Nachteil: Repeater lassen im Falle des CSMA/CD-Verfahrens auch Kollisionen durch.

Heute kommen zumeist so genannte Multiport-Repeater zum Einsatz, für die sich der Name „*Hub*" eingebürgert hat. Ein Multiport-Repeater verfügt über 4, 8, 16, 24, 32 etc. so genannter „Ports", das sind die Ein/Ausgänge des Repeaters. An jedem solchen Port kann ein Netzwerk-Segment angeschlossen werden. Zusätzlich verfügen viele Hubs noch über einen so genannten „Uplink-Port". Dieser dient der Verbindung zum nächsten übergeordneten Repeater.

Repeater können nur Netze verbinden, die von der Schicht 1 bis zur Schicht 7 ident sind. Nur die Schicht 0 beziehungsweise 1 (das ist eigentlich das Übertragungsmedium) kann auf den beiden Seiten eines Repeaters geändert werden. Ein Repeater kann damit zum Beispiel 10 MBit/s Ethernet auf verdrilltem Kupferkabel auf 10 MBit/s auf Lichtwellenleiter „umformen".

Bei Ethernet unterliegen Repeater zusätzlich der Regel, dass auf dem Weg von einer Station im Netz zu einer anderen eine Obergrenze von Netz-Segmente liegen darf. Daher wurden im 100 BASEx zwei Typen von Repeatern definiert:

- Type 1 ist langsamer, für diese Typen gilt die 2-1-Regel (2 Segmente verbunden mit einem Repeater).
- Type 2 ist intern schneller, hier gilt die 3-2-Regel (3 Segmente mit 2 Repeatern).

b. Bridge

Eine Bridge arbeitet auf der OSI-Schicht 2. Sie empfängt, interpretiert und versendet ganze Pakete – im Gegensatz zum Repeater, der mit den Paketen der OSI-Schicht 1 (den einzelnen Bits) arbeitet. Mit Bridges verbundene Netze dürfen ebenfalls keine Zyklen (= redundante Leitungen) enthalten, ansonsten kreisen die Pakete „ewig". Ausgenommen davon sind Spanning Tree Bridges und Source Routing Bridges. Bei diesen und nur bei diesen Sonderformen dürfen Zyklen physisch realisiert werden. Eigenschaften der Bridge sind:

- Eine Bridge arbeitet auf der MAC-Schicht (Schicht 2.1), sie ist daher für alle höheren Protokolle transparent (unsichtbar).
- Die Bridge puffert Pakete. Diese können daher auf Fehler im Frame (falsche CRC, unvollständige Pakete) untersucht und gegebenenfalls ausgesondert werden. Der Puffer hat auch eine Speicherwirkung für den Eingangsport. Außerdem wirkt die Bridge durch die Pufferung der Pakete auch als Filter gegenüber Kollisionen beim Ethernet.

Da für eine Bridge die Repeater-Regeln nicht gelten, können Bridges fast beliebig verwendet werden und damit das LAN wesentlich größer machen. Dennoch sind große rein gebridgte Netze nicht sehr praktikabel, da es ihnen an Redundanz und Lastaufteilungs-Fähigkeiten fehlt. Um diese zusätzliche Funktionalität zu erreichen, wird ein Router verwendet.

Bridges können Netzwerksegmente, deren Schichten 1 unterschiedlich sind, miteinander verbinden. Damit sind mit Bridges auch Netzwerke unterschiedlicher Geschwindigkeit verbindbar.

Bridges entlasten Netzwerksegmente. Wenn auf einem Segment zu viele Stationen angeschaltet sind, kann man per Bridge dieses Segment in zwei getrennte Segmente mit jeweils halber Stationsanzahl aufsplitten und hat damit pro Segment das halbe Datenaufkommen. Dies ist speziell bei Ethernet dann von entscheidender Bedeutung, wenn das Segment vorher bereits im Bereich der Sättigung gearbeitet hat.

Bridges benötigen zum Puffern und Speichern eine CPU und Memory, weshalb sie teuerer sind als Repeater. Die Geschwindigkeit einer Bridge wird in „Frames per Second" („fps") gemessen, hierbei muss zwischen Eingangsgeschwindigkeit („in" oder „filtering") und Ausgangsgeschwindigkeit („out" oder „forwarding") unterschieden werden. Sonderformen von Bridges sind:

- *Firewall*

Hierbei wird die Bridge intern mit einer Tabelle von MAC-Adressen und Ports versehen. Damit ist eine – allerdings sehr triviale und unbequem zu administrierende – Firewall-Funktionalität realisierbar.

- *Bridge mit Paketpriorisierung*

Hier wird wie bei der Firewall vorgegangen, aber der Datenstrom von oder an bestimmte MAC-Adressen bevorzugt behandelt.

- *Remote Bridge*

Wenn eine Bridge logisch „in zwei Hälften" zerteilt wird und man die entstandenen „Innenseiten" mit einer anderen Netzwerktechnologie versieht, entsteht eine Remote Bridge. Remote Bridges werden verwendet, um ein LAN über MAN/WAN zu transportieren, wie Ethernet über „leased lines" (gemietete Leitungen), Frame Relay oder über ISDN. Aus Gründen der Redundanz ist aber oft ein Router die bessere Wahl.

- *Filterbridge*

Hierbei wird ein Filteralgorithmus in der Bridge angewendet. Die Bridge verfügt intern über eine Tabelle T mit 3 Spalten: MAC-Adresse T_m, Port T_p, Timeout T_t. Die Bridge „lernt", an welchen Ports sich Stationen mit welchen MAC-Adressen befinden. Sie nutzt dieses Wissen, um Frames gezielt nur an bestimmte Ports weiterzuleiten und damit die Netzlast zu senken. Wenn die Bridge von einer Station noch nichts „gehört" hat, so werden Frames an diese Station auf allen Ports weitergeleitet; in dem Moment, in dem die Bridge das erste Mal ein Paket abgesendet hat, wissen alle Bridges im Netz, wohin ein Frame an diese Station gezielt weitergeleitet werden muss. Das Timeout dient dazu, dass eine Station, die das Segment wechselt (Laptop!), nach einigen Minuten korrekt mit Daten beliefert wird, auch wenn sie (wider Erwarten) keine Frames in dieser Zeit abschickt.

- *Spanning Tree Bridge*

Diese Sonderform implementiert einen eigenen Algorithmus, den Spanning Tree Algorithmus. Dieser stellt sicher, dass in einem Netz keine logischen Zyklen entstehen, physische Zyklen sind dagegen erlaubt. Der Einsatzzweck dieser Sonderform liegt darin, dass man physische Redundanz einbaut, um den Ausfall von Segmenten oder Bridges zu korrigieren. Die definierende Norm ist IEEE 802.1d. Spanning Tree Bridges kommen hauptsächlich bei Ethernet zum Einsatz.

- *Source Routing Bridge*

Diese Sonderform erlaubt ebenfalls Zyklen im Netz, nutzt aber neben der Redundanz auch die Möglichkeit, in limitiertem Umfang Lastverteilung zu implementieren. Source Routing Bridges kommen im Bereich des Token Rings vor und sind in der Token-Ring-Norm IEEE 802.5d definiert. Der Source-Routing-Algorithmus ist insofern nicht transparent, als man in den einzelnen Stationen eigene Software installieren muss, die das Source Routing implementiert. Source Routing ist also ein Vorgang, an dem nicht nur die Bridges beteiligt sind, sondern auch die Stationen eine aktive Rolle spielen.

– *Switch*
Als weitere Sonderform von Bridges muss auch noch der Switch angeführt werden. Ein Switch ist eine Bridge, die intern über besondere Mechanismen verfügt, um effizient und mit möglichst geringer Latenz Pakete weiterzuleiten. Zumeist wird dafür eine Art von „Crossbar Switch" (Kreuzschalter) verwendet, der dieser Sonderform auch den Namen gegeben hat. Dieser Mechanismus hat das Ziel, mehrere Pakete zugleich (natürlich von verschiedenen Ports) empfangen und auch zugleich weiterleiten zu können (setzt die Funktionalität der Filterbridge voraus). Der Unterschied zur Bridge ist also primär die Parallelität der Verarbeitung von Paketen.

c. Router
Router sind auf der OSI-Schicht 3 angesiedelt. Die charakteristische Eigenschaft eines Routers ist seine Fähigkeit, Datenpakete zu routen (daher auch sein Name), sie also durch Interpretation der Schicht-3-Adresse (im Beispiel TCP/IP also der IP-Adresse, siehe dazu Abschn. III.B.4) einen Weg für das Paket zum Ziel zu finden. Zu diesem Zwecke bedienen sich alle Router einer Routing-Tabelle. In dieser steht der Weg des Datenpaketes zum Ziel oder zumindest zum nächsten Router, der dann diese Aufgabe übernimmt. Im Zusammenhang mit dem Routing tritt ein neuer Sachverhalt auf, der bisher bei den Internetworking-Geräten der Schichten 1 und 2 nicht aufgetreten ist, nämlich dass es gleichzeitig mehrere Wege zum Ziel gibt. Dies ist weder bei den Bridges (Ausnahme Source Routing Bridge) noch bei den Repeatern der Fall. Daher benötigen mit Repeatern bzw. Bridges verbundene Netze auch kein Routing.

Mit der Möglichkeit, den Datenpaketen mehrere Wege zum Ziel alternativ anzubieten, ergibt sich für den Router auch die Möglichkeit, diese Alternativen zugleich zu verwenden und damit eine Lastaufteilung (Load Balancing) durchzuführen. Zugleich geben mehrere Wege zum Ziel auch automatisch die Redundanz, die man benötigt, um fehlertolerante Netze aufzubauen.

Durch die Notwendigkeit, Routing-Tabellen dynamisch aufzubauen, müssen Router auch untereinander kommunizieren und tauschen daher Routing-Informationen aus.

Router dienen zur Verbindung unterschiedlicher Netzwerktopologien. Wenn ein Datenpaket empfangen und weitergeleitet werden muss, wird es zwischengespeichert. Wenn das Zielnetzwerksegment aus einer anderen Netzwerktopologie besteht, muss das Datenpaket zerteilt und in den Frame-Aufbau des Zielnetzwerksegments umgebaut und in einem oder mehreren Paketen weitergeleitet werden.

Die Geschwindigkeit von Routern wird in „Packets per Second" („pps") gemessen. Sie sind aufgrund des Routing-Aufwands im Normalfall noch langsamer als Bridges. Durch die Reduktion der Netzwerkwelt auf den Schichten 3 und 4 auf ein einziges Protokoll namens TCP/IP ist der Router heutzutage ein spezieller IP-Router geworden. In früheren Tagen gab es wesentlich mehr routbare Protokolle (z.B. Novell IPX, Xerox Courier, Appletalk).

Eine neue Sonderform des Routers ist der Routing Switch, der „so schnell wie ein Switch" arbeitet und ähnlich wie der Switch über viele Ports verfügt, sodass man das lokale Netz statt mit Switches gleich mit Routern segmentieren kann.

d. Gateways
Als Gateways werden die Netzwerkverbindungsgeräte bezeichnet, die weder Repeater, noch Bridges oder Router sind. Gateways verbinden zwei Geräte über die Schicht 7.

Gateways werden zumeist dann eingesetzt, wenn ein Anwendungsprotokoll in ein anderes übersetzt werden soll, was innerhalb eines LAN sein kann oder wenn Daten über ein WAN übertragen werden sollen.

Anwendungsbeispiele sind zum Beispiel E-Mail-Protokolle. Konkret wird in einer Microsoft-(MS-)Umgebung MS Exchange als Mailsystem verwendet. MS Exchange kann direkt (native) mit anderen MS-Exchange-Servern E-Mails austauschen, aber nicht direkt Internet-E-Mails (nach SMTP-Standard) versenden. Dazu wird ein Exchange-SMTP-Gateway verwendet.

Ein anderer Anwendungsfall wäre die Konvertierung von TCP/IP (beispielhaft ein klassisches LAN) in ein anderes Protokoll, zum Beispiel IBM SNA (System Network Architecture). SNA wird nach wie vor sehr oft im Mainframe-Bereich (zum Beispiel IBM S/390) als Netzwerkprotokoll verwendet. Um nun einem TCP-System Zugriff ins SNA zu geben, ist ebenfalls ein Gateway erforderlich (zum Beispiel MS SNA Server).

Gateways sind im Normalfall teurer, komplizierter und auch langsamer als alle anderen Internetworking-Geräte. Mit ihnen kann man dafür auch komplett unterschiedliche Netzwerke verbinden. Gateways stellen daher auch das Tor zu Wide Area Networks (WAN) und Metropolitan Area Networks (MAN) dar.

4. Netzwerkdatentransport – TCP/IP-Protokoll-Familie

TCP/IP (Transmission Control Protocol/Internet Protocol) steht für eine Familie von Protokollen zur paketvermittelten Übertragung von Daten zwischen Rechner oder Anwendungsdiensten mittels Protokollen. Ein *Protokoll* ist eine Gruppe von Regeln und Konventionen für das Versenden von Informationen über ein Netzwerk. Diese Regeln steuern den Inhalt, das Format, die Wiederholungsrate, die Reihenfolge und die Fehlerkontrolle der zwischen den Netzgeräten ausgetauschten Nachrichten. Die Protokollarchitektur des TCP/IP ist ein „Protocol Stack", also ein ganzer Satz von zusammengehörigen Protokollen auf verschiedenen OSI-Schichten. Es existiert dabei aber keine vergleichbar klar festgelegte Schichteneinteilung wie bei ISO/OSI.

Neben den eigentlichen Protokollen zur Datenübertragung (IP, TCP, User Datagram Protocol UDP, Domain Name Service DNS und andere) beziehungsweise zur Konfiguration und Überprüfung der Netzknoten (zum Beispiel SNMP) werden auch anwendungsnahe Protokolle bereitgestellt für:

- E-Mail (Simple Mail Transfer Protocol – SMTP, Post Office Protocol – POP3, Internet Message Access Protocol – IMAP),
- Terminaldienste (TELNET),
- Filetransfer (FTP – File Transfer Protocol),
- die Übertragung von Webseiten (HTTP – Hypertext Transfer Protocol).

a. Die Schichten des TCP/IP

Das TCP/IP setzt sich aus vier Schichten zusammen:

- Bitübertragungsschicht. Die Bitübertragungsschicht definiert Routinen für den Zugriff auf physikalische Netze. Sie setzt auf vorhandene Protokolle wie den Protokollen zum Senden von IP-Datagrammen über Ethernet-Netze der ISO/OSI-Sicherungsschicht und Standards wie Ethernet, Tokenring und ISDN auf. TCP/IP definiert also Protokolle, die oberhalb der Schichten 1 (Physikalische Ebene) und 2 (Datenzugriffsebene) des ISO/OSI-Schichtenmodells liegen.

Tabelle III.6 Zuordnung des *vierschichtigen* Modells, das den Internet-Protokollen zugrunde liegt, zum OSI-Modell

OSI Layer	*Internet Layer*	*Internet Protocols*
Application	*Application* (Application Specific Processes)	*SMTP, POP3, TELNET, FTP, GOPHER, HTTP*
Presentation		
Session		
Transport	*Host To Host* (Host Specific Processes)	*TCP, UDP* ICMP, IGMP, GGP, EGP
Network	*Internet* (Routing Processes)	*IP*
Datalink	*Network Access* (Network Specific Processes)	ARP, RARP
Physical		*PPP, SLIP*

- Internetschicht. Die Internetschicht definiert den Aufbau von Datagrammen und routet Daten. Es entspricht grob der ISO/OSI-Vermittlungsschicht (Netzwerkschicht). Wichtigstes Protokoll dabei ist IP.
- Transportschicht. Die Transportschicht stellt Ende-zu-Ende-Datendienste zur Verfügung. Sie übernimmt (grob) Funktionen, die für die ISO/OSI-Schichten Transportschicht (Transport Layer) und Kommunikationssteuerungsschicht (Sitzungsebene) vorgesehen sind. Wichtigste Protokolle sind TCP und UDP.
- Anwendungsschicht. Die Anwendungsschicht enthält Anwendungsprozesse, die auf das Netzwerk zugreifen, wie DNS, HTTP, SNMP, SMTP, TELNET, POP3.

b. Zuordnung der Internetprotokolle zum OSI-Modell

Die TCP/IP-Internet-Protokolle bauen auf nicht-Internet-spezifischen Protokollen der OSI-Schichten 1, 2, 3 auf (Tabelle III.6). Internet verbindet also unterschiedlichste lokale Netzwerke.

c. Protokolle der TCP/IP-Familie

Die Protokolle der TCP/IP-Familie lassen sich zusammenfassen in:

- *TCP (Transmission Control Protocol)* ist eine Gruppe von im Internet häufig verwendeten verbindungsorientierten Netzwerkprotokollen, die die Kommunikation über miteinander verbundene Netzwerke aus Computern mit unterschiedlichen Hardwarearchitekturen und Betriebssystemen möglich macht. Die Anwendung muss dafür sorgen, dass die einzelnen von der Anwendung erstellten Datenpakete „auseinander gehalten" werden können.
- *UDP (User Datagram Protocol)* ist die verbindungslose Ergänzung zu TCP, garantiert aber weder die Lieferung noch die korrekte Reihenfolge der gelieferten Pakete (ähnlich wie IP). Ein Datagramm ist ein Paket (Einheit) von Daten, das relevante Informationen zur Lieferung enthält (beispielsweise die Zieladresse) und über ein *paketvermitteltes* Netzwerk gesendet wird. UDP ist die Verlängerung des IP-Protokolls in die Schicht 4.
- *ICMP (Internet Control Message Protocol)* ist ein erforderliches Wartungsprotokoll der TCP/IP-Suite, das Fehler meldet und eine einfache Konnektivität ermöglicht. ICMP wird vom Programm *ping* für die TCP/IP-Problembehandlung verwendet.

- *ARP (Address Resolution Protocol)* ist ein Protokoll bei TCP/IP, das Broadcasts auf dem lokalen Netzwerk verwendet, um eine logisch zugewiesene IP-Adresse in ihre physische Hardware- oder MAC-Adresse (Media Access Control) aufzulösen.
- *SLIP (Serial Line Interface Protocol)* ist ein älterer Industriestandard, er dient nur mehr zur Sicherstellung der Kompatibilität zwischen Windows-RAS-Clients (Remote Access Service) und anderen RAS-Softwarekomponenten.
- *PPP (Point-to-Point Protocol).* PPPoE (Point-to-Point Protocol over Ethernet) ist eine Spezifikation zum Verbinden von Benutzern eines Ethernetnetzwerkes an das Internet über eine Breitbandverbindung, ein drahtloses Gerät oder ein Kabelmodem. Mit Hilfe von PPPoE und einem Breitbandmodem haben LAN-Benutzer individuellen authentifizierten Zugriff auf Hochgeschwindigkeits-Datennetzwerke. Durch die Kombination von Ethernet und Point-to-Point Protocol (PPP) bietet PPPoE eine effiziente Möglichkeit zum Erstellen eigener Verbindungen für jeden Benutzer zu einem Remoteserver.
- *MAC (Message Authentication Code)* ist ein Algorithmus, der die Qualität eines Datenblockes sicherstellt.
- *RIP (Routing Information Protocol)* ist ein Protokoll für den Datenaustausch zwischen Routern in einem Netzwerk. Hosts ermitteln anhand dieses Protokolls den am besten geeigneten Router zum Weiterleiten von Daten an ein entferntes Netzwerk.
- *SMTP (Simple Mail Transfer Protocol)* ist ein Protokoll der TCP/IP-Protokollsuite, das den Austausch von E-Mails zwischen Nachrichtenübertragungs-Agenten regelt.
- *HTTP (Hypertext Transfer Protocol)* ist eine Anwendungsprotokoll für die Übertragung von Dateien (Hypertext-, Bild-, Audio- und andere Multimediadateien) im WWW. Eine http-Adresse – eine Art von URL – hat die folgende Form: *http:*//www.fh-linz.at.
- *URL (Uniform Resource Locator).* Eine URL ist die Adresse einer Datei im Internet. Ein URL besteht aus einem Schema (z.B. *http*, *ftp*, *mailto*), einem Doppelpunkt und einem schemenspezifischen Teil: „//*<user>*:*<password>*@*<host>*:*<port>*/*<url-path>*", wobei ein Benutzer nur beim ftp-Protokoll angegeben werden darf. Z.B. ftp://kopacek:geheim@ftp.tuwien.ac.at/hallo.txt, http://www.fh-linz.at/index.html.
- *DNS (Domain Name System)* ist eine hierarchische, verteilte Datenbank, die Zuordnungen von DNS-Domänennamen zu verschiedenen Datentypen, beispielsweise IP-Adressen, enthält. DNS ermöglicht das Suchen von Computern und Diensten anhand von benutzerfreundlichen Namen.
- *TELNET (Terminalemulation)* ist ein Terminalemulationsprotokoll, das im Internet häufig zum Anmelden an Netzwerkcomputern verwendet wird. Es bezeichnet außerdem die Anwendung, die das Telnetprotokoll für Benutzer verwendet, die sich von Remotestandorten aus anmelden.
- *Ping* ist ein Dienstprogramm zum Überprüfen von Verbindungen zu einem oder mehreren Remotehosts. Der Befehl ping verwendet die Echoanforderungs- und Echoantwortmeldungspakete von ICMP, um zu ermitteln, ob ein bestimmtes IP-System in einem Netzwerk betriebsbereit ist. Ping erleichtert die Diagnose von Fehlern des IP-Netzwerkes oder des Routers.

d. Die Nachrichtenstruktur des TCP/IP

Der Kern des TCP/IP-Systems ist ein Datagramm-Dienst, das IP (Internet Protocol). Ein Datagramm ist einfach zu realisieren, stabil und fehlertolerant. Ein IP-Datagramm kann verloren gehen, es kann dupliziert werden und einzelne Datagramme können in einer anderen Reihenfolge eintreffen, als sie abgesendet wurden.

5. Das IP-Protokoll

IP (Internet Protocol) ist das Kernprotokoll im TCP/IP-System. Eine der wichtigsten Aufgaben des Schicht-3-Protokolls IP ist das Routing. Andere Aufgaben sind die der „Quality of Service"-(QoS-)Parameter, das Fragmentieren und das Adressieren. Innerhalb des IP-Protokolls sind weitere Subprotokolle eingebettet (Address Resolution Protocol – ARP und Reverse Address Resolution Protocol – RARP), die als Schnittstellenprotokolle zur Schicht 2 und ICMP als Steuerungsprotokoll fungieren.

Beim Senden eines Paketes wird die Ziel-IP-Adresse mit der Subnetzmaske (logisches UND) und das Resultat mit der eigenen Netzadresse (ebenfalls mit der Subnetzmaske) verglichen. Ist das Ergebnis in beiden Fällen gleich, so befindet sich der Zielknoten im selben Netz wie der sendende Knoten, und das Paket kann direkt gesendet werden. Wenn ein LAN das zugrunde liegende Netz bildet, wird per Hilfsprotokoll ARP die MAC-Adresse des Zielknotens festgestellt und das Paket direkt an diese LAN-Adresse gesendet. Sonst wird das Paket direkt an das konfigurierte Default Gateway gesendet, welches das weitere Routing übernimmt.

a. IP-Adressen

Internet-Adressen – oder korrekter IP-Adressen – sind 32-Bit-Zahlen, die grundsätzlich eindeutig sein müssen. Als Schreibweise wird die Form xxx.xxx.xxx.xxx verwendet, wobei „xxx" jeweils für ein Byte in dezimaler Schreibweise steht. IP-Adressen bestehen aus einem Netz-Anteil – auch Netz-Adresse genannt – und einem Host-Anteil (im TCP/IP werden die Knoten als Hosts bezeichnet) – auch Host-Adresse genannt.

Alle Knoten eines Netzes, die dieselbe Netz-Adresse haben, können direkt (ohne Router) miteinander kommunizieren.

Die Klassen A bis C bilden „normale" IP-Adressen (Tabelle III.7). Die Klasse D beinhaltet die IP-Mulitcast-Adressen und Klasse E die „Spezialadresse für Sonderzwecke". Die Klassen D und E sind vorreserviert und stehen nicht für individuelle IP-Adressen der Knoten zur Verfügung.

b. IP-Protokollkopf

Das Datagramm besteht aus einem Header (Protokollkopf) mit Steuerungsinformationen (z.B. Sender- und Empfänger-IP-Adressen) und Daten. Der Header umfasst bis zu sechs 32-Bit-Wörter. Die Paketlänge ist die Länge des Pakets inklusive des Protokollkopfes.

c. IP-Subnetze

Da es teilweise notwendig ist, ein IP-Netz in mehrere Teilnetze zu zerteilen, muss eine Möglichkeit geschaffen werden, die Adressen zu trennen und Router einzufügen. Normalerweise müsste dafür eine zweite Netzwerkadresse verwendet werden und alle Knoten, die im neuen Subnetz liegen sollten, müssten neue IP-Adressen (nämlich die des zweiten Netzes) erhalten. Eine andere Möglichkeit nennt sich „Subnetzmaske" und wurde schon sehr bald Teil des TCP/IP-Standards. Die Subnetzmaske ist ein 32-Bit-Wert, mit dem der Empfänger von IP-Paketen die Netzwerkerkennung in einer IP-

Tabelle III.7 Klassen von IP-Adressen

Klasse	Erste Bits der IP-Adresse	Anzahl der Netzbits	Anzahl der Hostbits	Erste IP-Netz-Adresse Letzte IP-Netz-Adresse
A	0	7	24	001 126
B	10	14	16	128.001 191.254
C	110	21	8	192.000.001 223.255.254
D	1110	---	---	224.000.000.000 239.255.255.254
E	1111	---	---	240.000.000.000 255.255.255.254

Adresse von der Hostkennung in der IP-Adresse unterscheiden kann. Subnetzmasken haben in der Regel das Format 255.x.x.x.

d. Routing

Routing ist eine der wichtigsten Aufgaben im Internet. Es ermöglicht das Zusammensetzen eines Gesamtnetzwerkes aus einzelnen Teilnetzen und deren koordiniertes Zusammenspielen in einem Internet. Die Komponenten, die die einzelnen Teilnetze verbinden, sind die so genannten „Router". Ihre Aufgabe besteht darin, Datenpakete der IP-Schicht von einem Teilnetz in das nächste weiterzuleiten. Da sich ein Router ausschließlich mit IP-Paketen beschäftigt, kennt er nur Datagramme und routet daher jedes Datenpaket einzeln. Ein Router sollte die Möglichkeit bieten, redundante Strecken zu kennen und diese im Bedarfsfall gleichzeitig zu verwenden. Dabei sollte er schnellere Strecken mehr belasten als langsamere. Es gibt daher verschiedene Typen von Routing-Protokollen.

- Protokolle, bei denen jeder Router jeden anderen Router kennt. Diese Protokolle verwenden einen so genannten „Vector-Distance"-Algorithmus.
- Algorithmen, bei denen jeder Router nur seine direkten „Nachbarrouter" kennt („Link-State-Algorithm"). Diese Router-Typen sind skalierbar, aber komplexer zu erstellen und anzuwenden.

C. Internet

Ein Internet (*Inter*connected *Net*work) ist eine dezentrale und redundante Zusammenschaltung von mehreren Computer-Netzwerken zum Austausch von Daten.

Alles begann sehr klein im Herbst des Jahres 1969 in den USA mit dem Vorgänger des Internets, dem ARPANET, einem verteilten Netzwerk mit redundanten Verbindungen. Zunächst wurden zwei Hosts der University of California at Los Angeles (UCLA) und des Stanford Research Institutes (SRI) zusammengeschaltet. Noch Ende desselben Jahres wurden Rechner unterschiedlicher Betriebssysteme an zwei weiteren Universitäten, der University of California in Santa Barbara und der University of Utah, zum Austausch von Forschungsergebnissen dezentral hinzugeschaltet.

Es sollte ein *paketvermittelndes* Verfahren zur Datenübermittlung getestet werde, wobei das Netzwerk auch bei Beschädigungen weiter funktionieren sollte. Dazu konnten die Datenpakete dynamisch über Alternativleitungen umgeleitet werden, falls Leitungen oder Knoten ausfielen.

Übertragungsprotokolle für paketvermittelnde Verfahren müssen außerdem verloren gegangene, beschädigte, nicht in der richtigen Reihenfolge ankommende und doppelt vorhandene Datenpakete erkennen. Damals wurde als Übertragungsprotokoll das Network Control Protocol (NCP), der Vorgänger der seit 1.1.1983 im Internet verwendeten Protokollfamilie Transmission Control Protocol (TCP), verwendet. Der 1.1.1983 wird wegen des Einsatzes dieses Protokolls auch als das Geburtsdatum des Internets genannt. Maßgeblich an der Entwicklung der TCP/IP-Protokolle (IP steht für Internet Protocol) beteiligt waren die Wissenschaftler Robert E. Kahrn und Vinton G. Cerf.

1. Die Architektur des Internets

Der Datenaustausch geschieht über das paketvermittelnde Internet-Protokoll (IP) der Protokoll-Familie TCP. Die einzelnen Netzwerke haben eine hierarchische Gliederung (LAN, regionales Netzwerk, überregionales Netzwerk).

Jeder Rechner, der über das Internet erreichbar ist (Host), hat (zumindest) eine eindeutige Adresse, die IP-Adresse (Internet-Adresse). Diese Adressen können auch temporär vergeben werden. Die Rechner sind hierarchisch in Domänen (Domains) strukturiert. Die Hosts können zu einer gegebenen IP-Adresse auch einen lesbaren Namen haben. Das Domain Name System (DNS) erlaubt das Auffinden der IP-Adressen zu einem Namen. Anhand dieser Adresse können Datenpakete zu ihrem Bestimmungsort geleitet werden. Das Weiterleiten und Umleiten von Datenpaketen übernehmen spezielle Netzwerkknoten, die Router.

Die Hosts eines lokalen Netzwerks (LAN) sind über Gateways an die Zugriffspunkte (Access Points) regionaler Netzwerke verbunden. Die Verbindung von Gateway und Access-Point kann in der Regel über Standleitungen der Telekombetreiber erfolgen. Die Verbindung der Knoten regionaler Netzwerke geschieht meist durch Leitungen des Netzwerkbetreibers.

Die Technologie der Netzwerkverbindung hängt von den Einsatzbedingungen und dem verwendeten Medium ab. Die schnellsten Verbindungen werden derzeit mit Glasfaserkabel realisiert. Herkömmliche Kupferleitungen machen hingegen einen Großteil der Leitungen aus. Es existieren einige Transkontinental-Kabel, die von speziellen Schiffen aus gewartet werden. Neben Kabelverbindungen sind für Fernverbindungen auch Satellitenverbindungen und Richtfunkstrecken im Einsatz. Auf lokaler Ebene werden neben Kupfer und Glasfaser in einigen Fällen Funkverbindungen in Form von Wireless-LANs eingesetzt. Diese Form der Vernetzung eignet sich besonders für die ortsungebundenen Laptops.

2. Die Verwaltung des Internets

Es existieren mehrere, zumeist Non-Profit-Organisationen, die sich mit der Verwaltung und Weiterentwicklung des Internets beschäftigen. Dachorganisation ist die Internet

Society. Für die Koordination der Entwicklung des Internets ist das Internet Architecture Board (IAB), ein Zusammenschluss ehrenamtlich tätiger Personen aus Wissenschaft und Wirtschaft, zuständig. Der Leiter wird Internet Architect (erstmals David D. Clark am Massachusetts Institute of Technology [MIT], Laboratory for Computer Science) genannt. Vorschläge für neue Normen (Requests for Comments – RFCs) kommen vor allem aus der Internet Engineering Task Force (IETF), ebenfalls eine Organisation mit ehrenamtlich tätigen Mitarbeitern. Die ehrenamtlichen Mitarbeiter der Internet Research Task Force (IRTF) beschäftigen sich mit der Entwicklung neuer Technologien für das Internet. Zusätzlich existieren noch weitere Gruppen im Umfeld der Internet Society: Internet Societal Task Force (ISTF), Internet Engineering Steering Group (IESG) und Internet Assigned Number Authority (IANA). Die Rechte zur Namensvergabe liegen bei dem Network Information Center (NIC), das internationale Domainadressen (.com, .net, .org, .edu) vergibt. Auf nationaler Ebene gibt es jeweils eine Unterorganisation, beispielsweise in Deutschland für .de Domänen das DENIC, in Österreich www.nic.at.

3. Anschluss an das Internet

Betreiber lokaler Netzwerke können Internetdienste anbieten (Internet Service Provider – ISP) und sich über „Access Points" an ein übergeordnetes Netzwerk anschließen lassen. Prinzipiell kann jedes TCP/IP-Netzwerk direkt an das Internet angeschlossen werden. Für Netzwerke, die auf anderen Protokollen basieren, sind Gateways erforderlich. Diese sind aber streng genommen nicht Teil des Internets. Einzelpersonen können sich mit ihrem Computer und über ein Modem bei einem ISP (Internet Service Provider) einwählen und sich über das Point-to-Point Protocol (PPP) in das Internet als Client anmelden.

4. Die Dienste des Internets

Jeder, der mit einem Computer an das Internet angeschlossen ist, kann die am Computer laufenden Programme als Netzwerk-Dienste zur Verfügung stellen und andererseits Dienste in Anspruch nehmen. Programme, die Dienste zur Verfügung stellen, heißen *Server*, die Computer selbst *Hosts*. Programme, die Dienste in Anspruch nehmen, heißen *Clients*. Das Zusammenspiel von Client und Server nennt sich Client/Server-Architektur und bedeutet im Weiteren eine mit Handshake-Verfahren synchronisierte Kommunikation. Durch die Vernetzung der Hosts, stehen die Dienste weltweit zur Verfügung. Im Folgenden sind wichtige Standard-Internet-Dienste angeführt.

a. Das File Transfer Protokoll – FTP

FTP beschreibt den Dienst zum Austausch von Dateien, einer der wichtigsten Anwendungen im Internet. FTP-Clients sind in vielen Applikationen implementiert. So ist in jedem bekannten Web-Browser auch ein FTP-Client integriert. Für den Dateiaustausch muss es sich bei einem Computer um einen FTP-Client handeln, bei dem anderen um einen FTP-Server. Neben FTP existieren spezielle Netzwerk-Dateisysteme, die es ermöglichen, für Benutzer transparent auf entfernte Dateisysteme von Dateiservern zuzugreifen.

b. Die elektronische Post (E-Mail) und Online-Foren
Das Internet wird im zunehmenden Maße auch als Kommunikationsmedium benutzt. Die Dienste hierfür sind die beliebte elektronische Post (E-Mail), das elektronische schwarze Brett (News), Online-Diskussionsforen (Chat) und Online-Konferenzen.

c. IP-Telefonie und IP-Dienste
Mit zunehmender Bandbreite der Backbones (backend LAN, WAN) werden künftig auch Anwendungen wie Internet-Telefonie, Internet-Radio, Internet-Fernsehen denkbar. Derzeit ist das paketübermittelnde Verfahren und die damit unsicheren Empfangszeiten hinderlich, da oft Sprache und Bild nicht synchron dargestellt werden können. Mit zunehmender Geschwindigkeit der Medien wird aber auch dieses Problem lösbar werden.

d. Das WWW – „World Wide Web", Web
Das hypertextbasierte Web ist neben der E-Mail der bekannteste Dienst. Viele setzen sogar – fälschlicherweise – das Web mit dem Internet gleich. Das Web war zunächst nur eine Ansammlung miteinander verknüpfter Hypertext-Dokumente, inzwischen ist es Plattform für weitere Dienste: zum Beispiel Web-Kameras, Zugänge zu Datenbanken, Such- und Indexdienste.

Das WWW beinhaltet eine große Anzahl von Web-Dokumenten und Web-Applikationen unterschiedlichster Anbieter auf Web-Servern im Internet. Die Dokumente sind mit Hilfe von Hypertext-Links untereinander verknüpft. Suchmaschinen (Tabellen III.8 und III.9) im Web helfen beim Auffinden von Dokumenten zu bestimmten Suchanfragen. Das gesamte Web kann mit Hilfe von Web-Browsern erkundet werden.

Die Browser werden im Funktionsumfang immer mächtiger. Längst können sie neben den Hypertext-Protokollen HTTP und HTTPS (Secure HTTP) auch mit dem FTP und diversen Multimedia-Erweiterungen umgehen. Leider sind diese Erweiterungen sehr browserabhängig. Zwar ist „Hypertext Markup Language" (HTML) noch *die* Beschreibungssprache des Webs, seit einiger Zeit wird die generische „Extended Markup Language" (XML) als Standard forciert. Mit XML ist es möglich, Formate wie HTML und Ausgaben dieser Formate auf unterschiedliche Medien zu beschreiben. Für das Layout der Inhalte sollten Cascading Style Sheets (CSS) verwendet werden.

5. Nutzen des Internets in der Medizin

a. Suchmaschinen und der Internetauftritt
Neben den allgemeinen Suchmaschinen (Tabelle III.8) gibt es spezielle medizinische Suchmaschinen (Tabelle III.9). Es sei jedoch darauf hingewiesen, dass der Nutzer verantwortlich für die Interpretation der Daten und seine Entscheidungen ist. Weiters kann das Internet zur Selbstdarstellung genutzt werden, sodass jedes Unternehmen, jeder soziale Dienstleister, jeder niedergelassene Arzt, Krankenanstalten, Universitätskliniken, Forschungseinrichtungen, Clusternetzwerke und andere sich und seine Leistungen im Internet darstellen kann.

b. E-Mail-Datenaustausch
Der Austausch von Informationen, Anfragen und Daten über das Internet gehört heute zum Stand der Technik.

Tabelle III.8 Einige allgemeine Internet Suchmaschinen

Allgemeine Suchmaschinen	URL (Stand September 2003)
Altavista	www.altavista.de
Google	www.google.at
Lycos	www.lycos.de
Yahoo	www.yahoo.de

Tabelle III.9 Einige medizinische Suchmaschinen

Medizinische Suchmaschinen	URL (Stand September 2003)
CliniWeb clinical information on the world	www.ohsu.edu/cliniweb
Health A to Z	www.HealthAtoZ.com
HealthWeb	www.healthweb.com
Medical Matrix	www.medmatrix.com
Resources in the biomedical sciences	www.library.ucsf.edu/biosites

c. Der elektronische Marktplatz und andere zentrale Datenplätze

Zunehmend wirtschaftliche Bedeutung erlangen gemeinsame Einkaufsplattformen. Diese meist über das Internet abgewickelten Tätigkeiten der Ausschreibung, Bestellung und des Einkaufs unterliegen jedoch noch Unsicherheiten bei der Datensicherheit und im Datenschutz, insbesondere, wenn es sich um die Übermittlung von personenbezogenen Daten handelt. Hier sei besonders auf die Datenübermittlung zu den Kassen hingewiesen.

d. Telemedizin

Niedergelassene Ärzte, Ärztezentren und medizinische Einrichtungen nutzen die Netzwerkdienste immer mehr zum Austausch patientenbezogener Daten zum Zwecke der Konsultation und Datensicherung. Die zunehmende Integration ambulanter (auch extramuraler) und stationärer Leistungserbringungsstellen wird seitens der Technik durch die immer leistungsfähigeren Kommunikationsmöglichkeiten unterstützt.

Die (interaktive) Telepräsenz, Telemanipulation, (invasive) Teleassistenz sind weitere Anwendungsgebiete der Telemedizin (siehe auch Abschnitt XII.D).

In diesem Umfeld sind die heute nutzbaren Verfahren der Kryptographie (sichere Verschlüsselungsverfahren), der Datensicherheit (verschlüsselte Kanäle) und des Datenschutzes (Biometrische Verfahren, rechtliche Aspekte) noch weiter zu verbessern und Ziele wie garantierte Übertragungszeiten und die Qualitätssicherung der im Internet verfügbaren Information noch zu meistern.

e. Intranet

Das Intranet ist ein Informations- und Kommunikationsnetz innerhalb einer abgeschlossenen organisatorischen Einheit und baut auf der Internettechnologie auf. Im Intranet können somit die für die Organisationseinheit relevanten Daten autonom geführt werden und gleichzeitig ein geordneter und geschützter Übergang in das Internet ermöglicht werden. Das Intranet erlaubt auszugsweise das Führen abteilungsrelevanter Informationen, Auskunftsdienste und Unterstützung der Logistik.

D. Netzwerksicherheit

Im Zuge der Globalisierung und der zunehmenden Vernetzung von Konzernen, Organisationen und Behörden gewinnt das Thema Netzwerksicherheit immer mehr an Bedeutung. Die elektronischen Infrastrukturen und Ressourcen werden dabei durch Angriffe über Netzwerke, speziell das Internet, in immer stärkerem Maße gefährdet.

1. Gefahrenpotenziale

a. Prinzip der automatischen Infiltration

Angriffe auf Rechnersysteme haben nach gängiger Erfahrung das Ziel, Daten oder Abläufe des Systems im Sinne des Angreifers zu beeinflussen. Fremde, autonome Rechnersysteme sind in der Praxis nicht allgemein zugänglich, sodass sie nicht durch direkte Einwirkung manipuliert werden können. Oft besteht jedoch für Außenstehende die Möglichkeit, das System zu infiltrieren, d.h. zusätzliche Software einzuschleusen, welche die gewünschten Manipulationen durchführt. Gerade das Einschleusen ist jedoch nicht einfach, da der direkte Zugriff und damit das Einspielen von Programmen z.B. über Wechseldatenträger eben nicht möglich sind; entsprechende Software muss sich daher selbst einschleusen. Da die Fähigkeit einer Software, sich selbst in ein System zu implantieren, völlig unabhängig ist von eventuell zusätzlichen (destruktiven) Manipulationen, trennt man diese sinnvollerweise auf in ein Implantierungsmodul und eine oder mehrere Nutzlasten (siehe dort).

b. Automatische Implantierung

Dabei handelt es sich im Kern um einen Programmierstil, bei welchem ein laufendes Programm Kopien seiner selbst herstellt und in geeigneter Weise verbreitet. Bis jetzt treten diese Techniken in der Praxis in zwei Varianten auf: Computer-Viren und Würmer. Unter den Infiltrationsprogrammen, die keine selbstreplizierenden Codes verwenden, dominieren bis heute die Trojanische Pferde.

c. Computer-Viren

Ein „Virusprogramm" hat die Eigenschaft, bei seiner Ausführung Kopien seiner selbst herzustellen und diese in andere auf Rechnersystemen befindlichen Programme einzubetten, sie zu „infizieren", wobei diese Programme noch lauffähig bleiben und selbst wieder als Viren agieren. Sie können in verschiedenen Ebenen auftreten:

- der Hardwareebene, auf welcher die so genannte Startsektorviren den Programmcode des „Bootstrap" auf Disketten oder Festplatten ersetzen;
- der Systemebene mit Manipulationen des Betriebssystems;
- der Anwendungsebene mit Manipulation von ausführbaren Programmdateien („Linkviren");
- der Dokumentenebene (Makros, die von der Anwendung interpretiert werden und sich selbst in andere Dokumente kopieren).

Die genannten Beispiele gelten vor allem für IBM-kompatible Systeme mit Microsoft-kompatiblen Betriebssystemen; auf anderen Rechnerarchitekturen (zum Beispiel mit Betriebssystem in ROM-Speicher) entfallen eventuell einige Ebenen oder es existieren andere.

d. Würmer

Als Würmer werden generell eigenständige Programme definiert, welche Kopien ihrer selbst anfertigen und diese – meist über ein Netzwerk – verbreiten. Entsprechend ihrem unterschiedlichen Maß an Eigenständigkeit lassen diese sich in drei Gruppen unterteilen:

- Hoaxes. Die einfachste Version eines Wurmes entsprechend dem herkömmlichen Kettenbrief.
- Skriptwürmer. Aus einer normalen Mail mit einem Dateianhang wird die Mail mitsamt Attachment an alle im Adressbuch eingetragenen Personen verschickt.
- Echte Würmer. Im Gegensatz zu den obigen, textbasierten Systemen sind echte Würmer Maschinenprogramme, welche die Netzwerkdienste von Systemen eigenständig nutzen und sich in Netzwerken frei bewegen.

e. Trojanische Pferde

Im Gegensatz zu den oben diskutierten Implantationsmethoden hat ein Trojanisches Pferd grundsätzlich schädigende Wirkung. „Trojaner" mit datenzerstörender Wirkung sind meist nur kurze Zeit im Umlauf, da bei Bekanntwerden der destruktiven Wirkung das Programm natürlich gelöscht bzw. nicht weiterverbreitet wird (ein Trojanisches Pferd kann sich im Allgemeinen nicht selbst kopieren, obwohl Mischformen mit den oben diskutierten selbstreplizierenden Formen möglich sind).

f. Nutzlast

Als Nutzlast gilt eine Programmfunktion, die die eigentlich vom Programmierer/Angreifer gewünschten Manipulationen auf dem Zielsystem durchführt; das Implantierungsmodul (ein Wurm) dient dabei nur als Container, um die Funktion in den Rechner einzuschleusen. In der Praxis kommen meist Nutzlasten schädigenden Charakters vor, die sich in die drei Gruppen *Sabotagefunktionen, Systemfernsteuerung, Spionagefunktionen* einteilen lassen.

2. Schutzmaßnahmen durch Firewalls

Ein Firewall-System besteht aus einer oder mehreren Komponenten, die den Zugriff zwischen einem geschützten Netzwerk und dem Internet oder zwischen mehreren Netzwerken beschränken. Es ist durchaus möglich, dass Teilbereiche eines größeren Firmennetzes vor anderen durch eine Firewall geschützt werden, z.B. das Netzwerk der Forschungs- und Entwicklungsabteilung einer Firma vor dem restlichen, „unsicheren" Firmennetz. Eine Firewall ist gleichzeitig sowohl „elektronischer Pförtner" als auch „elektronische Brandschutzmauer". Die Aufgabe des „Pförtners" ist es, den Zugang zu dem gesicherten Netz und seinen Teilbereichen zu kontrollieren. Benutzer, die auf das zu schützende Netzwerk zugreifen wollen, müssen sich identifizieren und authentisieren. Der Pförtner muss prüfen, welche Daten in das Netzwerk und welche aus dem Netzwerk gelangen dürfen. Zudem muss er alle Ereignisse protokollieren, um einen erfolgten Angriff besser nachvollziehen zu können und Rückschlüsse auf den/die Täter zu gewinnen. Die Firewall stellt den Common-Point-Of-Trust dar, d.h. es gibt nur einen Übergang zwischen dem schützenden Netz, der über die Firewall läuft. Die Vorteile dieses Konzepts liegen in:

- niedrigen *Kosten*. Eine zentrale Sicherheitslösung ist günstiger als eine dezentrale Lösung auf jedem Rechner.
- *Sicherheit.* Ein Firewall-System sollte durch eine reduzierte Funktionalität möglichst wenig Angriffspunkte bieten.
- *Überprüfbarkeit.* Durch den klaren Übergang zwischen den Netzen lässt sich die Protokollierung des Datenverkehrs einfach durchführen.

Prinzipiell soll eine Firewall vor Angriffen aus dem Internet schützen:

- *Daten.* Die Vertraulichkeit, Integrität und Verfügbarkeit der Daten muss gewährleistet sein. Vertraulichkeit meint, dass die Daten vor Unbekannten geheim gehalten werden. Es soll also verhindert werden, dass ein Angreifer aus dem Internet beispielsweise wichtige, firmeninterne Informationen lesen kann. Die Integrität soll sicherstellen, dass die Daten nicht von einem Angreifer manipuliert werden können. Als Verfügbarkeit wird die garantierte Nutzbarkeit der Daten bezeichnet, d.h., wenn die Daten benötigt werden, muss man auch darauf zugreifen können.
- *Ressourcen.* Es soll verhindert werden, dass Unbefugte sich unerlaubt Zugriff auf die Rechner z.B. eines Firmennetzwerkes beschaffen können, um Computer-Ressourcen für eigene Zwecke zu verwenden.
- *Eigene Identität.* Ein Angreifer, der ein Firmennetzwerk kompromittiert hat, kann im Internet mit der Identität der Firma auftreten. In Konsequenz heißt das, dass der Angreifer E-Mails im Namen der Firma verschicken, die Website des Unternehmens verändern oder die Identität für kriminelle Aktivitäten missbrauchen kann, was letztendlich vor allem dem Ruf der Firma schadet und zusätzliche Kosten verursacht.

a. Firewall-Elemente

- *Sicherheitspolitik.* Die Sicherheitspolitik definiert die Richtlinien für den Betrieb einer Firewall. Sie legt unter anderem fest:
  - wie hoch der Schutzbedarf ist, also welche Sicherheitsvorkehrungen tatsächlich getroffen werden müssen (reicht ein simples Firewall-System oder lohnt sich die Anschaffung einer komplexen Variante, braucht man überhaupt eine Firewall?);
  - welche Systeme geschützt werden müssen;
  - welche Informationen verdeckt werden sollen, wie der Aufbau der internen Netzstruktur oder Benutzernamen;
  - wie das Kommunikationsprofil aussieht, welche Benutzer es gibt, wann ein bestimmter Benutzer normalerweise einen bestimmten Dienst benutzt;
  - wie in Ausnahmesituationen verfahren wird;
  - wer für Administration und Konfiguration der Firewall verantwortlich ist.
- *Security Management.* Ein weiteres wichtiges Element von Firewalls ist die Konfiguration und Administration des Firewall-Systems. Die dafür eingesetzten Rechner und Programme werden als Sicherheitsmanagement-Komponenten bezeichnet. Diese sollten unter anderem folgende Aufgaben erfüllen:
  - Zugangskontrolle zur Konfigurationssoftware und den zugehörigen Dateien;
  - Eingabe und Kontrolle der Filterregeln zur Umsetzung der Sicherheitspolitik;
  - Eingabe und Kontrolle von Daten, die für den Betrieb der Firewall nötig sind, wie DNS-Informationen und Alias-Namen;

  - Protokolldatenmanagement (Intrusion Detection Systeme);
  - Backupmanagement.
- *Paketfilterung.* Der Datenverkehr wird in Rechnernetzen über Netzprotokolle abgewickelt. Dabei werden Datenpakete vom Quell-Rechner zum Ziel-Rechner geschickt. Die Information über das jeweilige Paket findet sich in seinen Headern. Ein Paketfilter kann nun anhand dieser Headerinformationen ankommende bzw. abgehende Pakete kontrollieren. Über einen definierten Regelsatz (Set of Rules), der die Umsetzung der Sicherheitsrichtlinien darstellt, kann er dann entscheiden, ob ein Paket passieren darf oder nicht. Paketfilter können sowohl als Hardwarelösung (z.B. in Routern) als auch als Softwarelösung realisiert werden. Die verwendeten Regeln können als Erlaubnisregel (alles ist verboten, bis auf Dinge, die explizit erlaubt sind) oder als Verbotsregel (alles ist erlaubt, bis auf die Dinge, die explizit verboten sind) definiert werden. Die Anwendung von Verbotsregeln birgt allerdings die Gefahr, dass Regeln vergessen werden und somit Sicherheitslücken entstehen. Da Protokolle im Allgemeinen bidirektional arbeiten, d.h., die eine Seite stellt eine Anfrage und die andere antwortet darauf, werden im Normalfall für jeden erlaubten Dienst zwei Regeln aufgestellt (eine für kommende und eine für gehende Pakete). Zur Analyse der Pakete nutzt der Paketfilter die Schichten 3 und 4 des OSI-Modells. Als Attribute verwendet er unter anderem die Quell- und Zieladresse des Pakets sowie die Nummern der Sitzungs- und Anwendungsports. Beispielsweise könnte man so auf einfache Weise alle Pakete blockieren, die versuchen, von außen eine Verbindung über Telnet (Portnummer 23) aufzubauen, oder die von einer bestimmten IP-Adresse gesendet wurden. Allerdings ist ein einfacher Paketfilter nicht in der Lage, benutzerabhängige oder protokollspezifische Entscheidungen zu treffen. Sicherheitsbeschränkungen auf bestimmte Benutzer, Dateitypen oder Protokollbefehlen wie put oder get bei FTP sind nicht möglich, da der Paketfilter auf den ihm zugänglichen Protokollschichten keinen Zugang zu diesen Informationen hat. Ein leistungsfähigeres System stellen zustandsgesteuerte oder dynamische Paketfilter dar. Diese erlauben eine Zustandsüberwachung und/oder Überprüfung der verwendeten Kommunikationsprotokolle.
- *Application Gateways.* Application Gateways analysieren die Daten der Anwendungsschicht (Schicht 7 im OSI-Modell). Dazu gehören Authentisierungsinformationen oder spezifische Befehle der Protokolle der Anwendungsschicht. Sie verwenden dabei in der Regel so genannte *Proxy-Prozesse.* Dabei handelt es sich um Programme, die als „Stellvertreter" für einen internen Client mit einem externen, im unsicheren Netz liegenden, Server kommunizieren. Die Kommunikation mit dem Proxy läuft weitestgehend im Hintergrund und ist für den Client im Normalfall transparent. Da auf einem Rechner in der Regel mehrere Proxy-Prozesse installiert sind, spricht man auch manchmal von einem Proxy-Server. Allgemein unterscheidet man zwischen Application-Level-Proxies und Circuit-Level-Proxies.
  - *Application-Level-Proxies.* Diese Proxies werden speziell für ein zu kontrollierendes Protokoll wie HTTP, FTP oder TELNET verwendet und verstehen die zum Protokoll gehörenden Befehle. Ein HTTP-Proxy kann zur Filterung zum Beispiel den URL oder den Inhalt einer HTML-Seite verwenden, ein FTP-Proxy könnte den Befehl put unterbinden.
  - *Circuit-Level-Proxies.* Circuit-Level-Proxies sind generische Proxies, die für nahezu alle Protokolle eingesetzt werden können. Allerdings können sie keine protokollspezifischen Informationen zur Filterung und zur Protokollierung verwenden.

Circuit-Level-Proxies benötigen daher modifizierte Clientprogramme, die sie mit zusätzlichen Informationen versorgen. Im Allgemeinen haben sie jedoch die gleiche Funktionalität wie Paketfilter, d.h., sie steuern den Datenverkehr anhand der Quell- und Zieladresse der Pakete. Sie werden meist eingesetzt, wenn für ein bestimmtes Protokoll kein Application-Level-Proxy existiert, das entsprechende Protokoll aber trotzdem durch die Firewall gelassen werden soll.

b. Firewall-Architekturen

Es gibt sehr viele verschiedene Möglichkeiten ein Firewall-System aufzubauen. Wir wollen im Folgenden drei Beispiele vorstellen.

- *Dual-Homed-Host.* Ein Dual-Homed-Host ist ein Computer mit mindestens zwei Netzwerkschnittstellen, der zwischen dem internen und dem externen Netzwerk platziert wird.
- *Screened Host.* Die Screened-Host-Architektur kombiniert einen Paketfilter mit einem Rechner, dem Bastion Host, der nur an das innere Netzwerk angeschlossen ist. Der Paketfilter wird so konfiguriert, dass der Bastion Host das einzige System im inneren Netz ist, das aus dem Internet erreichbar ist, wobei auch hier nicht alle Arten von Verbindungen erlaubt sind.
- *Screened Subnet.* Bei dieser Architektur wird zwischen innerem und äußerem Netzwerk ein Grenznetzwerk eingefügt, das so genannte Perimeternetzwerk. Dieser Bereich wird manchmal auch als DMZ – De-Militarized Zone bezeichnet. Es gibt keinen „Single Point of Failure" mehr, der das innere Netzwerk verwundbar macht, daher eignet sich diese Lösung für fast alle Anwendungen.

c. Protokollierung, Analyse und Reaktion (Intrusion-Detection-Systeme – IDS)

Ein sehr wichtiger Aspekt beim Betrieb einer Firewall ist die Protokollierung und Analy-

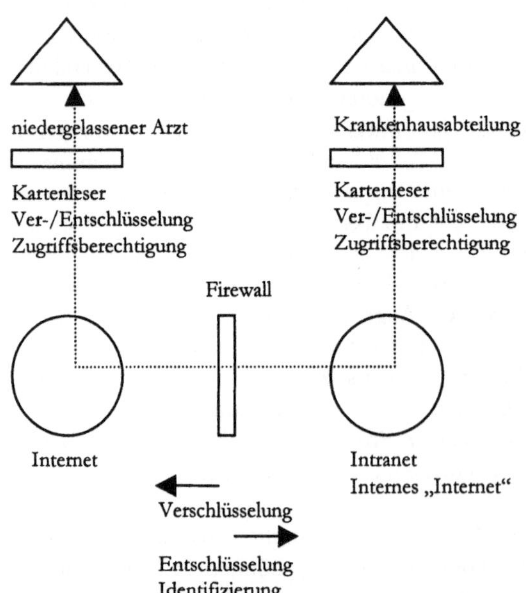

Abbildung III.11 Einfaches Modell eines Zugriffsschutzes in der Telemedizin

se des Datenverkehrs, da anhand dieser Informationen mögliche Konfigurations- und Programmierfehler oder Angriffsversuche entdeckt werden können. Daher gilt, dass die einzelnen Firewall-Komponenten so viele Protokolldaten wie möglich erzeugen sollten. Da es sehr umständlich sein kann, die wirklich relevanten Informationen von den unwichtigen zu trennen, gibt es Programme, die diese Arbeit automatisieren (Swatch und logsurfer). Die extrahierten Meldungen können dann dazu verwendet werden, einen Angriffsversuch zu erkennen oder bereits erfolgten Angriff besser nachvollziehen zu können. Programme, die automatisch erkennen, ob ein Angriff auf das Netzwerk erfolgt ist, bezeichnet man als Intrusion-Detection-System (IDS). Intrusion-Response-Systeme (IRS) ergreifen hingegen automatische Gegenmaßnahmen im Falle eines Angriffs.

E. Mobile Kommunikation

Mobile Kommunikation hat sich in den letzten Jahren rasant entwickelt. Seit der Markteinführung der ersten Mobiltelefone ist sie aus unserem Leben heute nicht mehr wegzudenken.

1. Definition

Unter mobiler Kommunikation versteht man die Kommunikation von nicht ortsfesten Teilnehmern mit ortsfesten und/oder nicht ortsfesten Teilnehmern. Teilnehmer sind dabei alle informationsverarbeitenden Geräte, wie z.B. Handys, Notebooks und PCs.

2. Mobilfunk

a. Geschichtliche Entwicklung des Mobilfunks

In den 20er Jahren des 20. Jahrhunderts wurde von der deutschen Reichsbahn das erste Zugtelefon vorgestellt.

1946 wurde in den USA das erste Mobiltelefon präsentiert.

In Deutschland wurde 1957 das erste Mobilfunknetz in Betrieb genommen, das *A-Netz*.

1974 wurde die nächste Generation der analogen Mobilfunknetze in Österreich in Betrieb genommen, das *B-Netz*.

1984 erfolgte die Inbetriebnahme des *C-Netzes* in Österreich. Mit diesem Netz war es

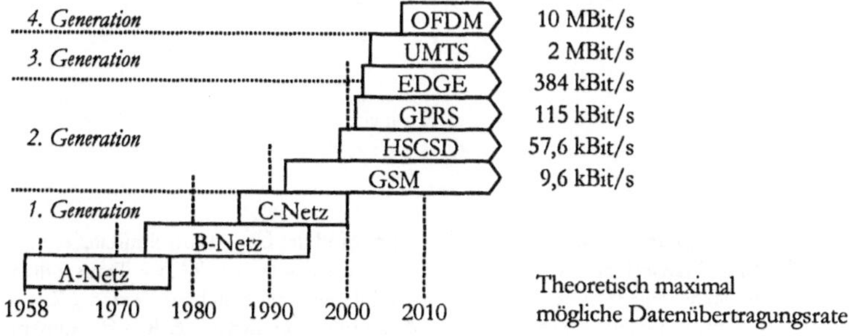

Abbildung III.12 Generationen des Mobilfunks

erstmals möglich, für das gesamte Land eine einheitliche Vorwahl zu haben.

1987 erfolgte die Inbetriebnahme des *D-Netzes als erstes digitales Netz* in Österreich.

1994 wurde das erste *GSM-Netz* in Österreich (900 MHz) eingeführt.

1998 wurde in Österreich das erste 1.800-MHz-Netz DCS-1800 (Digital Cellular System) in Betrieb genommen.

Im Jahr 1998 wurden auch neue Standards verabschiedet, die es einem GSM-Netz ermöglichen, schnell EDV-Daten zu transferieren. Dazu gehören der HSCSD- und der GPRS-Standard.

2002 sollte der Start für die neue dritte Mobilfunkgeneration *UMTS* – Universal Mobile Telecommunication System in vielen Ländern sein. Diese Systeme unterscheiden sich von den bisherigen durch höhere Datenübertragungsraten (Abb. III.12). Die wichtigsten werden kurz besprochen.

b. Der GSM-Standard

Die Abkürzung GSM bedeutet *Global System for Mobile Communications.* Ein GSM-Netz erlaubt Datenübertragungsraten bis zu 9,6 kBit/s und besteht aus folgenden Komponenten (Abb. III.13):

- *Mobilstation (MS)*

Diese besteht im Wesentlichen aus zwei Einheiten: Aus dem Mobile Equipment (ME), also dem eigentlichen Mobiltelefon, und dem *Subscriber Identity Module* (*SIM*). Das SIM ist ein kleiner Prozessor und Speicher, durch den das Mobile Equipment einem Nutzer zugeordnet wird. Es dient außerdem zum Speichern von temporären, netzbezogenen Daten. Darüber hinaus können ein Telefon- und Notizbuch, Speicher für SMS und für zuletzt gerufene Telefonnummern im SIM integriert sein.

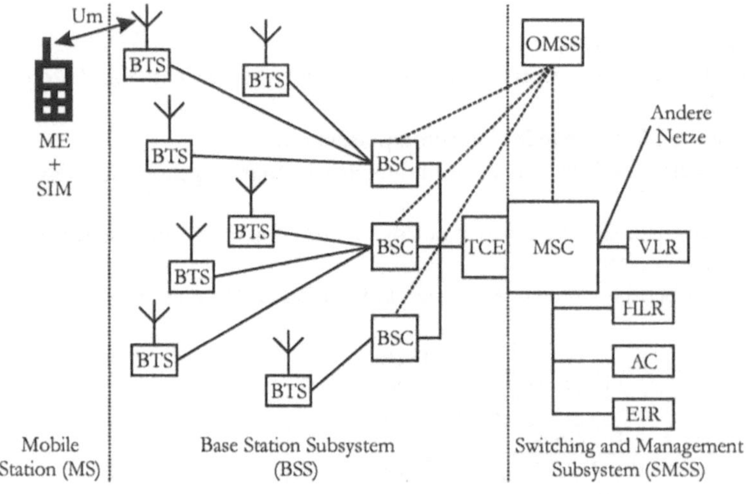

Abbildung III.13 GSM-Architektur
MS – Mobile Station: *ME* – Mobile Equipment, *SIM* – Subscriber Identity Module; *Um* – Luftschnittstelle; *BBS* – Basestation Subsystem: *BTS* – Base Transceiver Station, *BSC* – Basestation Controller, *TCE* – Transcoding Equipment; *SMSS* – Switching and Management Subsystem: *MSC* – Mobile Service Switching Center, *HLR* – Home Location Register, *VLR* – Visitors Location Register, *AC* – Authentication Center, *EIR* – Equipment Identity Register; *OMSS* – Operation and Maintenance Subsystem

- *Base Station Subsystem (BSS)*

Die Netzelemente im BSS organisieren den Datenaustausch zwischen der Mobilstation und den Netzen. Dabei werden Funkverbindungen aufgebaut, deren Qualität überwacht und eventuell Reaktionen wie ein Zellenwechsel (Handover) eingeleitet. Dies sind alles Funktionen, die auf der physikalischen Schicht (Schicht 1) des OSI-Schichtenmodells (siehe Abschn. III.B.1) liegen. Das Base Station Subsystem setzt sich aus Base Transceiver Station, Basestation Controller und Transcoding Equipment zusammen.

  - *Base Transceiver Station (BTS)*

    Die BTS oder Basisstation versorgt sektorweise eine oder mehrere Funkzellen. Die Größe einer Zelle kann bis zu maximal 35 km betragen.
  - *Basestation Controller (BSC)*

    Der Basestation Controller ist die Steuereinrichtung der Basisstation und überwacht die Verbindungen.
  - *Transcoding Equipment (TCE)*

    Das TCE passt die Sprach- (13 kBit/s) und Steuerdaten (3 kBit/s) an die 64 kBit/s des Festnetzes an.

- *Switching and Management Subsystem (SMSS)*

Das Switching and Management Subsystem, oftmals auch Switching Subsystem (SSS) genannt, führt die eigentlichen vermittlungstechnischen Aufgaben im eigenen Netz wie auch in andere Mobilfunk- und Festnetze durch.

  - *Mobile Service Switching Center (MSC)*

    Dies ist die eigentliche Vermittlungsstelle im Mobilfunknetz. Da im Netz jede MSC eine Verbindung ins Festnetz oder/und in andere Mobilfunknetze hat, wird sie auch GMSC (Gateway MSC) genannt. Die MSC übernimmt die komplette Anrufverwaltung, Ortsüberwachung und auch die Berechtigungsprüfung (Authentisierung) der Mobilstation.
  - *Home- und Visitors Location Register (HLR, VLR)*

    Jeder MSC sind immer ein HLR und ein VLR zugeordnet. Im Home Location Register sind sämtliche Teilnehmerdaten gespeichert. Es enthält Daten über das Vertragsverhältnis des Teilnehmers, seine Rufnummer sowie Informationen über zugelassene Dienste.
  - *Authentication Center und Equipment Identity Register (AC, EIR)*

    Damit nur berechtigte Teilnehmer das Mobilfunknetz nutzen können und um die Kommunikation auf der Luftschnittstelle zu verschlüsseln, muss der Mobilfunkteilnehmer authentisiert werden. Diese Aufgabe nimmt auf der Netzseite das AC, auf der Seite der Mobilstation das SIM wahr.

- *Operation and Maintenance Subsystem (OMSS)*

Das OMSS wird manchmal auch einfach OMS oder OMC (Operation and Maintenance Center) abgekürzt („Teilsystem: Betreiben und Warten"). Von hier hat der Netzbetreiber Zugriff auf die MSCs und die BSCs und kann dadurch sämtliche Konfigurationsparameter ändern, wie benachbarte Zellen, Bedingungen für Handover oder Leistungsregelung.

- *Die Luftschnittstelle Um*

Die Luftschnittstelle befindet sich zwischen Mobilstation (MS) und Basisstation (BTS). Die Sprachdaten werden digital, verschlüsselt mit entsprechender Qualität übertragen. Dafür steht eine begrenzte Bandbreite zur Verfügung.

Eine Verbindung zwischen Mobilstation und Basisstation kann durch verschiedene Ursachen ausgelöst werden:

- Die Mobilstation bekommt einen Anruf (MTC – Mobile Terminating Call).
- Die Mobilstation führt bei einem Wechsel der Zelle ein Location Update durch.
- Von der Mobilstation wird ein Gespräch gestartet (MOC – Mobile Originating Call).

Da im GSM-Netz bekanntlich Frequenz- und Zeitmultiplexverfahren verwendet werden, muss sich die Mobilstation auf die Frequenz und auf einen von acht Zeitschlitzen synchronisieren.

3. GPRS-Technologie – General Packet Radio Service

General Packet Radio Service (GPRS) ist eine paket-basierte GSM-Technik und weist im Vergleich zu GSM eine mehr als 10fache Übertragungsrate auf. Der GPRS-Standard sieht vier verschiedene *Codecs* (Codierer-Decodierer) vor, die unterschiedliche Datenraten bieten.

Auf der mobilen Seite wird neue Hardware erforderlich. Heutige PC-Cards für die Ansteuerung von Handys sind teilweise schon auf Datenraten in ISDN-(Integrated Services Digital Network-)Geschwindigkeit ausgelegt. GPRS definiert mehrere Klassen von Terminals – wahrscheinlich werden sich jene, die GSM- und GPRS-tauglich sind, durchsetzen.

4. HSCSD – High Speed Circuit Switched Data

Es gibt mehrere Techniken, um in GSM-Netzen zukünftig Daten mit wesentlich höheren Geschwindigkeiten als 9.600 Bit/s zu übertragen. Eine davon ist HSCSD – High Speed Circuit Switched Data.

Ohne teure Hardware-Umrüstung bei der Netzwerk-Infrastruktur können in GSM-Netzen durch die Nutzung *mehrerer Zeitschlitze* Datenraten von bis zu 4 × 14.400 Bit/s erreicht werden.

Auf der mobilen Seite müssen wie auch bei den anderen zukünftigen Techniken GPRS, WAP und UMTS neue Geräte beschafft werden. HSCSD ist nicht an 1.800 MHz gebunden, es gibt auch 900-MHz-Netzwerke.

5. UMTS – Universal Mobile Telecommunication System

UMTS (Universal Mobile Telecommunication System) ist der europäische Standard der dritten Mobilfunkgeneration. Dieser neue Mobilfunkstandard wurde entwickelt, um einerseits die zur Verfügung stehenden Frequenzen besser auszunutzen und andererseits höhere Datenraten zu erreichen. Im Mittel ist der Datentransfer im GSM-Netz 30-mal teurer und 5-mal langsamer als bei UMTS. Außerdem bietet UMTS neue Dienste, die es unter GSM/GPRS nicht gibt. Die Frequenzbereiche für UMTS sind 1.900–2.025 MHz und 2.110–2.200 MHz.

Das UE (User Equipment) stellt über die Uu-Schnittstelle (UMTS User Interface) eine Funkverbindung zur Node B seiner Zelle her (Abb. III.14). Die Node B besteht also einerseits aus Sende- und Empfangsantenne sowie aus Signalverarbeitungsgeräten, die für Codierung, Modulation und diverse andere Aufgaben zuständig sind.

Die Nodes B sind an den RNC (Radio Network Controller) angekoppelt, der eine Art Vorfeldkonzentration und Verwaltungseinheit für die ihm zugeordneten Zellen ist. Seine Hauptaufgabe ist die Signalankoppelung an das Core Network. Die Verbindungen werden anfangs durch ATM-Links realisiert.

Das CN (Core Network) muss die einzelnen Daten vermitteln und an die entsprechenden externen Netze weiterleiten. Die Vermittlung für verbindungsorientierte Daten (CS – Circuit Switched) werden vom MSC (Mobile Switching Center) verarbeitet und beim GMSC (Gateway MSC) ausgekoppelt. Für die Mobilitätsverwaltung stehen das VLR und das HLR zur Verfügung. Die paketorientierten Daten (PS – Packet Switched) werden vom SGSN und GGSN verarbeitet bzw. ausgekoppelt.

Das UMTS-Handy (UE – User Equipment) besteht genauso wie bei GSM aus zwei Komponenten, dem Mobile Equipment und der USIM-Karte. Das Mobile Equipment (siehe auch GSM Mobile Equipment) ist das Hardware-Gerät, das man im Geschäft zu kaufen bekommt. Um auf die zahlreichen Dienste eines Netzbetreibers zugreifen zu können, benötigt man eine USIM-Karte (UMTS Subscriber Identity Module). Auf ihr sind alle für den Netzbetrieb notwendigen Daten abgespeichert (siehe auch SIM-Karte bei GSM). Die USIM-Karten eines UE's haben dabei eine Speicherkapazität von mehreren Megabyte; GSM-SIM-Karten haben dagegen nur 8 bis 32 KByte.

Da die UEs neue Dienste wie Bildtelephonie oder schnelle Internetdienste ermögli-

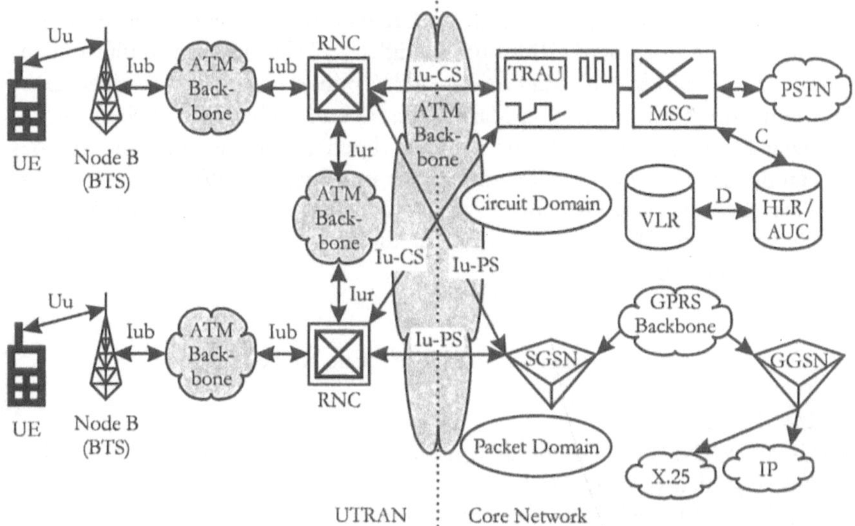

Abbildung III.14 UMTS-Architektur.
UE – User Equipment, Handy; *Uu* – UMTS user interface; *Iub* – Interface UMTS Node B; *RNC* – Radio Network Controller; *Iur* – Interface UMTS RNCs; *Iu-CS* – Interface UMTS Circuit Switching; *Iu-PS* – Interface UMTS Packet Switching; *TRAU* – Transcoding and Rate Adaptation Unit; *MSC* – Mobile Service Switching Center; *PSTN* – Public Switched Telephone Network; *VLR* – Visitor Location Register; *HLR* – Home Location Register; *AUC* – Authentication Center; *SGSN* – Serving GPRS Support Node; *GGSN* – Gateway GPRS Support Node; *IP* – Internet Protocol; *X.25* – ein ITU-T-(International Telecommunication Union-Telecommunication Standardization Sector-)Protokollstandard für WAN-Kommunikation (Wide Area Network); *ATM* – Asynchronous Transfer Mode; *UTRAN* – UMTS Terrestrial Radio Access Network

chen, haben die meisten Geräte ein relativ großes Farbdisplay sowie eine Miniaturkamera – „Webcam". Ebenso sind schnelle drahtlose Schnittstellen für den Anschluss an Laptops zu erwarten – dazu gehören FIR (Fast Infrared) und Bluetooth.

UMTS bietet eine Fülle neuer Anwendungen, wie z.B.:

- Kommunikationsdienste, das sind dedizierte Dienste zwischen zwei Teilnehmern: Sprachtelephonie, Videotelephonie, Videokonferenz, Spracherkennungsdienste, Sprachantwortdienste, Lokalisierung von Personen, E-Mail-Dienste, SMS-Dienste – Short Mail Service, VMS-Dienste – Voice Mail Service.
- Öffentlich zugängliche Informationsdienste: Internet-Zugriff, Internetsurfen, Interaktives Einkaufen, Printmedien online, Übersetzungen online.
- Ortsbezogene Broadcast-Dienste: Wetterbericht, Verkehrsnachrichten.
- Bildung: Virtuelle Schule, Online-Labor, Online-Bibliothek, Online-Wörterbuch, Training.
- Unterhaltung: Musikübertragung nach Bedarf als Alternative zu MP3-Player usw.; Spiele nach Bedarf wie z.B. LAN-Party, Gameboy-Ersatz; Videoclips, Virtuelle Führungen durch Museen, Hotelräume oder Stadtrundfahrten; elektronischer Verkauf von Film, Musik und Spielen.
- Dienste für Gemeinschaften: Notfall-Dienste, Regierungs-Dienste.
- Dienste im Geschäftsbereich: mobiles Büro; ortsbezogene Geschäfts-TV-Übertragung, d.h. Werbung; virtuelle Arbeitsgruppen (Arbeitsgruppen lassen sich gleichzeitig ansprechen).
- Telepublishing: Übertragung von Druckunterlagen, Dezentraler Entwurf von Druckerzeugnissen, individuelle elektronische Zeitung.
- Dienste für den Geschäftsbereich: virtuelle Bankdienste, Bezahlungsdienste online, funktionelle Verknüpfung der USIM- und Kreditkarte; Telematikdienste für Straßentransporte bzw. Logistik – Koordinierung und Optimierung von Lastwägen eines Frachtunternehmens, Elektronischer Marktplatz, Elektronische Ausschreibungen.
- Telemedizin: Notversorgung z.B. auf Schiffen durch Satellitenverbindung auf das UMTS-Handy, das für Videodienste konfiguriert ist (integrierte Webcam); Hausarzt kann bei Hausbesuchen auf Datenbank zugreifen (elektronische Patientenakte).
- Überwachungsdienste: Webcam liefert Signal direkt auf das Handydisplay (Babyphone, Tresorüberwachung, ...).

6. Wireless LAN – drahtlose lokale Netze

a. Überblick über WLAN

Die Standards des LAN/WAN Standards Committee (auch Norm IEEE 802) des US-amerikanischen Ingenieurverbands *IEEE* (Institute of Electric and Electronics Engineers) bilden die Basis für die Vernetzung von Rechnern (Abb. III.15).

Die Übertragung im lizenzierungsfreien ISM-Band macht WLANs besonders interessant. Dieser Frequenzbereich lässt sich weltweit für industrielle, wissenschaftliche und medizinische Zwecke (ISM – Industrial, Scientific, Medical) nutzen. Daher arbeiten etliche drahtlose Kommunikationsverfahren – auch Bluetooth – auf dieser Frequenz.

b. DSSS-Frequenznutzung

Aus der Kanalbandbreite von 22 MHz folgt, dass sich im ISM-Band (Industrial, Scientific, Medical) lediglich drei DSSS-Kanäle (Direct Sequence Spread Spectrum) neben-

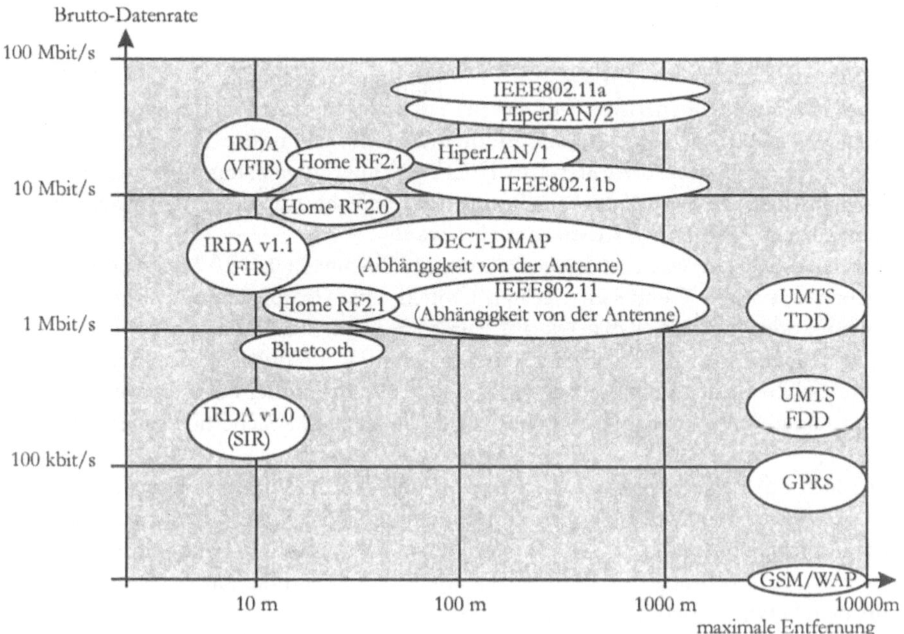

Abbildung III.15 IEEE802.11: Standard für drahtlose Netze

einander anordnen lassen. Der große Vorteil des Verfahrens besteht jedoch darin, dass sich die gespreizten Frequenzbänder auch überlappen dürfen. Im 802.11-Standard sind dazu insgesamt 14 Sequenzfolgen festgelegt.

c. Sicherheit im Funknetz

Drahtlose Netzwerke stellen ein gewisses Sicherheitsrisiko dar. Die Funkwellen und damit die Nachrichten können von jedem innerhalb der Funkreichweite befindlichen IEEE-802.11-Empfänger abgehört werden. Daher ist eine Reihe von Sicherheitsvorkehrungen notwendig.

Auf der niedrigsten Ebene erfolgt die Zulassung der Teilnehmer über einen als Electronic System ID (SSID) bezeichneten Schlüssel. Die für alle Systeme im Netz identische SSID legt der Administrator bei der Konfiguration fest.

Der Inhalt von Funknachrichten kann im Rahmen der „Wired Equivalent Privacy" (WEP) nach einem 40-Bit-RC4-Algorithmus verschlüsselt werden. Dabei handelt es sich allerdings um einen optionalen Bestandteil des Standards, der nicht in jeder Implementierung vorhanden sein muss.

d. Antennentechnik

Die Übertragung mit Hilfe elektromagnetischer Wellen setzt den Einsatz von Sende- und Empfangsantennen voraus. Hier existieren verschiedene Bauformen mit unterschiedlicher Leistungsfähigkeit. Die Richtcharakteristik der Antenne bestimmt die Reichweite und die Qualität der Funkübertragung und damit die erzielbare Geschwindigkeit.

Beim mobilen Einsatz ist eine Antenne mit möglichst gleichmäßiger Ausstrahlung in allen Richtungen zu verwenden.

7. Bluetooth

Bluetooth nutzt das für industrielle, medizinische und Forschungszwecke (ISM) freigegebene 2,4-GHz-Frequenzband. Auf diesen in den meisten Ländern der Welt lizenzfrei nutzbaren Bereich arbeiten Geräte wie Mikrowellenherde, schnurlose Telefone und nicht zuletzt auch WLANs nach dem Standard IEEE 802.11. Entwicklungsziele waren daher eine möglichst geringe Störanfälligkeit, Robustheit, einfache Implementierbarkeit, geringer Energiebedarf und geringe Kosten der Hardware.

Um das zu erfüllen, war eine Beschränkung der Reichweite auf 10 Meter notwendig. Das reicht aus, um alle Geräte im direkten Umfeld einer Person oder auch im Bereich eines Heim- oder Büroarbeitsplatzes anzusprechen. Um Störeinflüssen zu begegnen, verwendet Bluetooth das Frequenzsprungverfahren – Frequency Hopping Spread Spectrum (FHSS) – zur Datenübertragung. Bis zu 1.600-mal in der Sekunde wechselt ein Bluetooth-Gerät die Übertragungsfrequenz, wodurch auch eine Sicherheit gegen Lauschattacken gegeben ist.

Mit Bluetooth lassen sich sowohl Punkt-zu-Punkt-Verbindungen zwischen zwei wie auch Punkt-zu-Mehrpunkt-Verbindungen mit mehreren Teilnehmern realisieren. Bei der Punkt-zu-Mehrpunkt-Variante teilen sich alle Geräte die verfügbare Bandbreite. Eine der Stärken von Bluetooth liegt im flexiblen Protokoll zur Identifikation der angebotenen Dienste, dem Service Discovery Protocol (SDP).

Eine weitere Besonderheit von Bluetooth sind die Service-Profiles. Sie definieren für bestimmte Anwendungen die Kommunikationsabläufe. Beispiele dafür sind unter anderem das Telephony Service Profile, das den Datenfluss für Telephonieanwendungen regelt. Entsprechende Regelwerke existieren auch für Headsets, Dial-Up-Networking, Fax und selbstverständlich für den LAN-Zugriff. Ebenfalls integriert in den Standard sind verschiedene Stufen der Zugangssicherheit.

Bluetooth ist die derzeit wohl flexibelste Technologie zur Kommunikation elektronischer Geräte. Auf Grund seiner Struktur ist es erweiterbar und für reine Anwender ausreichend leicht handhabbar. Ein Nachteil ist die niedrige Übertragungsrate (723 kBit/s), die den Einsatz als Technik für vollwertigen, dauerhaften Netzanschluss noch verhindert.

8. HiperLAN/2 – High Performance Radio Local Area Network

HiperLAN/2 beschränkt sich auf die Beschreibung der unteren beiden Netzwerkschichten des OSI-Schichtenmodells. Ein HiperLAN/2 besteht typischerweise aus mehreren Zugangspunkten (Access Points – AP), die zusammen in einem bestimmten Gebiet die Funkversorgung gewährleisten. In diesen Funkzellen kommunizieren mobile Teilnehmer (Mobile Terminals – MT) mit diesen Zugangspunkten. Dabei wird sowohl ein Centralized Mode (CM) unterstützt, bei dem die mobilen Teilnehmer alle Nutzdaten über die Zugangspunkte übertragen. Im Direct Mode (DM) können die mobilen Teilnehmer, die sich in Funkreichweite zueinander befinden, unter der Kontrolle einer Steuerinstanz (Central Controller – CC) direkt kommunizieren.

HiperLAN/2 arbeitet im 5-GHz-ISM-Band. Es benutzt zur Modulation ein OFDM-(Orthogonal Frequency Division Multiplex-)Verfahren. OFDM erreicht eine hohe Leistungsfähigkeit auch bei dispersiven Kanälen (Verbreiterung des Pulssignals mit der Zeit), wie sie bei Frequenzen im Multigigahertz-Bereich vorliegen. HiperLAN/2 erreicht auf der physischen Übertragungsebene eine Datenrate von 54 MBit/s. Als drahtlose Variante von ATM (Asynchronous Transfer Mode) erreicht es dessen Dienstgüte – Quality of Service (QoS).

HiperLAN/2 arbeitet wie das drahtgebundene ATM verbindungsorientiert. Die logischen Verbindungen müssen vor der Übertragung von Nutzdaten eingerichtet werden und unterstützen alternativ Punkt-zu-Punkt-, Punkt-zu-Mehrpunkt-, und Broadcast-Verbindungen.

F. Zusammenfassung

Die Verknüpfung einzelner Computerkomponenten hin zu hochleistungsfähigen Einzelrechnern und komplexen Computernetzwerken erlaubt einerseits, hochintegrierte Anwendungen zu realisieren, birgt andererseits aber auch zunehmende Risken und Gefahren. Mit den verfügbaren Standardisierungen nach ISO/OSI und IEEE können heute komplexe und integrierte Computernetzwerke verbunden und ausgebaut werden, ohne die Fragen der Zukunftssicherheit zu vernachlässigen.

Je höher automatisiert Systeme sind, umso sensibler reagieren sie auf Ausfälle. Technische Sicherheit im Sinne von Störungen (Einwirkungen von Magnetfeldern, Auswirkungen durch Strahlungen insbesondere im medizinischen Umfeld, Ausfälle von Speichersystemen) und Kommunikation beschäftigen uns heute genauso wie die logische Sicherheit im Umfeld des Internets und Computerviren. Sichere Computernetzwerke setzen dazu nicht nur den angemessenen internen Betrieb voraus, sondern müssen auch Fremdeinwirkungen vorsehen und mit geeigneten Maßnahmen wie Firewalls, Datensicherungen und autonomen Rechnereinheiten entgegenwirken.

Trotzdem wird das Internet nach einer Konsolidierungsphase weiterhin als Kommunikationsplattform und Informationsdrehscheibe wertvolle Dienste leisten. Die Nutzer werden jedoch gelernt haben, dass auch im Internet Daten veraltet und falsch sein können und die Glaubwürdigkeit der Daten geprüft werden muss. Die Endentscheidungen liegen beim Nutzer.

Mit der kabellosen Übertragungstechnik werden neue Anwendungsgebiete in der Kommunikation möglich werden (Medizin, Home Market, Industrie).

IV. Programmierung

A. Ebenen des Softwareeinsatzes

Software wird in Mikroprogramme, Maschinenprogramme, Assemblerprogramme, Betriebssystem-, System- und Übersetzungsprogramme, höhere Programmiersprachen, individualisierte oder Standard-Anwendungsprogramme und in höhere Dienstprogramme und Datenbanken eingeteilt (Abb. IV.1).

Die unterste Ebene bilden die *Mikroprogramme*. Die Notwendigkeit von Mikroprogrammen ergibt sich daraus, dass bei der Ausführung von Befehlen durch Schaltwerke mit wachsender Größe des Befehlssatzes die Komplexität des Schaltwerks stark ansteigt. Daher lohnt es sich, die dem Programmierer zugänglichen Maschinenbefehle intern als Folgen noch einfacherer Befehle, den so genannten Mikrobefehlen, zu realisieren. Bei der Ausführung eines Mikrobefehls sendet die interpretierende Einheit, das *Mikroprogrammsteuerwerk*, die entsprechenden Steuersignale an die verschiedenen Schaltwerke. Typische Mikrobefehle befassen sich unter anderem mit dem Transport von Bitgruppen über interne Verbindungsleitungen oder der Aktivierung einer Operation des Rechenwerks.

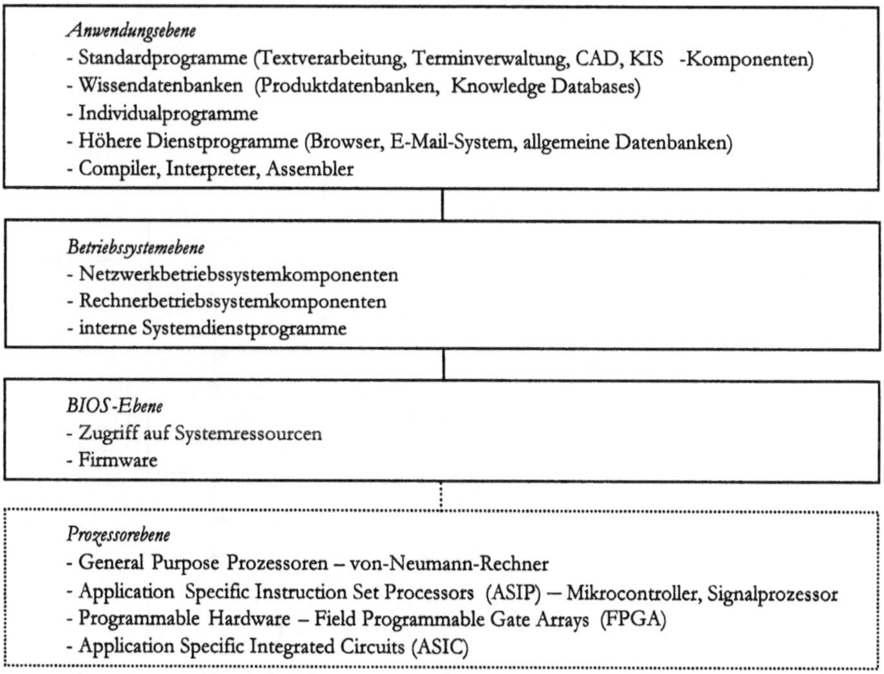

Anwendungsebene
- Standardprogramme (Textverarbeitung, Terminverwaltung, CAD, KIS -Komponenten)
- Wissendatenbanken (Produktdatenbanken, Knowledge Databases)
- Individualprogramme
- Höhere Dienstprogramme (Browser, E-Mail-System, allgemeine Datenbanken)
- Compiler, Interpreter, Assembler

Betriebssystemebene
- Netzwerkbetriebssystemkomponenten
- Rechnerbetriebssystemkomponenten
- interne Systemdienstprogramme

BIOS-Ebene
- Zugriff auf Systemressourcen
- Firmware

Prozessorebene
- General Purpose Prozessoren – von-Neumann-Rechner
- Application Specific Instruction Set Processors (ASIP) – Mikrocontroller, Signalprozessor
- Programmable Hardware – Field Programmable Gate Arrays (FPGA)
- Application Specific Integrated Circuits (ASIC)

Abbildung IV.1 Grobstruktur der Einteilung von Software im Computer

Mikroprogrammierung erlaubt die flexible Gestaltung komplexer Befehlssätze und hat sich bei vielen Prozessoren durchgesetzt, wie zum Beispiel bei den gängigen CPUs der Intel- und der Motorola-Reihe.

Die Ebene der *Maschinenprogramme* soll dem Programmierer die Programmierung möglichst direkt vom Prozessor verarbeitbarer Befehle erlauben. Typische Maschinenbefehle sind die Addition des Inhalts zweier Speicherzellen oder bedingte Sprungbefehle. In den ersten Rechnergenerationen wurden die Befehle dieser Ebene direkt durch die Hardware ausgeführt. Aus diesem historischen Grund nennt man die Befehlsätze dieser Ebene immer noch Maschinensprachen, spricht aber manchmal von „konventionellen Maschinensprachen", um sie von den Mikroprogrammbefehlssätzen, der eigentlichen *Maschinen*sprache eines mikroprogrammierten Prozessors, zu unterscheiden.

Die durch das Leitwerk interpretierten Maschinensprachbefehle liegen in binär codierter Form, also als Bitgruppen, vor. Zur einfacheren Bearbeitung wurden symbolische Maschinensprachen entwickelt, so genannte *Assemblersprachen*. Diese erlauben das Ansprechen von Befehlen und Speicherzellen mit Hilfe von Kürzeln (*Mnemonics*) und symbolischen Bezeichnungen (Variablennamen) für Speicherzellen. Assemblersprachen sind daher im Wesentlichen eine bequemere Notation von Maschinensprachen.

Bei der *Betriebssystem-* und *Systemprogrammebene* handelt es sich um eine noch weitergehende Abstraktion von der vorhandenen Hardware der jeweiligen Rechnerfamilie. Konzepte dieser Ebene im Vergleich zu den vorherigen Ebenen sind vor allem:

– virtuelle Speicher, die von dem physikalisch vorhandenen Speicher abstrahieren;

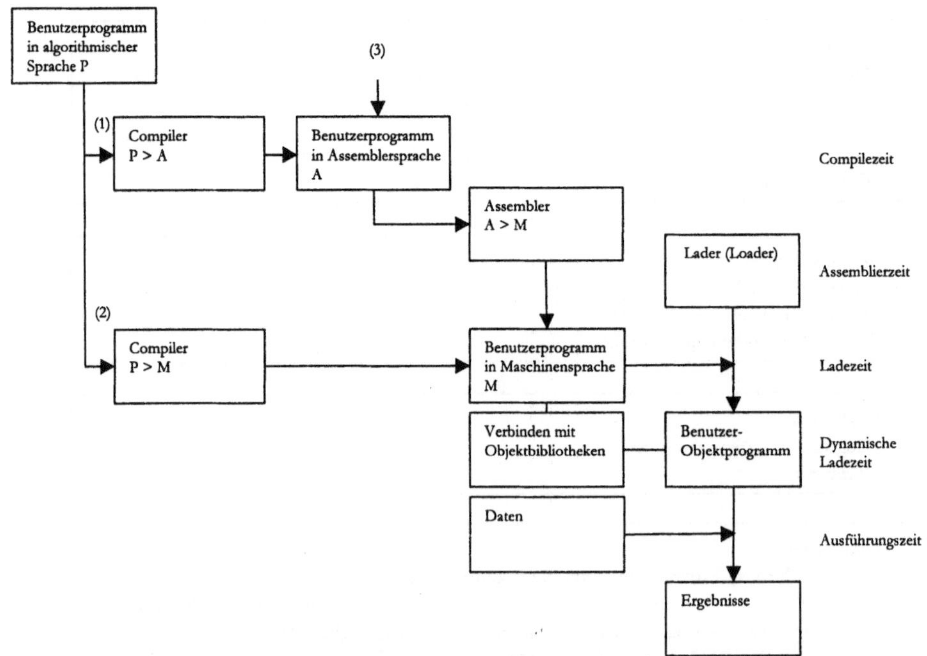

Abbildung IV.2 Übersetzung von Programmen in algorithmischen Sprachen mit Einsatz des Assemblers *(1)*, ohne Einsatz des Assemblers *(2)* und Übersetzung von Programmen in der Assemblersprache in Maschinensprache *(3)*.
P – Programmiersprache, *A* – Assembler, *M* – Maschinencode, „>" – wird übersetzt in

- Dateisysteme zur strukturierten Speicherung und Ein-/Ausgabe von Programmen und Daten;
- Prozesse, welche Aufträge an das Rechensystem darstellen, die teilweise gleichzeitig oder überlappend bearbeitet werden können.

Betriebssysteme und Systemprogramme werden wiederum unterteilt in:

- Steuerprogramme. Diese steuern den Ablauf eines Programms und das Zusammenwirken der Zentraleinheit mit der Peripherie.
- Dienstprogramme (Hilfsprogramme, Utilities). Dienstprogramme sind für den benutzerfreundlichen Betrieb einer Datenverarbeitungsanlage notwendig. Beispiele für Dienstprogramme sind zum Beispiel Editoren zum Erstellen eines Programms, Dateiverwaltungsprogramme, Datensicherungsprogramme und andere.
- Übersetzungsprogramme. Übersetzungsprogramme dienen zum Übersetzen eines in einer Programmiersprache geschriebenen Programms in einen Befehlscode, der vom Computer verarbeitet werden kann (Maschinensprache). Übersetzungsprogramme sind Assembler, Compiler und Interpreter.

In einer noch weitergehenden Abstraktion erlauben *höhere Programmiersprachen* wie Modula-2, C, C++, Java das Schreiben von Programmen, die auf unterschiedlichen Rechnern effizient ausgeführt werden können. Dies wird durch *maschinenunabhängige* Kontrollstrukturen, Datentypen und Operationen erreicht. Diese Sprachen stellen mithin abstrakte Berechnungsmodelle dar, in denen maschinenunabhängige Algorithmen zur Lösung von Problemen formuliert werden können. Die in höheren, algorithmischen Programmiersprachen entwickelten Programme müssen vor der Ausführung mit Hilfe von Übersetzungsprogrammen, den Compilern oder Interpretern, in Maschinensprache übersetzt werden (Abb. IV.2).

Die oberste Ebene bilden die *Anwendungsprogramme, höhere Dienstprogramme und Datenbanken.* Anwendungsprogramme sind Software, die entweder neu erstellt oder von einem Softwarehersteller zur Lösung einer ganz bestimmten Aufgabenstellung bezogen wurde. Beispiele für Anwenderprogramme sind Programme für Textverarbeitung, Kalkulation, Finanzbuchhaltung oder eine für eine spezifische Problemstellung individuell angefertigte Software zum Beispiel zur Auswertung physikalischer Messwerte oder zur Steuerung eines Fahrzeugs. Höhere Dienstprogramme wie Browser, intelligente Suchmaschinen und E-Mail-Systeme sowie zentrale Datenverwaltungssysteme wie Datenbanken komplettierten die Software der obersten Rechnerebene.

B. Programmübersetzung in Maschinencode

Software ist eine endliche Anzahl von Maschinenbefehlen, die im von-Neumann-Zyklus abgearbeitet werden. Diese Befehle werden aber nicht in den vom Prozessor verstandenen „0"- und „1"-Bit-Befehlsformaten programmiert. Die Programmierung erfolgt durch die Erstellung eines Programmcodes (*Quellcode, Source Code*) in einer bestimmten Programmiersprache in einem dafür vorgesehenen Programm, dem *Editor.* Der erstellte Programmcode ist auf einem Computer noch nicht lauffähig, sondern muss in genau die Befehlscodes (Maschinencode) übersetzt werden, die der Prozessor des Computers ausführen kann. Dazu bedient man sich im Weiteren der Übersetzungsprogramme.

> Vereinfacht kann man sagen, dass jeder Befehl eines Programmcodes in mindestens einen Befehl eines Maschinencodes übersetzt wird, der dann ausgeführt werden kann.

Zum Verständnis der Abläufe im Rechner ist die Aufbereitung der Befehle und der zur Berechnung anstehenden Werte für die Bearbeitung im Prozessor erforderlich. Als Beispiel dienen CPUs vom Typ Pentium oder AMD K7/Athlon im einfachen 16-Bit-Programmiermodell – worauf für die grundsätzliche, exemplarische Erklärung zurückgriffen wird.

Das BIOS stellt ebenso wie ein Betriebssystem Funktionen für die elementare Kommunikation mit dem System zur Verfügung. Die Befehle eines Programmcodes bauen letztendlich auf genau diesen Funktionen auf beziehungsweise werden bei der Übersetzung in den ausführbaren Maschinencode in diese Funktionen transformiert. Somit sind die ausführbaren Maschinencodes auch nur auf den dafür vorgesehenen Prozessoren lauffähig.

BIOS- und Betriebssystemfunktionen können über APIs bzw. Interrupts aufgerufen werden. Jeder Interrupt hat dazu eine bestimmte Nummer. Bei seinem Aufruf verzweigt das Programm zum Programmcode der Funktion, führt diese aus und springt danach ins aufrufende Programm zurück. Für die Befehlsausführung sind drei wesentliche Punkte zu beachten.

- Die Befehle der Interrupt-Routine gehen davon aus, dass in den Registern der CPU (Abb. IV.3) korrekte Daten vorhanden sind: „Der Computer tut nicht mehr, als Sie ihm sagen, aber auch nicht weniger."
- Vor der Befehlsabarbeitung sind daher die aktuellen Systemzustände zu sichern. Dazu werden die Registerinhalte auf einen speziellen Speicherbereich, den Stapelspeicher (*Stack*), gelegt. Dieser Speicher arbeitet nach dem LIFO-Prinzip (Last In First Out). So können mehrere Funktionsaufrufe und Ausführungen hintereinander erfolgen, denn die jeweils aktuellen Registerinhalte werden auf den Stack gelegt.
- Nach Beendigung der Interrupt-Routine sind die ursprünglichen Systemzustände wieder herzustellen, das heißt, die letztgespeicherten Werte am Stack werden wieder in die Register zurückgeladen. Diese Aufgaben werden teilweise noch vom Betriebssystem oder den Interrupt-Routinen selbst übernommen, hängen aber letztendlich bereits vom BIOS beziehungsweise Betriebssystem ab. Der Programmierer hat diese jedenfalls zu überprüfen, wenn er sich auf diese sehr „niedere" Ebene der Programmierung begibt.

Elementare BIOS- und Betriebssystemfunktionen werden über die Nummer des Interrupts aufgerufen. Jede Funktion benötigt dazu Daten für die Bearbeitung. Es wird erwartet, dass diese Daten zum Zeitpunkt des Aufrufs in den Registern bereitstehen. Im Folgenden einige Beispiele.

- INT 10H: Aufruf der BIOS-Bildschirmfunktion (Grafikkarte).
- INT 12H: Feststellung der Größe des RAM.
- INT 14H: Funktionen zur asynchronen Kommunikation (COM1 bis COM4).

	15 8	7 0	Bitnummer	
AX	AH	AL	Akkumulator	Multiplikation, Division, IO, Schieben
BX	CH	BL	Basisregister	Zeiger Basisadresse im Datensegment
CX	XH	CL	Zählregister	Wiederholen, Verschieben, Rotieren
DX	DH	DL	Datenregister	Multiplikation, Division, IO

Abbildung IV.3 Schematische Darstellung von 16-Bit-Allzweckregistern.
Das *AX*-Register z.B. setzt sich aus den beiden 8-Bit Registerteilen *AH* und *AL* (H = High), (L = Low) zusammen

- INT 17H: Druckerfunktionen.
- INT 1AH: Abfrage der Uhrzeit.
- INT 21H: DOS-Interrupt. Führt den DOS-Interrupt aus, der die in Register A gespeicherte Befehlsnummer unter Beziehung der Daten in den Registern C und D ausführt. Im Regelfall greift der Programmierer über die Betriebssystems-Interrupts auf das System zu (und nicht über die BIOS-Funktionen), da diese meist auch das Stack-Handling übernehmen.

Beispiel: Ausgabe eines ASCII-codierten Zeichens auf dem Bildschirm in Assemblercodierung.

```
MOV DL, zeichen      ; Auszugebendes Zeichen in Register DL
MOV AH, 02           ; 02=Fktsnr. Zeichenausgabe, in Register AH
INT 21H              ; DOS-Funktionsinterrupt
```

Beispiel: Setzen des Systemdatums in Pseudoassemblercodierung.

```
AH  2BH              ; Index für Setze Datum
CX  Jahr             ; Einfügen der Jahreszahl (1980 ... 2099)
DH  Monat            ; Monat 1..12 in Register DH
DL  Tag              ; Tag 1..31 in Register DL
RET AL  00H          ; 00=ok in Register AL und return
    0FFH             ; Fehler sonst
```

Nun in Assemblercodierung:

```
MOV AH, 2BH          ; Funktionsnummer für Datum setzen in AH
MOV CX, 2010         ; Setze Jahreszahl=2010 in Register CX
MOV DH, 10           ; Monat Oktober=10 in Register DH
MOV DL, 1            ; Tag=1 in Register DL
INT 21H              ; Interrupt 21H durchführen
OR  AL,AL            ; prüfe Rückgabe
JNZ ERROR            ; verzweige, falls Wert nicht Null
```

Beispiel: Setzen des Systemdatums in der Programmiersprache C.

```
#include <stdio.h>          /* Einbinden Bibliothek Ein-/Ausgabe */
#include <dos.h>            /* Einbinden Bibliothek Interrupts   */
UNION REGS inreg, outreg;   /* globale Register Deklaration      */
int main (void)             /* Start Hauptprogramm, Num. Rückgabe*/
{inreg.h.ah = 0x2b;         /* Funktionsnummer fuer: Setze Datum */
 inreg.x.cx = 2010;         /* Jahr 2010                         */
 inreg.h.dh = 10;           /* Monat Oktober                     */
 inreg.h.dl = 1;            /* der 1.                            */
 intdos(&inreg,&outreg);    /* Durchführen DOS Interrupt         */
 if (outreg.x.cflag)        /* Überprüfe Flag für den Fehlerfall */
 { printf („ Carry \n");
   return 1;
 }
 else return 0;
} /* end main */
```

Die Beispiele zeigen relativ gut lesbare Anweisungen, die sich aber noch nicht in Maschinencode (also „0"- und „1"-Darstellung des von der CPU verstandenen Instruktionssatzes) befinden. Die Anweisungen müssen daher vor der Ausführung noch in den Instruktionssatz des Prozessors (Maschinencode) übersetzt werden.

Man unterscheidet zwischen Übersetzungsprogrammen für maschinenorientierte Programmiersprachen (prozessororientierte Programmiersprachen), dem Assembler, und

Übersetzungsprogrammen für problemorientierte Programmiersprachen („Höhere" Programmiersprachen, prozessorunabhängig), den Compilern und Interpretern (Abb. IV.4).

1. Assembler

Bei einer maschinenorientierten Programmiersprache wird der Quellcode mit dem Hilfsprogramm „Editor" in mnemotechnischer Schreibweise geschrieben und dann mit dem Übersetzungsprogramm Assembler in den Maschinencode übersetzt. Die Assembler-Übersetzung erfolgt 1:1, d.h., aus jeder Anweisung im mnemotechnischen Code resultiert genau eine Anweisung im Maschinencode, Makro-Befehle ausgenommen. Oft bezeichnet man auch das mnemotechnische Codieren selbst mit Assembler-Programmierung. Assembler-Programme sind schwieriger zu erstellen als Programme in einer höheren Programmiersprache. Je nach Prozessorfamilie werden die in Assemblerbefehlen dargestellten Befehle an die CPU unterschiedlich codiert, um dann vom prozessorspezifischen Assembler übersetzt und an den Prozessor weitergeleitet zu werden.

Der Vorteil liegt aber in der meist kürzeren Programm-Laufzeit, da beim Programmieren die Möglichkeiten des Prozessors optimal genutzt werden können und im geringeren Speicherbedarf des übersetzten Programms. Ein wesentlicher Nachteil besteht darin, dass die Programme nicht auf Computer mit anderen Prozessortypen übertragen werden können, was mit höheren Programmiersprachen im Prinzip möglich ist.

In der Praxis verwendet man die Assemblerprogrammierung auch heute noch in der Schnittstellenprogrammierung und für Laufzeitoptimierungen.

2. Compiler, Linker, Interpreter und Debugger

Bei einer höheren Programmiersprache steht nicht der Prozessor, sondern das Problem im Vordergrund. Dementsprechend sind die Befehle mit umgangssprachlicheren (meist englischen) Bezeichnungen in Klarsprache festgelegt. Die Übersetzung erfolgt 1:n, d.h., aus einer Anweisung im Programmcode entstehen n Anweisungen im maschinen-*orientierten* Code (Object Code), die dann im Weiteren in den ausführbaren Code übersetzt werden.

Bei den Übersetzungsprogrammen für höhere Programmiersprachen ist zu unterscheiden zwischen Compilern und Interpretern.

Der *Compiler* übersetzt den gesamten Quellcode in den Maschinencode in vier Schritten:

- *Lexikalische Analyse* (Scanning): Erkennen der für die Übersetzung relevanten Schlüsselwörter und eliminieren der Kommentare.
- *Syntaktische Analyse*: Erkennen der Anweisungsanordnungen anhand der für die Programmiersprache gültigen Grammatik gemäß dem Syntaxbaum der Programmiersprache. Der Aufbau jeder Programmiersprache erfolgt anhand einer eindeutig definierten Grammatik. Für den interessierten Leser sei hier besonders auf die Bedeutung der (kontextfreien) Grammatiken hingewiesen. Der Aufbau der Grammatik definiert (vereinfacht), wie viele Wörter eines Programmcodes der Compiler vorausschauend *(Look Ahead)* höchstens lesen muss, um eindeutig den nächsten Analyseschritt entscheiden zu können. Wenn bereits mit dem nächsten Wort ($k = 1$)

eindeutig bestimmt werden kann, was der nächste Analyseschritt ergeben muss (zum Beispiel muss in der Programmiersprache C nach dem Schlüsselwort `main` eine „(" folgen), kann der Compiler sofort erkennen, ob zum Beispiel eine fehlerhafte Aneinanderreihung von Schlüsselwörtern vorliegt oder nicht. Man unterscheidet dazu die linksrekursiven Grammatiken und rechtsrekursiven Grammatiken (LL(k), LR(k)).

- *Semantische Analyse*: Erkennung, ob die Zuweisungen und Speicherzuordnungen inhaltlich richtig sind, also von den Datentypen her kompatibel sind. Mehr kann der Compiler an dieser Stelle nicht prüfen.
- *Codeerzeugung* und *Codeoptimierung*: Erstellen des Maschinencodes, wobei der Compiler bereits Codeoptimierungen durchführen kann. Es sei hier darauf hingewiesen, dass im Regelfall der Compiler nur relative Adressen für die Speicherbelegungen generiert.

Der Quellcode wird im Editor erstellt und gespeichert. Beim Übersetzen werden Syntaxfehler, d.h., Verstöße gegen die festgelegte grammatikalische Schreibweise der Befehle und teilweise auch Semantikfehler, das sind logische Datentypfehler, festgestellt, ausgegeben, und die Übersetzung abgebrochen. Nach der Fehlerbehebung im Quellcode muss das ganze Programm neu übersetzt (kompiliert) werden. Die Fehlerbehebung kann bei Compilern und Editoren mit geringerem Komfort sehr langwierig werden.

Im ersten fehlerfreien Übersetzungsschritt erzeugt der Compiler den so genannten Objektcode. Wenn ein Programm Teile aus in anderen Programmen vorhandenen Funktionen, die auch bereits in Objektcodes vorliegen, nutzen will (Bibliotheken, Libraries), müssen diese Objektcodes miteinander verbunden werden. Mit dem Binder-Programm (*Linker*) werden diese Programmteile verbunden und zu einem ausführbaren Programm übersetzt. Weitere Informationen dazu in Kap. VI.

Man versucht, oft wiederkehrende Module in Software-Bibliotheken (Libraries) abzulegen und auf Bedarf wieder zu verwenden. In der Regel bindet man in jedem Programm Funktionen aus Bibliotheken ein (zum Beispiel für die Ein- und Ausgabe).

Änderungen, Korrekturen und Erweiterungen des lauffähigen Programms sind somit nur möglich, wenn der Quellcode zur Verfügung steht. Dasselbe gilt für Änderungen von Funktionen, die in einer Bibliothek vorliegen.

Die komfortable Fehlersuche wird durch Einsatz des Debuggers unterstützt. Während ohne Debuggereinsatz nur mit Ausdrucken von Variableninhalten der Programmzustand gezeigt werden kann, unterstützt der Debugger, dass bestimmte Variableninhalte an bestimmten Programmstellen oder auch der gesamte Speicherinhalt während des Programmablaufs gezeigt werden und dadurch eine komfortable Fehlersuche möglich ist.

Die Vorteile von kompilierbaren Programmen liegen vor allem in der komfortablen Programmiersprache und in der kurzen Programmlaufzeit, verglichen mit Interpreter-Programmen, da alle Befehle bereits in den Maschinencode übersetzt wurden, wenn sie zur Ausführung gebracht werden.

Beim *Interpreter* wird beim Programmlauf der Quellcode zeilenweise übersetzt und diese Übersetzung sofort ausgeführt (interpretiert). Die Übersetzung, der Maschinencode, wird nach der Ausführung der Zeile „vergessen". Das trifft auch für Programmzeilen zu, die in einer Schleife mehrmals durchlaufen werden. Somit ergeben sich beim Interpreter längere Programmlaufzeiten als beim Compiler. Der Vorteil des Interpreters liegt vor allem in der bequemeren Programmerstellung und Fehlerbehebung. Für das Erstellen des Programms stehen in einer Interpreter-Sprache Edit-Funktionen zur Verfügung, wenn auch meist einfacher Art. Interpretierte Sprachen sind z.B. einige Sprachen der künstlichen Intelligenz oder aber HTML.

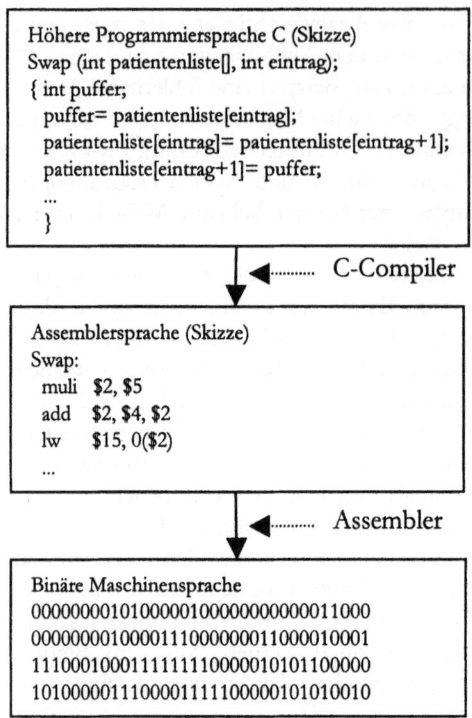

Abbildung IV.4 Erzeugen des binären Maschinencodes aus einem C-Programm unter Einbindung einer Zwischenübersetzung mit Assembler

Durch die Wahl der Programmiersprache ist man in der Regel bereits auf Compiler oder Interpreter festgelegt.

C. Höhere Programmiersprachen

Weltweit existieren mehrere hundert Programmiersprachen mit mehr oder weniger unterschiedlichen Einsatzgebieten. Höhere Programmiersprachen zielen darauf ab, problemorientierte Befehle anzubieten und für die Programmierung in mitgelieferten Funktionenbibliotheken fertig programmierte Funktionen zur Verfügung zu stellen. Die Bibliotheken werden meist als Black-box-Systeme eingebunden, d.h., für die Programmierung existieren klar definierte Schnittstellen für die Datenübergabe (Ein- und Ausgabe), die konkrete Programmierung des Funktionencodes ist nicht bekannt. Insgesamt bietet dann die Programmiersprache Befehle und Funktionen für eine bestimmte Klasse von Problemstellungen, zum Beispiel *mathematisch-wissenschaftliche* Aufgaben, *kommerzielle* oder moderne *internetorientierte* Aufgabenstellungen. Während mathematisch orientierte Programmiersprachen Funktionenbibliotheken mit ausgeprägten mathematischen und statistischen Funktionen und oft auch deren graphischen Darstellung anbieten, umfassen zum Beispiel kommerziell orientierte Programmiersprachen vorwiegend Funktionen für das Handling komplexer Datensatzstrukturen. Allgemeine Programmiersprachen versuchen einen guten Mix aus den wichtigsten Grundfunktionen aller Bereiche mitzuliefern.

Ein einfaches Beispiel ist die Ansteuerung des Bildschirmes. Niemand möchte sich heute mehr, außer in Ausnahmefällen, programmtechnisch damit beschäftigen, wie die Daten wirklich am Bildschirm ausgegeben werden. Dazu sollte es Standardfunktionen geben, die in einer höheren Programmiersprache in einer Bibliothek zur Verfügung stehen. In der Programmiersprache C ist dies, vereinfacht, die Bibliothek für die Standard-Ein- und Ausgabefunktionen, die für den Compiler durch die Header-Datei *stdio.h* bekannt gemacht und durch den Linker in das Programm eingebunden werden. Beispiel: `#include <stdio.h>`.

Nachdem die Bibliothek eingebunden ist, können die Funktionen (Befehle) wie zum Beispiel `printf` verwendet werden.

Die folgende Aufzählung kann nur einen Überblick über höhere Programmiersprachen geben (Abb. IV.5):

FORTRAN (*For*mular *Tran*slator). Entstand 1950. Ist zur Zeit noch die bedeutendste Sprache für technisch-wissenschaftliche Anwendungen, aber auf Mikrocomputern nur wenig verbreitet. Frühzeitige Standardisierung (FORTRAN IV und FORTRAN 77, aktuell FORTRAN 90 und 95).

COBOL (Common Business Oriented Language). Entstand 1959. Mitinitiator: US-Verteidigungsministerium. Zur Zeit noch eine bedeutende Sprache für kommerzielle Anwendungen. Auf PCs wegen des großen Sprachumfangs kaum oder nur in Subsets vertreten.

ALGOL (Algorithmic Language). Entstand 1960 an der damaligen Technischen Hochschule München für technisch-wissenschaftliche Anwendungen. ALGOL gilt als „Mutter" der modernen Sprachen Pascal, Ada und Modula 2.

PL/1 (Programming Language 1). 1963 von IBM als Universalsprache für technisch-wissenschaftliche und kommerzielle Aufgaben entwickelt. Konnte aber FORTRAN und COBOL nicht verdrängen. Wegen des großen Sprachumfanges ist PL/1 auf PCs praktisch nicht vertreten.

BASIC (Beginners All-Purpose Symbolic Instruction Code). 1962 als einfach erlernbare Sprache in Dartmouth, USA, entwickelt. Gewisse Verwandtschaft mit FORTRAN. BASIC dürfte wegen seiner Lauffähigkeit auf Mikrocomputern derzeit die am weitesten verbreitete Programmiersprache der Welt sein. BASIC eignet sich mit Einschränkungen sowohl für technisch-wissenschaftliche als auch für kommerzielle Anwendungen. Die erst spät einsetzenden Standardisierungsbemühungen konnten den Wildwuchs an BASIC-Dialekten nicht mehr eindämmen. Eine Übertragbarkeit der BASIC-Programme ist bei unterschiedlichen Dialekten nur mit großen Einschränkungen gegeben. Ein Nachteil sind die mangelhaften Strukturierungsmöglichkeiten. So führt beispielsweise die ungezügelte Verwendung des Sprungbefehls GOTO zu nicht durchschaubaren Programmen. Längst veraltete BASIC-Interpreter sind MSBASIC, GWBASIC und ähnliche. Modernere Varianten (die häufig Compiler sind) wie QuickBasic, Qbasic, Power-Basic besitzen Strukturierungsmöglichkeiten und sonstige Merkmale (keine Zeilennummern, Blockstruktur möglich, Prozeduren und Funktionen mit lokalen Variablen, Rekursionen usw.), die denen von Pascal nicht viel nachstehen und in Einzelfällen sogar vorteilhafter sind. Durch die Windows-Varianten Visual Basic (VB) und Visual Basic for Application (VBA, Makrosprache für Windows-Anwendungen), beide von Microsoft, hat Basic ab etwas 1995 eine bemerkenswerte Renaissance erlebt. Mit VB bzw. VBA können wesentlich einfacher Windows-Anwendungen entwickelt werden als z.B. mit C++.

Pascal. Von Prof. Wirth (ETH Zürich) 1972 vorgestellte Sprache. Obwohl ursprünglich nur als Ausbildungssprache konzipiert, hat sich Pascal relativ schnell durchgesetzt, überwiegend im Ausbildungsbereich und im technisch-wissenschaftlichen Bereich. Pascal gilt als die Mustersprache für strukturiertes Programmieren. Neben dem standardisierten Pascal entstehen mehrere Dialekte. Einige Beispiele: Pascal/Z, OMSI-Pascal, UCSD-Pascal, Quick-Pascal (Microsoft) und Turbo-Pascal (Borland).

Für die Entwicklung von Windows-Anwendungen wurde von Borland um 1993 „Pascal for Windows" auf den Markt gebracht, das sich aber wegen der Komplexität nicht durchsetzen konnte. 1995 bringt Borland *Delphi*, das ähnlich wie Visual Basic eine relativ komfortable Entwicklung von Pascal-Programmen für Windows ermöglicht. Delphi ist im Gegensatz zu Visual Basic ein echter Compiler. Dennoch bleibt abzuwarten, ob sich Delphi gegenüber der starken Verbreitung von Visual Basic durchsetzen kann. Delphi ist kein Ersatz für Pascal, sondern setzt fast den gesamten Sprachumfang von Turbo-Pascal voraus.

Ada. Die nach Auguste Ada Byron benannte Universalsprache wurde 1980 vorgestellt. Wie auch COBOL wurde Ada vom US-Verteidigungsministerium initiiert. Die Sprache ist von Anfang an standardisiert worden, ist sehr umfangreich und enthält viele Elemente von Pascal.

Modula 2. Von Professor Wirth Anfang der 80er Jahre vorgestellte Nachfolger-Sprache zu Pascal. Sie soll wegen der Kompaktheit, im Gegensatz zu Ada, auch als Universalsprache für kleinere Computer geeignet sein. Modula 2 ist sehr restriktiv, die Sprache hat sich nicht durchgesetzt.

C. C wurde von den Bell-Laboratorien in Verbindung mit dem Betriebssystem UNIX entwickelt. C ist eine sehr leistungsfähige (und anspruchsvolle) Mischung aus einer maschinenorientierten und einer problemorientierten Programmiersprache und dennoch weitestgehend prozessorunabhängig. Bei der Systemprogrammierung (zum Beispiel Entwicklung von Betriebssystemen und Compilern) wird die Sprache C zunehmend als Ersatz für Assembler verwendet. Compiler stehen für praktisch alle Rechnertypen zur Verfügung, vom PC bis zu Großrechner.

Nachfolgend noch eine kleine Aufzählung weiterer Programmiersprachen:

- APL: Internetsprache für universelle Anwendung. Besonders für die Behandlung von Feldern (Matrizen) geeignet.
- PILOT: Einfache Schulsprache, einfacher als BASIC.
- LISP: Für „künstliche Intelligenz" (Artificial Intelligence).
- PROLOG: Für „künstliche Intelligenz".
- COMAL: BASIC mit Pascal-Eigenschaften.
- RPG: Programm-Generator für kommerzielle Aufgaben mit einer starren Programmstruktur.
- FORTH: Für Prozesssteuerung.
- EXAPT: Für Werkzeugmaschinensteuerung.
- PCL: Page Control Language, Seitenbeschreibungssprache von Hewlett & Packard (HP) (Druckersprache).
- ESC/P: Druckersprache (statisch) von Epson.
- Prescribe: Druckersprache von Kyocera.
- HP/GL: Graphic Language. Plottersprache von HP.

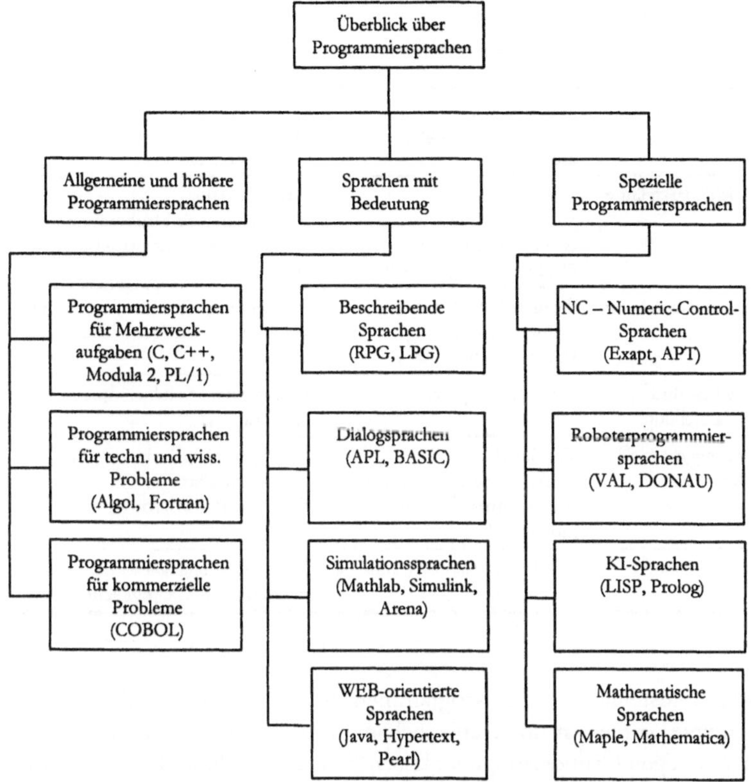

Abbildung IV.5 Übersicht über ausgewählte Programmiersprachen

- PostScript: Programmierbare Seitenbeschreibungssprache von Adobe.
- Java: Interpreter für die Entwicklung von kleinen Internet-Anwendungen (Applets).
- JavaScript: Interpreter für Quelltext in HTML-Seiten. Von Browserhersteller Netscape entwickelt.

D. Strukturierte Programmierung

Die Programmierung sollte auf Basis einer vorliegenden Leistungsbeschreibung (Pflichtenheft, Spezifikation, Aufgabenbeschreibung) erfolgen. Sie ist ein iterativer, bis zu einem gewissen Grad selbstständiger Prozess, der sich im Rahmen der Vorgaben der Anforderungsbeschreibungen und des Vorgehensmodells bewegen muss. Der Programmierung vorangestellt sind dabei die Beschreibung des Programms (Tabelle IV.1) und der technische Entwurf der zu programmierenden Module und Funktionen.

1. Struktogramme und Flussdiagramme

Struktogramme dienen dazu, aus der formulierten Aufgabenstellung erste strukturierte Abläufe abzuleiten. Für Struktogramme wurde dazu die Norm DIN 66 261 geschaffen.

Tabelle IV.1 Beschreibungsmöglichkeiten für Programme

Darstellungsart	Anwendungsbereich	Vorteile	Nachteile
Stilisierte Prosa	Übersichts- und Detaildarstellung	verständlich, sprachenunabhängig, ergänzbar.	unübersichtlich, keine Struktur, Mehrdeutigkeit.
Ablaufdiagramm	Übersichtsdarstellung	anschaulich, gute Darstellung von Kontrollstrukturen (2-dimensional).	Nur Steuerfluss. Kein Zwang für Struktur, kann zu unklaren Programmstrukturen führen.
Struktogramm	Übersichtsdarstellung	Wenige Ablaufstrukturen. Fördert einfache Programmstrukturen.	Weniger klar als Ablaufdiagramme. Änderungen weniger leicht einbaubar.
Algorithmische Beschreibung	Übersichts- und Detaildarstellung	Flexibel und präzise.	Linear, unanschaulich, Sprachenspezifisch.
Formalisierte Spezifikationssprachen	Nur für enge Problemfelder vorhanden	Verifizierbar. Codegenerierung aus formaler Aufgabenbeschreibung möglich.	Für allgemeine Problemstellungen nicht verfügbar. Sprache muss erlernt werden.
Programmiersprache	Detaildarstellung	Größte Präzision, unmittelbar ausführbar.	Sprachabhängig, alle Details müssen berücksichtigt sein.

Über die wichtigsten Bausteine von Struktogrammen besteht Konsens (Abb. IV.6), weniger häufige Elemente werden in unterschiedlichen Ausprägungen benutzt. Struktogramme bestehen aus wenigen Grundelementen, lassen sich schachteln und beziehen viel von ihrer Ausdruckskraft aus ihrer hierarchischen Organisation. Der wichtigste Gedanke bei Struktogrammen ist die Einschränkung auf einen einzigen Eingangsvektor (Eingangsvariablen) und einen einzigen Ausgangsvektor (Ausgangsvariablen) pro Struktogramm-Element.

Anweisung. Einfache Anweisungen werden in rechteckige Kästen gesetzt. Diese Art von Struktogramm ist nicht geschachtelt. Der Formalismus der Anweisungen selbst ist nicht fixiert.

Sequenz. Lineare Abfolgen werden durch lückenloses Untereinandersetzen von Struktogrammen (Anweisungen) ausgedrückt. Hier wird zuerst Struktogramm (Anweisung) A, dann Struktogramm (Anweisung) B durchlaufen. Beide Struktogramme können selbst wieder einfache Anweisungen oder auch beliebig kompliziert sein.

Entscheidung. Die Bedingung regelt, welches der beiden untergeordneten Struktogramme ausgeführt wird. Das jeweils andere wird nicht durchlaufen. Üblicherweise steht der „Ja"-Fall auf der linken Seite.

Wiederholungen. Struktogramme kennen zwei ähnliche Ausdrucksmittel für Wiederholungen. Die „abweisende Schleife": Solange die angegebene Bedingung erfüllt ist, wird das eingebettete Unter-Struktogramm ausgeführt. Die Schleife heißt „abweisend", weil schon *vor* dem ersten Schleifeneintritt die Bedingung überprüft wird. Möglicherweise wird der Schleifenrumpf überhaupt nicht durchlaufen (while, for Schleifen). Die „annehmende Schleife": Das eingebettete Unter-Struktogramm wird ausgeführt, bis die angegebene Bedingung erfüllt ist. Die Schleife heißt „annehmend", weil erst *nach* dem ersten Schleifendurchlauf die Bedingung zum ersten Mal überprüft wird. Der Schleifenrumpf wird in jedem Fall mindestens einmal durchlaufen. (repeat, do-while Schleifen).

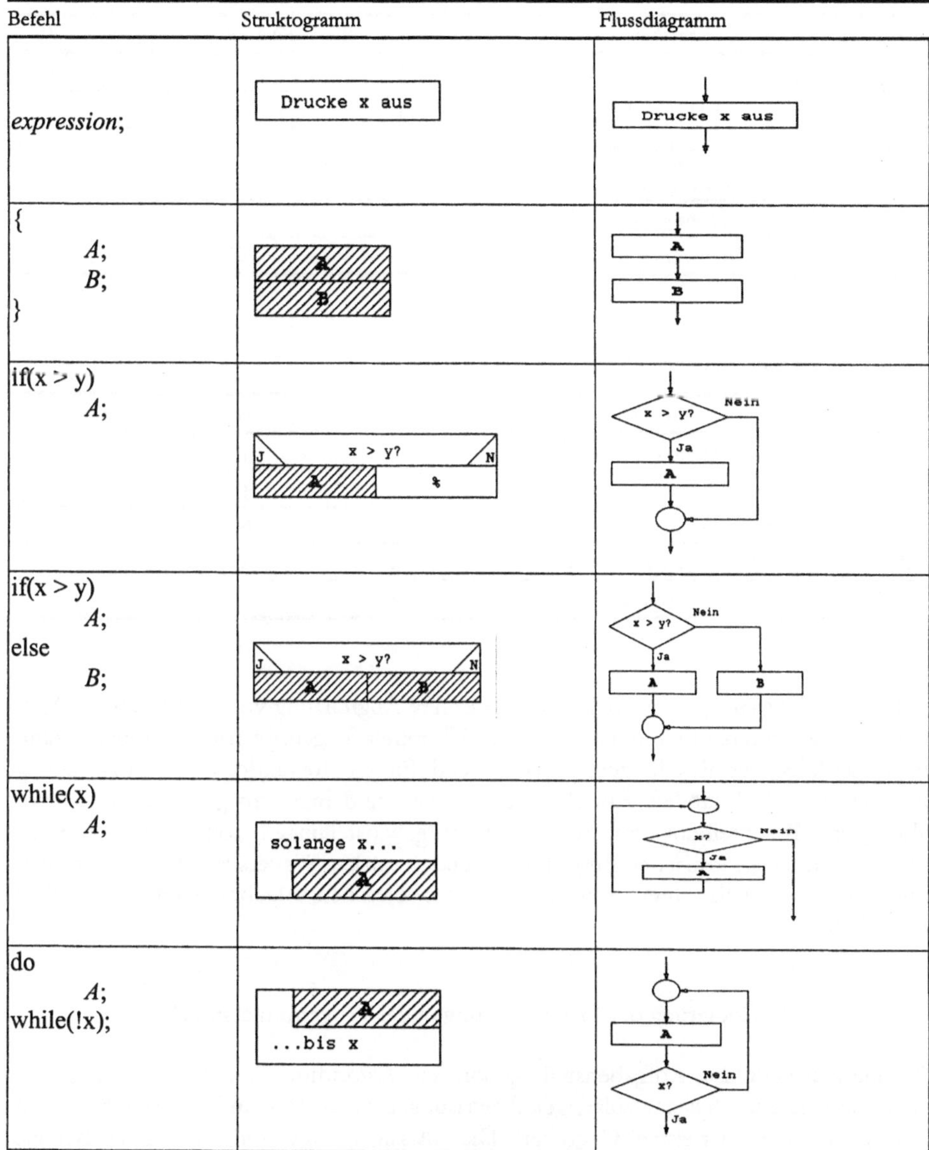

Abbildung IV.6 Vergleich von Struktogrammen und Flussdiagrammen

2. Komplexe Bedingungen

Für die Darstellung komplexerer Bedingungen können Entscheidungstabellen oder Entscheidungsbäume eingesetzt werden. Entscheidungstabellen sind aufgebaut mit: Name der Tabelle, Bedingungen, Aktionen; Regelnummer(n), ja/nein-Angaben, Aktionsmarkierung (Tabelle IV.2).

Tabelle IV.2 Entscheidungstabelle ET1 mit Bedingungen B, Aktionen A und Regeln R. J=ja, N=nein

ET_1	Kriterium	R1	R2	R3	R4	R5	R6	R7	R8
B1	*Grenzwert überschritten?*	J	J	J	J	N	N	N	N
B2	*Messdauer ok?*	J	J	N	N	J	J	N	N
B3	*Drei Grenzwertüberschreitungen in Folge?*	J	N	J	N	J	N	J	N
A1	*Info senden (und weiter messen)*	x	x						
A2	*Alarm auslösen*	x							
A3	*Weiter bei „Logikfehler"*					ET_2		ET_2	

Tabelle IV.3 Vereinfachte Entscheidungstabelle ET1

ET_1	Kriterium	R1	R2	Else
B1	*1. Grenzwert überschritten?*	J	J	
B2	*Messdauer ok?*	J	J	
B3	*3 Grenzwertüberschreitungen in Folge?*	J	N	
A1	*Info senden (und weiter messen)*	x	x	
A2	*Alarm auslösen*	x		

Entscheidungstabellen ermöglichen eine exakte Abgrenzung von Bedingungen, Aktionen von den durchzuführenden Regeln und Verknüpfungen. Je nach Definition kann die Reihenfolge der Regeln auch entscheidend für die Reihenfolge der Abarbeitung derselben sein. Vollständige Entscheidungstabellen sind meist zu groß für die Handhabung und Beschreibung von komplexen Aufgabenstellungen, sodass meist nur die wichtigsten oder die kritischen Bereiche abgebildet werden. Weiters lassen sich Entscheidungstabellen oftmals unter Anwendung der booleschen Algebra vereinfachen (Tabelle IV.3).

3. Die Codierung der Problemlösung in der Programmiersprache C

Für eine *klar* definierte Aufgabenstellung wird ein Algorithmus unter Verwendung der für das ausführende System zulässiger Anweisungen entwickelt und in einer Programmiersprache, hier am Beispiel C, codiert. Die zulässigen Anweisungen sind die Befehle einer Programmiersprache, ein Programm ist die Summe der für die Problemlösung verwendeten Befehle und stellt die syntaktisch und logisch korrekte Darstellung eines Algorithmus in einer Programmiersprache dar. Ein syntaktisch korrektes Programm kann logische und semantische Fehler beinhalten. Eine vereinfachte allgemeine Darstellung eines C-Programms in erweiterter Backus-Naur-Form (EBNF) ist:

C-Programm = [„int" | „void"] „main" „(" [Kommandozeilenargumente] „)"
„{"
{Deklaration | Definition}
{Anweisung}
„}"

Beispiel:

```
void main ()
{ int zahl= 1;
  printf(„Hallo, mein erstes Programm druckt %i", zahl);
  }
```

Die eckigen Klammern stehen für optional, unter Anführungszeichen geführte Begriffe sind verpflichtend. Für die Deklarationen und Anweisungen gibt es wiederum exakte syntaktische Vorgaben. Kommentare sind mit „/*“ und „*/“ abgegrenzt und können fast an beliebiger Stelle innerhalb eines Programmcodes stehen.

Beispiel. Berechnung der Fakultät.

Eingabe: Beliebige positive ganze Zahl n.

Ausgabe: n! (Fakultät von n)

Berechungsablauf:

1. Initialisiere den Zähler z mit dem Anfangswert 1.
2. Initialisiere f mit dem Anfangswert 1.
3. Wenn z > n: gehe zu 7.
4. Multipliziere f mit z.
5. z um 1 erhöhen.
6. Gehe zu 3.
7. f ist der Wert der Fakultät.
8. Stopp.

Eingabe: n = 5, Ausgabe: n! = 120

Gemäß dem von-Neumann-Zyklus beginnt die Berechnung bei Schritt 1 und arbeitet nach dessen Ausführung automatisch den nächsten Befehl ab. Der nächste Schritt kann der sequentiell nächste Befehl sein oder der Befehl, der in einer Verzweigung vorgegeben ist. Die Berechnung der Fakultät (siehe Beispiel oben) wird weiters in Abb. IV.7 als Struktogramm dargestellt.

Die Betrachtung aus praktischer Sicht zeigt, dass bei der Berechnung der Fakultät sehr rasch sehr hohe Zahlen berechnet werden, sodass der Programmierer nun bestimmen muss, welche Zahlenbereiche er verwendet. In einem 2-Byte-Zahlenbereich zum Beispiel kann er mit vorzeichenloser Darstellung höchstens die Zahl 65.535, bei vorzeichenbehafteter Darstellung höchstens die Zahl 32.767 darstellen. Somit ist die Wahl des Zahlenbereiches ein wesentliches Kriterium für die Größe der berechenbaren Fakultät.

Wichtig für einen guten Programmierstil ist die Bündelung von wiederkehrenden Abläufen:

– Zusammengehörige Datenbereiche müssen in Datenstrukturen zusammengefasst sein,

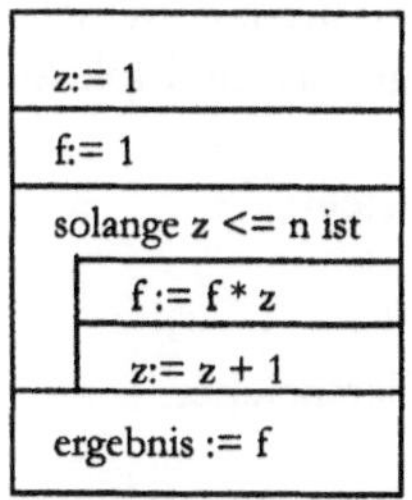

Abbildung IV.7 Beispielstruktogramm

- die Bearbeitungsvorgänge für die Datenbereiche werden zu Prozeduren, Funktionen und Methoden zusammengefasst.
- Der Programmcode von Einzelfunktionen sollte nur in Ausnahmefällen länger als zwei Bildschirmseiten sein.
- Module und Objekte sollten so strukturiert sein, dass die Funktionsaufrufe gut lesbar und somit Programmabläufe einfach nachvollziehbar und verständlich sind.
- Variablenbezeichnungen sollen selbsterklärend sein.

Variablen sind bei einem guten Programmierstil immer *definiert*, d.h., vollständig deklariert und initialisiert. Die Dokumentation der Module und Entscheidungen innerhalb eines Moduls ist obligatorisch. Nach jedem Funktionsaufruf erfolgt ein Rücksprung. In jeder Funktion sollten die Werte der Eingangsvariablen und in jeder funktionsaufrufenden Funktion nach einem Rücksprung die Werte der rückgegebenen Variablen auf deren Gültigkeit geprüft werden. Diese Forderung ist für den „industriellen" Einsatz von Programmen notwendig. Für die Entwicklung von Prototypen konzentriert man sich in der Praxis mehr auf die Prüfung der algorithmischen Korrektheit oder die Prüfung der Korrektheit des Programmaufbaues und Programmablaufes.

Folgendes Beispiel zeigt die Codierung des Struktogramminhaltes der Fakultätsberechnung in der Programmiersprache C.

```
/*******************************************/
/* Berechnung der Fakultät v1.0, C        */
/*******************************************/
#include <stdio.h>

void main()
{ int zaehler;          /* z */
  int fakultaet_von;    /* n */
  int ergebnis;         /* f */

  fakultaet_von=5;      /* Initialisierung */
  zaehler=1;
  ergebnis=1;

  while (zaehler <= fakultaet_von)
  { ergebnis=ergebnis*zaehler;
    zaehler=zaehler+1;
    }
  printf("Fakultaet von %i ist %i.\n",fakultaet_von,ergebnis);
  } /* end main */
```

Man erkennt schnell, dass die Programmierung Erfahrung und Kenntnisse in der logischen Formulierung der Problemstellung und Darstellung der Problemlösung unter Anwendung der elementaren Programmierkonstrukte erfordert. Dazu zählen die Anweisung, Schleife, Funktionen, Bedingung sowie die Datenstruktur- und Funktionenmodellierung wie die Rekursion, Modularisierung und Schnittstellendesign, globale und lokale Variablen, Datenkapselung und Adresskommunikation.

Im Weiteren werden einige wesentliche Grundbausteine dazu vorgestellt:

- Datentypen: Speicherzuordnungen für Programmvariablen,
- Funktionen: Funktionen und Rekursionen,
- Datenmodellierung: Listen als Modelle für Warteschlangen und Kellerspeicher,
- Zeiger als Datentyp mit direktem Speicherzugriff,
- Globale und lokale Speichernutzung (Variablen).

4. Datentypen und Bezeichner

Jede Programmiersprache stellt Datentypen für die Speicherzuordnung von Variablen zu Verfügung. Jeder Datentyp belegt dabei eine bestimmte Anzahl von Bytes und erlaubt die Darstellung von Variablenwerten innerhalb fest vorgegebener Wertebereiche.

Einfache Datentypen in der Programmiersprache C und ihr Speicherbedarf nach MS-Visual Studio 6.0 (32 Bit) sind:

- [signed | unsigned] char (Zeichen): 1 Byte,
- (short | unsigned short) [int] (Ganzzahl): 2 Bytes,
- int (Ganzzahl): 4 Bytes,
- (unsigned | long | unsigned long) [int] (Ganzzahl): 4 Bytes,
- float (Rationale Zahlen): 4 Bytes,
- double (Rationale Zahlen): 8 Bytes,
- long double (Rationale Zahlen): 10 Bytes.

Laut ANSI-Standard sind die Größen nicht explizit definiert, sondern nur die Beziehungen zueinander (z.B. short <= int). Die Speichergrößen sind den Compilerspezifikationen zu entnehmen.

boolean: Der Datentyp boolean wird in C als *int* mit den Werten *0* für false und *ungleich 0* für true dargestellt. Andere Programmiersprachen bieten zum Teil den Datentyp boolean an.

Mit einfachen Datentypen kann man grundsätzlich alle Aufgabenstellungen lösen.

Für die Modellierung komplexer Aufgaben wie zum Beispiel Warteschlangen, Matrizen oder der Zusammenfassung von Datenfeldern ist der Einsatz von komplexen Datenstrukturen sinnvoll. Die meisten Programmiersprachen stellen dazu die Datenstrukturen der Listen (Arrays), Strukturen (Records) und das Handling von Zeigern, das sind Variablen, in welchen die Adressen anderer Speicherbereiche, nicht aber deren Inhalte gespeichert sind, zur Verfügung.

Für die Programmierung werden im Weiteren Variablen, Kontrollstrukturen und Befehle verwendet. Damit diese von den Übersetzungsprogrammen der Programmiersprachen nicht verwechselt werden, gibt es die Schlüsselwörter, die man nicht als Variablenbezeichner verwenden darf. In C sind dazu Schlüsselwörter reserviert (Tabelle IV.4).

Beispiel. Im Umfeld der Bildbe- und -verarbeitung sind oft Operationen auf Matrizen notwendig. Ein erster Schritt dazu ist die Multiplikation der Matrix A und Matrix B mit fixem m, n, r.

Aufgabenstellung. Matrix A (m × n) und Matrix B (n × r) seien zu multiplizieren und das Ergebnis in Matrix C (m × r) zu speichern. Gegeben sei m, n und r mit m = 2, n = 2

Tabelle IV.4 Schlüsselwörter in C

auto	break	case	char	const	continue
default	do	double	else	enum	extern
float	for	goto	if	int	long
register	return	short	signed	sizeof	static
struct	switch	typedef	union	unsigned	void
volatile	while				

und r = 3 sowie die Matrizeninhalte für A und B.

$$C[m,r] = \sum_{k=1}^{n} A[m,k] \cdot B[k,r] \qquad \text{(IV.1)}$$

Als wesentliche Datenstruktur wird der Datentyp *Array* verwendet. In diesem Beispiel handelt es sich um ein doppelt indiziertes Feld, das Zeilen und Spalten einer Matrix abbildet.

```
/*********************************************/
/* Multiplikation Matrizen A, B v1.0, C     */
/* gültig für m=2, n=2, r=3                 */
/*********************************************/
#include <stdio.h>
#include <conio.h>

#define m 2
#define n 2
#define r 3

void main()
{ int A[m][n]={{2,1},{0,4}};          /* Definition             */
  int B[n][r]={{3,-2,0},{0,4,2}};     /* Definition aller Werte */
  int C[m][r]={{0,0,0},{0,0,0}};      /* C = 0                  */
  int i, j, k;                        /* Deklaration            */

  for (i=0; i<m; i++)                    /* Jedes Zeilenelement in C */
    for (j=0; j<r; j++)                  /* Jedes Spaltenelement in C*/
      for (k=0; k<n; k++)                /* Zeile x Spalte A, B      */
    C[i][j]= C[i][j]+A[i][k]*B[k][j]; /* Addiere Teilprodukte     */

  clrscr();                              /* Drucken A * B = C        */
  for (i=0; i<m; i++)                    /* nebeneinander            */
  { for (j=0; j<n; j++)
      printf("%2i ",A[i][j]);
    printf("  ");
    for (j=0; j<r; j++)
      printf("%2i ",B[i][j]);
    printf("  ");
    for (j=0; j<r; j++)
      printf("%2i ",C[i][j]);
    printf("\n");
    }
} /* end main */
```

5. Komplexe Datenstrukturen

Komplexe Datenstrukturen bauen auf elementaren Datentypen auf. Ziel ist die Bündelung von Speicherplätzen durch einfachere Handhabung sowohl für den Programmierer als auch für die interne Speicherverwaltung. Im Folgenden sind die für die Praxis relevanten Datenstrukturen *Stack* (Stapel, Kellerspeicher) und *Queue* (Warteschlange) beispielhaft skizziert. Ein Stack kommt z.B. bei der Zwischenspeicherung von Prozessdaten beim Taskwechsel oder der Auflösung von Rekursionen zum Einsatz, eine Queue wird beispielhaft bei Druckerspoolern oder gepufferten Nachrichtensystemen verwendet.

a. Stack

Ein Stack ist eine sequentielle Anordnung von endlich vielen Speicherelementen, wobei ein neues Element immer auf die bereits bestehenden Elemente obenauf gelegt wird. Ebenso darf immer nur das oberste Element entfernt werden. Die Elemente können daher in der umgekehrten Reihenfolge, in welcher sie eingegeben wurden, entnommen werden (LIFO – Last In First Out).

Die beiden wichtigsten Operationen sind *Push* (Element auf den Stapel legen) und *Pop* (Element vom Stapel nehmen). Die Modellierung eines Stacks erfolgt als Array. Als einziges Zusatzelement ist eine Variable notwendig, die die Adresse des ersten freien Speicherelements im Stapel anzeigt *(Stackpointer)*.

Beispiel. Push und Pop Operationen auf einem Stack mit maximal 10 Zahlen.

```
void main ()
{ int stack[10], stackpointer, neue_zahl, zahl_vom_stack;
  ...
  /* push neue_zahl */
  if (stackpointer < 10) /*In C werden Arrays von 0..n-1 indiziert*/
  { stack[stackpointer] = neue_zahl;
    stackpointer = stackpointer + 1;
    }
  else
    printf("Stack überfüllt");
  ...
  /* pop zahl_vom_stack */
  if (stackpointer > 0)
  { stackpointer = stackpointer - 1;
    zahl_vom_stack = stack[stackpointer];
    }
  else
    printf("Stack leer");
  ...
```

b. Queue

Eine andere Nutzung der einfachen Liste (Array) ist die Warteschlange (Queue). Elemente werden auf einer Seite zugeführt und an der anderen Seite entnommen. Die Operationen auf Queues werden put oder *enqueue* und get oder *dequeue* genannt.

Im einfachsten Fall der Implementierung wird bei jedem Entfernen das vorderste Element entnommen und alle nachfolgenden Elemente nachgeschoben. Dieses Verfahren ist sehr zeitaufwendig. Eine für die Praxis effektivere Modellierung ist, sich die Warteschlange als logischen Ring vorzustellen, in welchem die Elemente sequentiell gespeichert werden. Man benötigt dazu zwei Zusatzinformationen, eine Variable, die die Adresse des ersten entnehmbaren Elementes zeigt *(Tail)* und eine Variable, die die Adresse des ersten freien Speicherplatzes für das Anfügen eines neuen Elementes zeigt *(Head)*. Man fügt also am Kopf neue Elemente ein. Eine Queue funktioniert nach dem FIFO-Prinzip (First In First Out).

Bei komplett leeren oder vollen Queues zeigen Head und Tail auf das gleiche Speicherelement. Man muss daher entweder noch die Anzahl der besetzten Elemente mitzählen, oder man lässt in der Queue immer ein Element frei. Dieses Trennelement reduziert die Anzahl der Queueelemente um eins.

Beispiel. Enqueue- und Dequeue-Operationen auf einer Queue mit maximal 10 Zahlen in Pseudocode mit Array-Indizierung von 1 bis 10.

```
...
/* enqueue neue_zahl */
if (((head+1)==tail) || (head==10) && (tail==1))
{ printf ("Queue belegt");
  }
else
{ queue[head]= neue_zahl;
  head= head + 1;
  if (head > 10)
    head= 1;
  }
...
/* dequeue */
if (head==tail)
{ printf("Queue leer");
  }
else
{ neue_zahl= queue[tail];
  tail= tail+1;
  if (tail>10)
   tail= 1;
  }
...
```

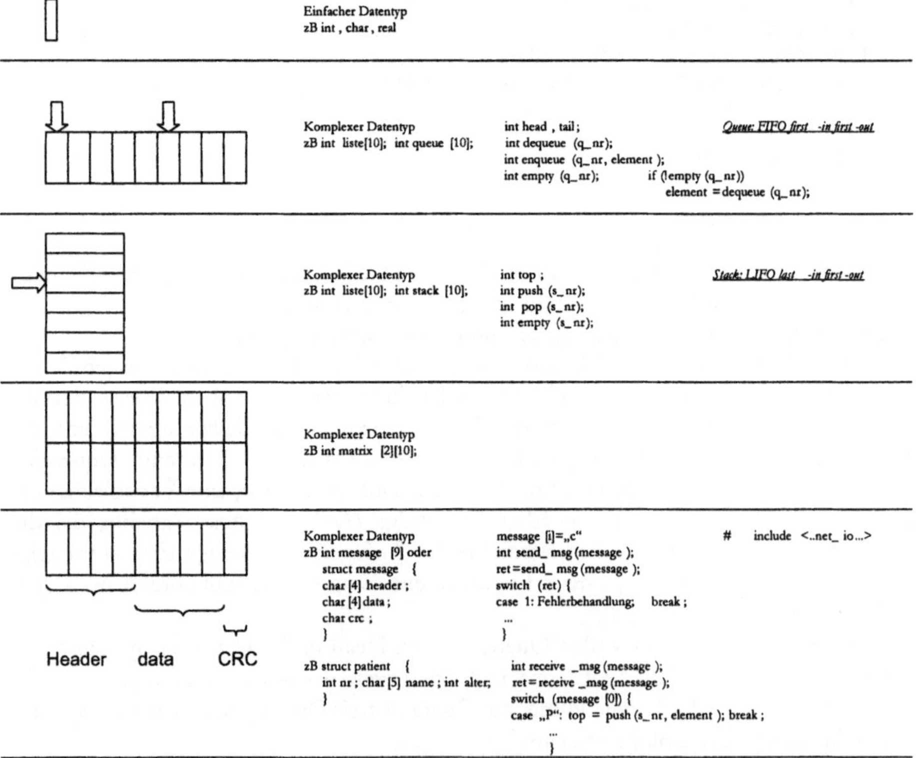

Abbildung IV.8 Modelle komplexer Datenstrukturen. Einfacher Datentyp, Liste als *Queue*, Liste als *Stack*, *Matrix*, *Struktur*

c. Strukturen

Ein ein- oder mehrdimensionales Array verbindet Elemente gleichen Datentyps (*homogen*). Eine Struktur ist ein Verbund von unterschiedlichen, also heterogenen Datentypen. Dazu sind die Struktur und die Datentypen zu definieren.

Beispiel. Darstellung einer Struktur in C für die Modellierung komplexer Zahlen.

```
struct complexe_zahl {
  double real;
  double imaginaer;
} zahl;
...
typedef struct {
  double real;
  double imaginaer;
} complexe_zahl;
...
complexe_zahl c_zahl; /* Deklaration */
...
c_zahl.real= 1.9; c_zahl.imaginaer= 2.5;
```

Komplexe Datenstrukturen und Funktionen darauf erlauben eine bessere Strukturierung und logische Abbildung von Problemlösungen (Abb. IV.8).

6. Zeiger und dynamische Allokation

Zeiger (Pointer) sind Variablen, die keine eigentlichen Werte speichern, sondern Adressen, an welchen sich andere Variablen im Speicher befinden. Das Arbeiten mit Zeigern kann somit die Effektivität der Programme erheblich steigern (direkter Zugriff), birgt aber auch ein entsprechendes Risiko für unerfahrene Programmierer. Viele Datenstrukturen wie zum Beispiel die dynamische Verwaltung von Queues oder das Dateihandling werden in der Praxis mit über Zeiger verketteten Elementen realisiert. Man unterscheidet dazu einfach und doppelt verkettete Elemente (Abb. IV.9).

Sehr oft werden Zeiger bei der Verwendung dynamisch erzeugter Speicherbereiche eingesetzt. Dynamisch erzeugter (allokierter) Speicher muss im Programm adressiert und verwaltet werden. In der Regel liefert das System die Startadresse des allokierten Speicherbereiches an das Programm, wo diese in einer Zeigervariablen abgespeichert wird (Abb. IV.9). Der weitere Zugriff auf die Speicherinhalte erfolgt über die Adresse. Für den Programmierer ist sehr wichtig zu verstehen, dass die allokierten Speicherbereiche durch sein Programm verwaltet werden, das heißt, auch wieder freigegeben werden müssen!

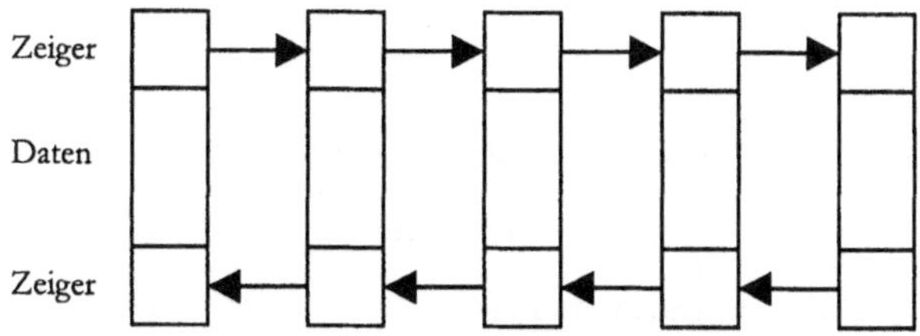

Abbildung IV.9 Doppelt verkette Elemente über Zeiger (Schema).
Jedes Zeigerelement enthält die Adresse des Nachfolgers oder des Vorgängers. Neue Elemente werden allokiert und über die Zeigeradressen eingebunden

Die Programmiersprache C ist grundsätzlich sehr offen und bildet zum Beispiel Zeichenketten als *Array of Char* ab. Das Array ist dann im Weiteren ein Zeiger mit automatischer Speicherallokation. Da in diesem Fall die Speicherelemente nur ein Byte groß sind, sind auch die Speicheradressen im Abstand von 1 nebeneinander abgelegt, was auch die einfache interne Berechnung erklärt.

Beispiel. Zeiger – Arbeiten mit Zeichenketten und Zeigern in der Sprache C.

```
/********************************************************************/
/* Beispiele Zeichenkette und Zeiger                                */
/* ein erster Zugang zum Thema Zeiger v1.0, C                       */
/********************************************************************/

#include <stdio.h>
#include <conio.h>
void main ()
{ int ganzezahl;     /* Ganzzahl                                    */
  int *p_gz;         /* Zeiger auf eine Variable des Datentyps Zahl */
  char vorname[10]; /* Zeichenkette mit 10 Elem., 9 frei und \0    */
  char *nachname;    /* Zeiger auf eine Variable des Datentyps Char */
  char zeichen;      /* Zeichen                                     */

  p_gz=&ganzezahl; /* Adresszuweisung der Variablen an den Zeiger */
  printf ("ganzezahl mit pointer=%i \n",*p_gz); /* Inhalt Speicher*/
  scanf("%c",&zeichen);
  printf("zeichen: %c,\nVorname: ", zeichen);
  scanf("%10s", vorname);
  printf("Vorname: %s (gelesene Zeichenkette)\n", vorname);
  nachname="Zauner";
  printf("Nachname: %s (fix zugewiesene Zeichenkette)", nachname);
}
```

Beispiel. Arbeiten mit Zeichenketten.

```
/**********************************************************/
/* Beispiele zur String Handhabung und ein Modell eines   */
/* einfachen, schematischen Client/Server Modells         */
/* zum Beispiel für die Anbindung eines Laborgerätes an   */
/* einen Kommunikationsserver                             */
/**********************************************************/
#include <stdio.h>
#include <string.h>       /* Bibliothek String Funktionen */
#include <conio.h>
void main()
{ char string1[20];
  char string2[20];
  char message[80];
  char command[80];
  char command1[80];
  int  i, j;
  /* Zeichenkette einlesen und umdrehen                   */
  clrscr();                /* Löschen des Ausgabefensters */
  gets(string1);           /* Lesen einer Zeichenketten   */
                           /* Zeichenkette umdrehen       */
  for (i=0; i<strlen(string1); i++)
    string2[i]=string1[strlen(string1)-1-i];
  string2[strlen(string1)]='\0';
  printf ("%s\n\n", string2);
```

```
/* Zeichenkette einlesen, Leerzeichen löschen und        */
/* C/S Message loop ausüben - bis "exit" einlangt        */
do
{ gets(message);
  i=0; j=0;              /* Initialisiere Indizes        */
  do
  { while (message[i]==' ') i++;    /* Skip Leerzeichen */
    do
    { command[j]=message[i];        /* Kopiere Zeichen  */
      j++; i++;
      } while ((message[i]!=' ')&&(message[i]!='\0'));
    } while (message[i]!='\0');
  command[j]=message[i];            /* \0 setzen !      */
  printf("%s\n",command);

/* Alternativ - Jedes Zeichen in message vergleichen     */
j=0; i=0;
for (i=0; i<strlen(message);i++)
{ if (message[i] != ' ')
    { command1[j]=message[i];
      j++;
      }
   }
command1[j]=message[strlen(message)]; /* \0 setzen      */
printf("%s\n", command1);

if (strcmp(command, "cls") == 0) clrscr();

} while (strcmp(command, "exit") != 0);
} /* end main */
```

7. Funktionen und Rekursion

Funktionen dienen zur besseren Programmdarstellung und Modularisierung. Funktionen können an verschiedenen Stellen im Programm aufgerufen werden. Damit erhöht sich die Lesbarkeit, da im Programm nicht wiederholt der gesamte Code der Funktion programmiert ist, sondern nur der Funktionsaufruf.

Andererseits müssen Fehler in Funktionen nur in der Funktion selbst, das heißt, nur einmal im Programm behoben werden. Das korrigierte Ergebnis steht dann sofort allen aufrufenden Funktionen zur Verfügung. Funktionen fasst man im Weiteren in Bibliotheken zusammen, aus welchen sie dann auch anderen Modulen zur Verfügung gestellt werden können.

Beispiel. Fibonacci-Zahlen. Die Sequenz beginnt mit 1 und setzt sich aus der Summe der beiden vorgehenden Zahlen fort: 1, 1, 2, 3, 5, 8, 13, 21, 34, 55, 89 etc. Praktisch interessant ist, dass bei der Division einer beliebigen Zahl aus der Serie durch die vorherige Zahl der Quotient gegen 1,618 konvergiert. Je größer die Zahlenpaare werden, umso kleiner ist der Betrag der Abweichung von diesem Wert. Eine andere Eigenschaft ist, dass das Quadrat einer beliebigen Fibonacci-Zahl genau so groß ist wie die vorherige Zahl der Serie, wenn sie mit der darauf folgenden Zahl multipliziert wird und der Wert eins addiert beziehungsweise subtrahiert wird. $3 \cdot 3 = (2 \cdot 5) - 1$, $5 \cdot 5 = (3 \cdot 8) + 1$, $8 \cdot 8 = (5 \cdot 13) - 1$ etc. In wirtschaftlichen Anwendungen erkennt man ähnliche Muster,

Elliot zum Beispiel erkannte die Möglichkeit der Nutzung der Fibonacci-Zahlenserien für die Finanzmärkte und beschrieb damit einen gesamten Aktienmarktzyklus.

Aufgabenstellung. Programmerstellung für die Berechnung der Fibonacci-Zahlensequenz.

Ansatz. Formel für die Darstellung der Regelmäßigkeit.

$n = 1$: $x_1 = 1$

$n = 2$: $x_2 = 1$

$n > 2$: $x_n = x_{n-1} + x_{n-2}$

```
/******************************************/
/* Berechnung Fibonacci Zahlen v1.0, C    */
/* a. bis Erreichen der Zahl i            */
/* b. der ersten j Fibonacci Zahlen       */
/******************************************/
#include <stdio.h>
#include <conio.h>

/* Funktion fib, hier mit dem Rückgabe-   */
/* datentyp int, zwei Eingabeparameter    */
int fib (int i, int j) /* Unterprogramm   */
{ int x1= 1;          /* Definition       */
  int x2= 1;
  int fibz;           /* Deklaration      */
  int z;

  fibz= 1;            /* Initialisierung */
  printf("\n");
                      /* a.               */
  printf("%i %i", x1, x2); /* Startsequenz*/
  while (fibz <= i)   /* bis Zahl i       */
  { x1= x2;
    x2= fibz;
    fibz= x1+x2;
    if (fibz <= i) printf(" %i", fibz);
    }
  printf("\n");
  x2=1;               /* b.                                         */
  fibz=0;

  for  (z=1; z<= j; z=z+1)
  { x1= x2;
    x2= fibz;
    fibz= x1+x2;
    printf("%i ", fibz);
    }
  return 0;           /* ok                                         */
}                     /* Funktion (Unterprogramm): end fib          */

void main()           /* Hauptprogramm                              */
{
  clrscr();           /* Funktionsaufruf clrscr aus Bibliothek */
  fib(15,15);         /* Funktionsaufruf fib aus eigenem Modul */
} /* end main */
```

Beispiel. *Rekursion* – Lesen und rückwärtiges Drucken einer Zeichenkette.

Aufgabenstellung. Eine Zeichenkette wird eingelesen und soll in umgekehrter Reihenfolge gedruckt werden.

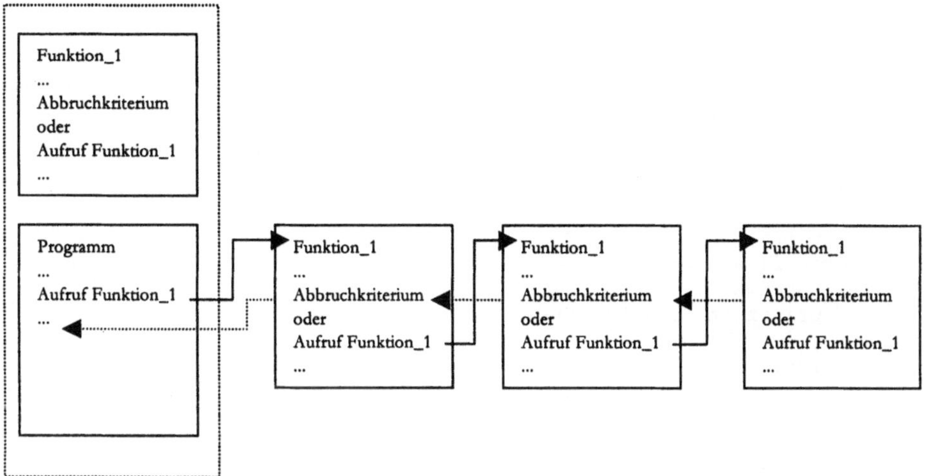

Abbildung IV.10 Schematische Darstellung des wiederholten Funktionsaufrufes in der Rekursion

Ansatz. Ohne Zuhilfenahme komplexer Datenstrukturen kann mittels Rekursion eine einfache Umsetzung erfolgen. Dabei wird die Tatsache genutzt, dass bei einem Funktionsaufruf lokaler Speicherbereich – dynamisch – angelegt wird.

```
/****************************************************/
/* Zeichenkette lesen und umgekehrt drucken v1.0 C */
/* Rekursion                                        */
/****************************************************/

#include <stdio.h>
#include <conio.h>

void read_and_write()
{ char c;   /* 1 Zeichen wird mit char deklariert   */

  c=getchar();  /* liest ein Zeichen                */
                /* Abbruchbedingung                  */
  if (c != '\n') /* Wenn nicht Eingabetaste, dann   */
  { readwrite ();    /* erneuter Funktionsaufruf!   */
    printf("%c",c); /* 1.Ausführung von printf      */
                     /* erfolgt in der letzten      */
    }                /* aufrufenden Funkt. Readwrite*/
  } /* funktion read_and_write*/

void main()
{ clrscr();
  printf("Zeichenkette umdrehen (Ende: Eingabetaste)\n");
  read_and_write(); /* Start */
  }
```

8. Globale und lokale Variablennutzung

Jede Struktur beziehungsweise jeder Block und jede Funktion legen bei ihrem Aufruf die deklarierten Variablen lokal zur Verarbeitung an.

Beispiel:

```
int main ()
{
  { int i=1;
    printf("a: i=%d\n",i);
    { int i=2;
      printf("b: i=%d\n",i);
      }
    printf("c: i=%d\n",i);
    }
  }
```

Das Programm druckt:

```
a: i=1
b: i=2
c: i=1
```

Dieses Konzept ist für die Programmierung wichtig, da Variablen mit gleichen Namen in den einzelnen Blöcken unterschiedlich verwaltet und somit auch unterschiedlich verarbeitet werden. Außerhalb eines Blockes ist die Variable somit nicht bekannt.

Das Konzept der globalen Variablen sieht vor, dass Variablen auch über den Funktionsbereich hinaus bekannt sind und zur Bearbeitung zur Verfügung stehen können. Dazu müssen sie als statisch (Static) deklariert werden. Das Arbeiten mit globalen Variablen wird von erfahrenen Programmierern nicht gutgeheißen, da diese zu beliebigen Zeiten und von beliebigen Stellen aus dem Programm heraus geändert werden können und somit sehr rasch eine sehr unübersichtliche Struktur entsteht. Die Alternative zu den globalen Variablen sind sauber gehaltene Schnittstellen in den Funktionen, in welchen Eingabeparameter und Ausgabeparameter den eindeutigen Datenfluss sicherstellen.

E. Objektorientierung

Die objektorientierte Gedankenwelt geht davon aus, dass ein System nur aus Objekten besteht. Objekte selbst können wiederum in Klassen eingeteilt werden, sodass das objektorientierte Denken sehr am Denkmuster des Menschen orientiert ist. Eine objektorientierte Programmiersprache ist durch drei grundlegende Eigenschaften gekennzeichnet:

- *Kapselung.* Datentypen werden mit Funktionen (Methoden) kombiniert und ergeben einen neuen Datentyp: das Objekt.
- *Vererbung.* Neue Objekte werden in einen (hierarchisch gegliederten) Objektbaum eingefügt. Das neue Objekt übernimmt dabei alle Datenstrukturen und Methoden seiner Eltern, wobei Ergänzungen möglich sind.
- *Polymorphie.* Darunter versteht man die Möglichkeit, dass neue Objekte Funktionen (Methoden) mit gleichem Namen und geänderten Inhalt implementieren und somit bestehenden Funktionen „überladen“ können. Zum Beispiel kann das System bei der Objektausgabe auf den Bildschirm selbstständig zur Laufzeit Entscheidungen treffen.

Die Objekte senden und empfangen Nachrichten zum Zwecke der Kommunikation. Das Nachrichtenkonzept ist dabei die Grundidee der Modellierung.

Mit dem Senden veranlasst ein Objekt (Kunde, Client) ein anderes Objekt, Aufträge oder Anfragen durchzuführen. Mit dem Empfang einer Nachricht kann ein Objekt den Auftrag zur Erledigung einer bestimmten Aufgabe erhalten. Man spricht dann von Diensten (Services), die das Objekt anbietet. So kann zum Beispiel ein Objekt „Auto" die Inspektionsintervalle eines Fahrzeuges oder ein Objekt „Rechnung" die Zahlungseingänge (implizit) überwachen. Wie die Aufgaben erledigt werden (die Methodik), bleibt im Objekt gekapselt und ist nach außen hin nicht sichtbar. Ein Objekt umfasst also Methoden und Daten, die Attribute. Attribute beschreiben Eigenschaften eines Objektes. Mit einem bestimmten Wert eines Attributes kann der dem Attribut zugeordnete Zustand des Objektes beschrieben werden.

Objekte haben somit eine bestimmte Eigenintelligenz, sie können Zustände annehmen, sich Informationen merken und Aktivitäten in Bezug darauf automatisch ausführen.

Im Sinne der Objektorientierung und des damit verbundenen Abstraktionsdenkens haben sich daher auch objektorientierte Programmiersprachen weiterentwickelt, die Konstrukte wie die Zusammenfassung gleichartiger Objekte, die Klassen, die Weitergabe gleichartiger Eigenschaften, die Vererbung, sowie die Kommunikation zwischen Objekten besonders einfach unterstützen.

Die Modellierung bietet dazu statische Beziehungen zwischen den Objekten und Klassen zur Beschreibung und Strukturierung von Zusammenhängen (Vererben, Teilen, Zusammenführen). Das objektorierentierte Programm konzentriert sich im Wesentlichen auf die korrekte Aneinanderreihung von Nachrichten an die betroffenen Objekte mithilfe weniger Programmbausteine unter Anwendung von Kontrollstrukturen.

Grundsätzlich kann mit einer sauberen imperativen, also funktionsorientierten Programmierung der Objektgedanke ebenfalls und ausreichend implementiert werden. Der objektorientierte Ansatz zwingt aber stärker zur vorherigen Problemanalyse und zum Design. Die objektorientierte Idee ist beispielhaft beim Client/Server-Modell realisiert.

Gute Entwicklungsumgebungen für objektorientierte Systeme stellen umfangreiche Klassenbibliotheken mit vorgefertigten Funktionen zur Verfügung (Abb. IV.11). Der Entwickler kann diese fertigen Bausteine verwenden und sich auf die neuen Codeteile konzentrieren. Man nennt diese Technik auch „Programmieren durch Differenzieren". Vor allem durch die Vererbung können bestehende Module sofort übernommen oder schnell an neue Situationen angepasst werden.

Ziele der objektorientierten Programmierung sind also der Zwang zur vorherigen exakten Problemanalyse (Objektorientierte Analyse, OOA) und einer frühen Strukturierungsphase (Objektorientiertes Design, OOD) des Gesamtsystems. Damit erreicht man eine sehr stabile Architektur und vermeidet Stil- und Strukturbrüche des inneren Systemmodells. Praktische Konsequenzen sind eine einfachere Wartbarkeit des Gesamtsystems durch klare Schnittstellen (Nachrichten) sowie die Prinzipen der Vererbungen bzw. der Instanzierung.

F. Zusammenfassung

Die Programmierung umfasst verschiedene Softwareebenen, von der maschinennahen Programmierung (Assembler) bis hin zur Entwicklung von Individuallösungen. Die

Anwendungsprogrammierung erfolgt heute unter Nutzung höherer Programmiersprachen, entweder als imperative oder objektorientierte Programmierung. Erst die Kenntnis der verwendeten Programmiersprache ermöglicht die exakte Abbildung der Aufgabenstellung und bestmögliche Nutzung der Prozessorfähigkeiten. Hilfsmittel wie Struktogramme erlauben die qualifizierte Vorbereitung der Aufgabenformulierung vor der eigentlichen Aufgabencodierung in der Programmiersprache.

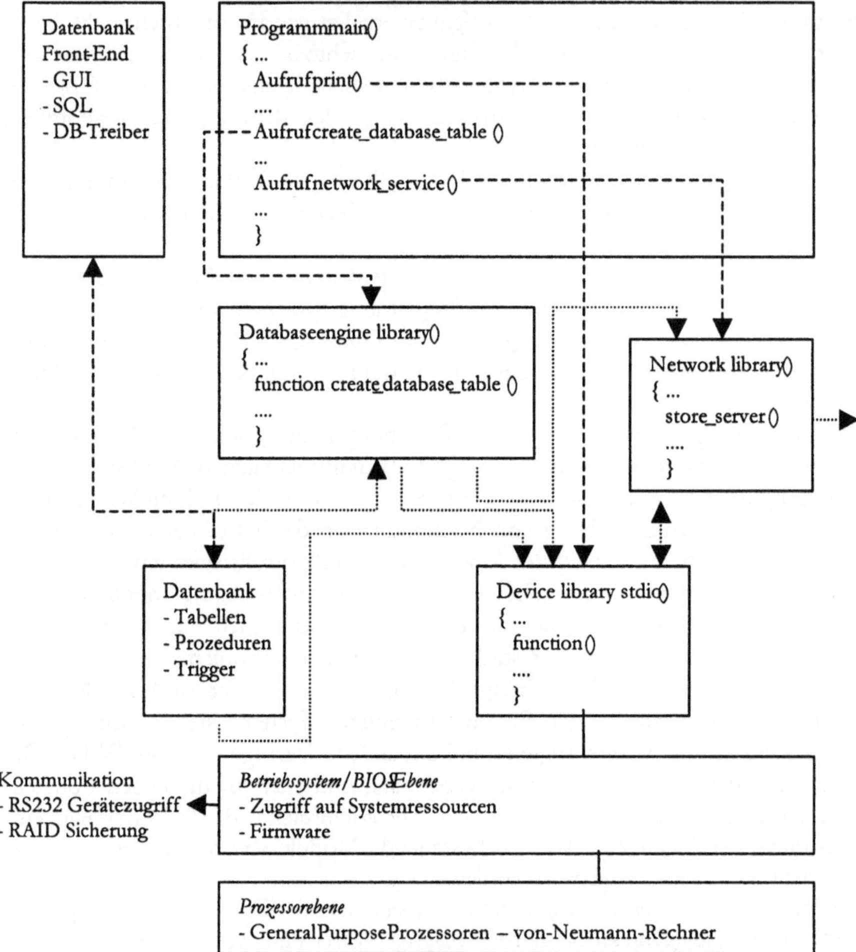

Abbildung IV.11 Schematische Programmstruktur beim Aufruf von externen Funktionen

V. Software-Engineering

A. Von der Aufgabe zum Algorithmus: Top-Down

1. Grundlagen

Ziel des Software-Engineering ist, ausgehend von der Anforderungsanalyse, der Machbarkeitsprüfung, über das Softwaresystemdesign, die Programmierung, die Tests bis zum Zeitpunkt der Inbetriebnahme sicherzustellen, dass das entwickelte Softwareprodukt ordnungsgemäß einsetzbar ist.

Leider wird die Zielorientierung in der Praxis oft übersehen, sodass Programme entstehen, die bei Fertigstellung den Anforderungen nicht entsprechen oder die mangels Leistungsbeschreibung/Lastenheft (was ist zu tun?) und Spezifikation/Pflichtenheft (wie ist etwas zu tun?) die gewünschten Leistungen nicht erfüllen oder übererfüllen – oder etwa die Leistungen formal erfüllen, dies aber zu langsam oder umständlich, sodass sie in Folge nicht akzeptiert werden. Den Merkmalen der Vollständigkeit, Korrektheit, Effizienz stehen daher anspruchsvolle Aufgabenbeschreibungen im Vorfeld der Programmierung gegenüber.

Es gibt zwei polarisierende Zugänge.

- Entweder passt sich eine Organisation den Möglichkeiten einer existierenden Software (Standardsoftware) an, oder aber
- es werden alle (spezifische) Anforderungen wie Schnittstellen, Funktionen oder ganze Programme als Individual-Software entwickelt.

Da Software-Entwicklung immer unter dem Aspekt der zeitlichen und monetären Begrenzung zu sehen ist, wird Software in Phasen entwickelt und, es werden auch oft Abstriche an die Funktionalitäten (wie weniger Optionen) zu Gunsten der Zeit und Kosten akzeptiert. In der Praxis findet sich immer mehr ein Mischansatz, bei dem zu Standardsoftwaremodulen individuelle Komponenten dazuprogrammiert werden oder (fast) fertige Module *customized*, also endangepasst werden.

Darüber hinaus ist die Machbarkeit der Aufgabenstellungen zu prüfen, denn nicht alle allgemeinen Aufgabenstellung sind mit einem Computerprogramm lösbar, oft aber Teile davon. Auf jeden Fall sollte aus Sicht des Programmierers eine Regel immer Beachtung finden: ein Computer kann nur Aufgaben lösen, die der Mensch auch lösen kann. Fehler in Denkmodellen und Systemen (zum Beispiel der Organisation) zeigt der Computer zwar schneller auf, er löst sie aber nicht. Die Ursache dafür ist, dass die Programmierung nur eine Codierung dessen ist, was der Auftraggeber, der Analytiker und der Anwender an Anforderungen und Abläufen vorgeben und vorschreiben.

Für den Anwender ist das Programm ein Werkzeug. Er kann zu Recht den Anspruch stellen, dass das Programm die Aufgaben korrekt durchführt. Allerdings müssen die Programmresultate wieder in die Realität übertragen werden. Es darf also nicht verallgemeinert werden, dass ein Programm immer den Gegebenheiten der Realität entspricht!

Die effiziente Programmentwicklung wird heute unter Einsatz und Verwendung bestehender Software durchgeführt.

2. Der Systembegriff

Unter einem System versteht man eine Menge von Gegenständen, die in einem gegebenen Bezugssystem in einem Zusammenhang stehen, und die Beziehungen zwischen diesen. Die Gegenstände heißen Systembausteine oder Systemkomponenten. Jedes System hat eine Systemgrenze. Die Systemgrenze legt fest, welche Komponenten zu einem System gehören. Alle anderen Komponenten bezeichnet man als die Umgebung. Unter Systemschnittstelle sind die Beziehungen definiert, die über die Systemgrenzen hinweg laufen, das heißt, die Beziehungen zwischen Komponenten des Systems und Komponenten in der Umgebung. Mit dem Systembegriff unmittelbar verbunden sind wichtige Eigenschaften wie

- Verfügbarkeit,
- Zuverlässigkeit,
- Komplexität,
- Berechenbarkeit.

Unter der *Aggregation* versteht man die Zusammenführung beziehungsweise die Verbindung von Systemkomponenten. Eine Komponente besteht dabei selbst aus einer oder mehreren Unterkomponenten.

Der Systembegriff ist *rekursiv*. Die Komponenten eines Systems können selbst wieder Subsysteme sein. Für die Programmierung bedeutet diese, dass mittels derselben Funktionsbeschreibung (eine Systemkomponente ruft sich selbst wieder auf) eine komplexe Aufgabenstellung einfach modelliert und gelöst werden kann.

White-Box- und *Black-Box-Systeme*. Ein System oder eine Systemkomponente kann transparent sein oder unbekannt. Man unterscheidet dazu:

- Das System ist ein schwarzer Kasten (Black Box): Das System wird als einzelner Gegenstand aufgefasst, das „Innere" ist für die Aufgabenstellung nicht relevant oder wird für diese als nicht relevant definiert. Die Systemschnittstelle ist daher das relevante Kriterium der Kommunikation. In der Programmierung ist dies vergleichsweise der Aufruf von Funktionen aus einer Funktionenbibliothek, aus der man zwar weiß, welche Funktionen angeboten werden, man weiß auch, wie die Schnittstellen zu bedienen sind, es bleibt aber unbekannt, wie die Funktion konkret ausprogrammiert ist.
- Das System ist ein weißer Kasten (White Box): Für das Verständnis des Systems ist die Zusammensetzung in Subsysteme und Komponenten wichtig und transparent.

Offene und geschlossene Systeme. Die Komponenten des offenen Systems haben eine Beziehung zu den Komponenten der Umgebung. Die Systemschnittstelle kann sich sogar ändern, ist aber zu jedem Zeitpunkt bekannt. Änderungen können daher erkannt und in die eigene Umgebung integriert werden. Die Komponenten des geschlossenen Systems haben keine Beziehung zu den Komponenten der Umgebung. Geschlossene Systeme werden auch als proprietäre Systeme („herstellerspezifisch") bezeichnet. Es ist meist mangels Schnittstellenbeschreibungen nicht möglich, Daten in dieses System zu bringen oder Daten aus diesen Systemen zu übernehmen. Ursprünglich hatten sich Hersteller hinter proprietären System eine enge Kundenbindung erhofft.

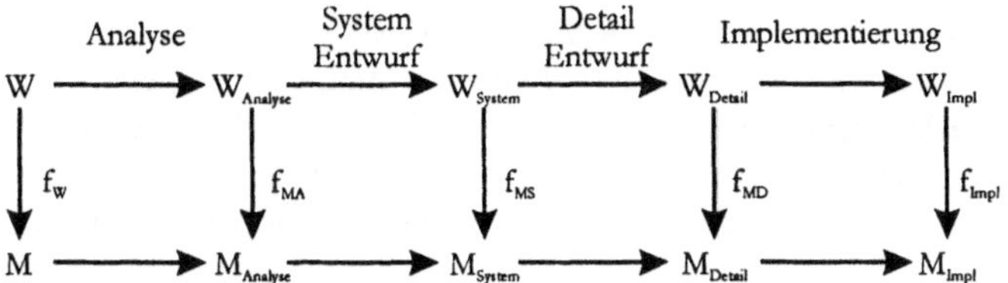

Abbildung V.1 Projektion der Realität (Wirklichkeit – *W*) auf ein Modell (*M*), am Beispiel der Systementwicklung

a. Modellbildung und Transformation

Entwicklungsaktivitäten sind Modeltransformationen und unterliegen einem Transformationsprozess. Das heißt, dass bei jedem Schritt eine Veränderung zwischen realer Welt und Modell entstehen kann.

Projektionstreue. Unter Projektionstreue versteht man, dass Beziehungen, die in der – abzubildenden – Realität W existieren, auch im Modell M existieren müssen (Abb. V.1).

Validierbarkeit. Modelle sind falsifizierbar. Der Wahrheitsgehalt eines Modells ist niemals völlig sicher und wird auch oft so dargestellt: „nach bestem Wissen und Gewissen", „nach dem heutigen Stand der Technik". Schon Popper sagt: „Es gibt keine absolute Wahrheit bei der Modellierung der Wirklichkeit". Wir können nur Modelle von der Wirklichkeit bauen, die so lange „wahr" sind, bis ein Gegenbeispiel gefunden wird („Falsifizierung").

Umsetzungskonsequenz. Während jeder Programmierung entstehen Subaktivitäten, insbesondere in der Phase während Implementierung und Test („Edit-Compile-Execute Cycle"), in welcher bei Erkennen der Testergebnisse unzureichende Spezifikationen, d.h., Aktivitätenformulierungen und Sonderfallbeschreibungen erkannt werden. Falsch ist, wenn der Programmierer aus Zielen der Programmvollständigkeit ohne Rücksprache mit dem Projektleiter selbst Programmerweiterungen vornimmt. Richtig ist die geordnete Rückführung der Erkenntnisse in die Programmieraufgabe (Change Management).

Spezifikation. Die Spezifikation ist eine Wirklichkeit, die unserer Gedankenwelt entstammt, oder ein Modell. Die Übereinstimmung einer Spezifikation mit einem Modell lässt sich mit mathematischen und logischen Schritten prüfen.

Verifikation. Die Verifikation ist die Überprüfung des Wahrheitsgehaltes eines Modells M_2 gegen eine Spezifikation M_1 (Abb. V.2).

Validation. Die Validation ist eine Überprüfung des Wahrheitsgehaltes eines Modells M gegen die Realität W.

Die Unterscheidung Verifikation und Validation ist für die Programmierung sehr

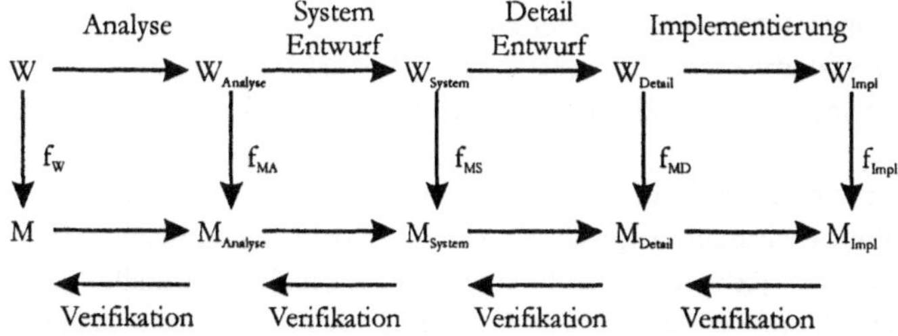

Abbildung V.2 Systemverifikation der einzelnen Systementwicklungsschritte

wichtig. Oft werden bei schrittweisen Methoden nur die Ergebnisse eines Schrittes *n* mit den Anforderungen aus dem Schritt *n – 1* verglichen, ohne zu prüfen, ob die Ziele noch mit den ursprünglichen Anforderungen übereinstimmen. Hier können sich schleichend Zielabweichungen entwickeln. Die Verifikation erfolgt mittels mathematischer oder logischer Ansätze, die Validation von Modellen mittels Simulationen und Prototyprealisierungen.

Im gegenständlichen Umfeld besteht ein System aus den Komponenten Hardware, Anwendungssoftware, Betriebssoftware, Organisation und Personal.

Je nach Anwendung werden Informatiksysteme kategorisiert. Beispielsweise nach:
- Berechnung und Abarbeitung von Funktionen,
- Interaktive Systeme (reaktiv),
- Prozessüberwachung (reaktiv),
- Eingebettete Systeme (reaktiv),
- Adaptive Systeme (reaktiv),
- Proaktive Systeme.

b. Das Projekt Software-Entwicklung

Bei einem Software-Entwicklungsprojekt sind die für die Realität relevanten funktionellen und nichtfunktionellen Anforderungen (auch Leistungsmerkmale genannt) detailliert abzugrenzen und zu beschreiben. Erstanforderungen, welche seitens des Nutzers erstellt werden, sind in einem „Lastenheft" zusammenzufassen (in Anlehnung an die VDI 3694), welches in der Regel um Detailbeschreibungen ergänzt wird (gemeinsam mit dem Systementwickler) und als Ergebnis das so genannte „Pflichtenheft" liefert.

Auf der Grundlage des Pflichtenheftes werden die Spezifikationen erstellt, welche gemeinsam mit dem Pflichtenheft die Grundlage für die Programmierung darstellen. Solange es sich um die Entwicklung von kleinen oder zeitinvarianten Systemen handelt, kann man mit linearen Systemplanungsmodellen das Auslangen finden.

Bei größeren, meist auch zeitvarianten Systemen, bei welchen in der Regel im Zuge der Entwicklung, Programmierung und Umsetzung Änderungen und Ergänzungen in Teilen des Systems zu erwarten sind, ist der Einsatz des Projektmanagements, von Softwareentwicklungsmethoden und -werkzeugen, dem Konfigurationsmanagement und der Versionsverwaltung unumgänglich. Der Einsatzplanung (Systemeinführung, Benutzereinführung, Schulung) ist dann im Weiteren besonderer Augenmerk zu schenken, da viele gute Systeme in der Praxis scheitern, weil sie nicht richtig eingeführt werden. Kernfragen der Softwaresystemplanung sind daher:
- benötigtes Reaktions- und Antwortzeitverhalten,
- Anzahl der unterstützten Benutzer,
- Integration oder Schnittstellen (proprietär, WEB, offene Schnittstellen),
- vorgegebene Bedingungen wie Datenbanken, Programmiersprachen,
- Fenstersystem, Berechtigungssystem, Parametrierbarkeit,
- Modularität, Auswertungssystem (Generator, Dynamisch, Statisch),
- Systemumfeld (offline, online; zentrale oder verteilte Komponenten, Redundanz),
- Sicherheit (Security, Safety),
- Erwartetes Änderungsverhalten, Grad der Wiederverwendbarkeit.

Da ein Projekt per Definition einmalig ist, müssen entweder projektspezifische Vorgehensmodelle oder allgemeine, jedoch maßschneiderbare Vorgehensmodelle den Projekterfolg, zumindest formal, sicherstellen. Diese Erkenntnis führt von *einem* starren

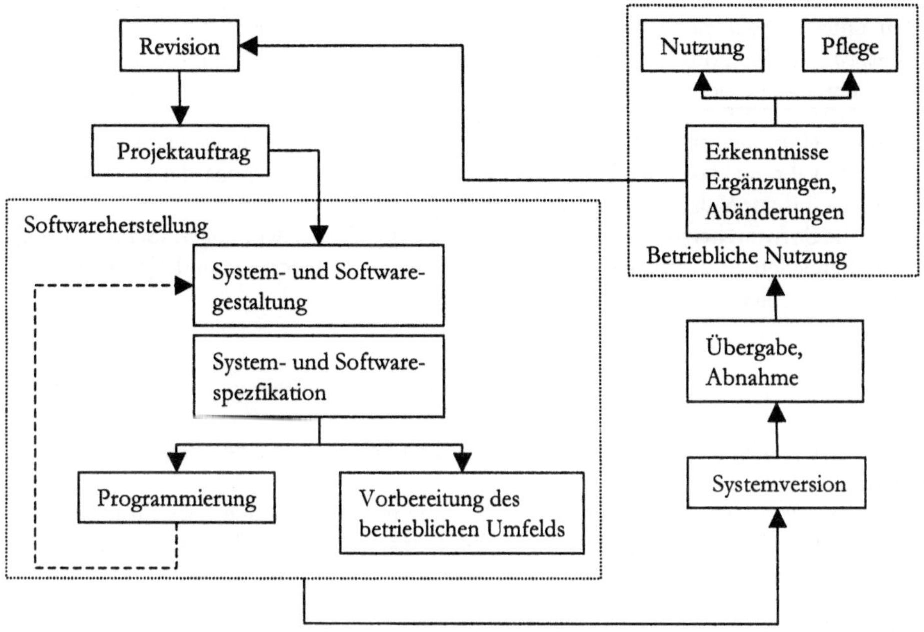

Abbildung V.3 Zusammenführung des zyklischen Projektablaufs mit dem Ablauf der Softwareherstellung

Vorgehensmodell zu anpassbaren, flexiblen Projektvorgehensmodellen. Das Vorgehensmodell muss im Weiteren Schnittstellen zu allen relevanten betriebswirtschaftlichen Anwendungen bieten: Netzplantechnik, Aufwandsschätzung, Planung, Steuerung, Kontrolle, Projektverfolgung, Terminplanung, Kostenrechnung, Budgetierung.

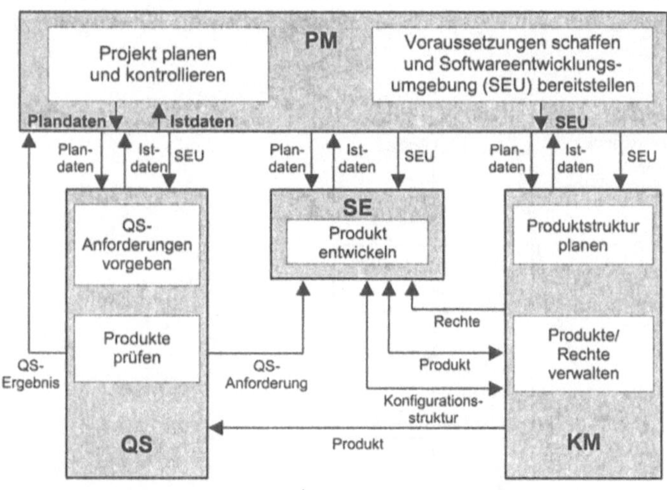

Abbildung V.4 Vorgehensmodell des Bundes (D) für IT-Projekte (V-Modell 1997). Zusammenspiel der Subkomponenten „Vorgehensweise". *PM* – Projektmanagement, *QS* – Qualitätssicherung, *SE* – Softwareentwicklung, *KM* – Konfigurationsmanagement, *SEU* – Softwareentwicklungsumgebung im integrierten Vorgehensmodell für die Software-Entwicklung. Das Projektergebnis sei als Produkt definiert

Man unterscheidet das *Projektmodell* zur Durchführung des Projektes und das *Vorgehensmodell* für die Software-Entwicklung. Software-Projekte müssen diese Schritte der Projektierung und der Software-Entwicklung verbinden.

Im Projektmodell sind alle Schritte des Projekt- und Systemmanagements (Abb. V.3) inkludiert, während das Vorgehensmodell des Software-Engineerings die Prozesse von der Analyse bis zur Validierung vor Augen hat (Abb. V.4).

Für die Softwareherstellung sind in der Praxis die Wechselwirkungen (Schnittstellen) zu den Bereichen Projektmanagement, Konfigurationsmanagement und Qualitätssicherung sicherzustellen.

3. Vorgehensweise bei der Softwareentwicklung

Abbildung V.5 zeigt schematisch die erforderlichen Schritte für eine effiziente Softwareentwicklung.

Problemstellung. Die Problemstellung ist die konkrete Beschreibung des Problems und der zu erreichenden Ziele sowie Lösungsanforderungen. Methode: Intensive und strukturierte Interviews. Die Ziele werden oft von zeitlichen und monetären Aspekten beeinflusst.

Problemanalyse und Abgrenzung (Grob- und Feinanalyse). Erstellen der exakten Leistungsanforderungen und Abgrenzung der im Computer zu lösenden Problemstellung gegenüber der realen Welt. Es erfolgen einerseits Einschränkungen und Vereinfachungen, welche im Computermodell realisiert werden, oder andererseits eine Erstellung des Computermodells und die Anpassung der realen Welt an das Computermodell. Methode: Strukturierte Interviews mit dem Auftraggeber und den Anwendern. Ergebnisse müssen schriftlich zusammengefasst und von den Entscheidungsträgern freigegeben werden.

System- und Softwarespezifikation. In dieser Phase werden die Realisierungsmethoden und Algorithmen grundsätzlich festlegt. Die Aufgabenbeschreibung selbst erreicht den Detailgrad, der zur Festlegung der Datentypen und Datenstrukturen für die Programmierung relevant ist.

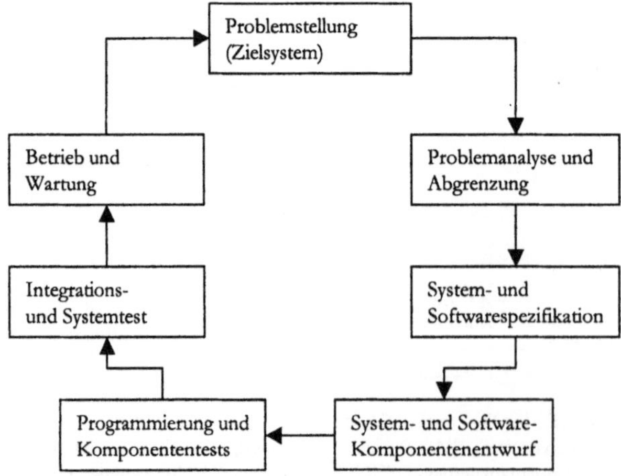

Abbildung V.5 Schritte der Softwareentwicklung

System- und Softwarekomponentenentwurf. Schrittweise Zerlegung und Strukturierung der geplanten Gesamtlösung in Komponenten, die einfacher realisiert werden können und insgesamt die gesamte Lösung darstellen (Top-down-Ansatz). Nicht immer müssen alle Komponenten neu realisiert werden, der Einsatz bestehender Komponenten (Datenbanken, Bibliotheken, Module) und der Zukauf fertiger Komponenten stellen oftmals eine ökonomisch sinnvolle Alternative zur Eigenentwicklung dar (Bottom-up). Methode: Der Top-down-Ansatz wird in der Praxis ergänzt vom Ansatz „Das beste Lastenheft ist ein bestehendes Programm“ (pragmatischer Ansatz) verbunden mit der begleitenden Stärken- und Schwächenanalyse. Jeder Bottom-up-Ansatz sollte aber immer in einem Top-down-Entwurfsvorgang eingebettet sein.

Entwurf und Design. Aus den Ergebnissen des Systementwurfs erfolgt die Konstruktion einer Lösung, die die Machbarkeit des Modells demonstriert und den Anforderungen gerecht wird. In dieser Phase werden auch die Benutzeroberflächen (GUI – Graphical User Interfaces), die Module, Funktionen, Methoden und Bibliotheken festgelegt. Bei großen Systemen erfolgt in dieser Phase auch die endgültige Festlegung der Testfälle. Methode: schrittweise Verfeinerung, Flussdiagramme, Struktogramme, Entity-Relationship-Modelle (ERM), Objektorientierte Methoden.

Programmierung und Tests (Implementierung, Algorithmen und Programmierung). Die Implementierung ist die Programmierung (objekt- oder funktionsorientiert/strukturiert) unter Nutzung algorithmischer Strukturen, den Vorteilen einzelner Programmiersprachen und der Modularisierung. Design for Testability, ein gesicherter Programmcode und die Dokumentation sind die Herzstücke einer guten Implementierung.

Test und Abnahme (Funktions-, Modul- und Programmtests). Frühzeitige Testphasen (Verifikation) und Validierung sind in den Projektstrukturplan (PSP) mit einzubauen. Die Funktionstests werden in der Regel von den Programmierern durchgeführt. Modultests und Programmtests sollten durchaus von Dritten durchgeführt werden. Empfehlenswert ist auch, Testfälle, welche Routine-, Sonderfälle und Wertüberschreitungen prüfen, bereits in der Analysephase zu spezifizieren und im Testplan mit einzubauen.

4. Vorgehensmodelle in der Softwareentwicklung

a. Das Wasserfallmodell

Das einfachste lineare Softwareentwicklungsvorgehensmodell ist das Wasserfallmodell (Abb. V.6). Es sagt aus, dass eine nächste Phase der Softwareentwicklung erst nach Abschluss der aktuellen Phase begonnen werden darf. Die Nachteile dieses Modells sind, dass es nur für sehr einfache Aufgabenstellungen anwendbar ist und dass Erkenntnisse, die in den nachfolgenden Phasen entstehen, nicht mehr aufgenommen werden. Das Wasserfallmodell wurde daher erweitert, sodass Erkenntnisse während der Programmierung wieder in die Entscheidungsprozesse der laufenden Arbeiten rückgeführt werden können. Die Gefahr bei der unsachgemäßen Rückführung ist, dass Änderungen in einem inneren Zyklus (2) durchgeführt werden, ohne dass diese in der Aufgabenbeschreibung festgehalten sind. Bei inhaltlichen Änderungen ist daher an den Startpunkt der Aufgabenbeschreibung zurückzugehen.

b. Das Spiralmodell

Die Weiterentwicklung des Wasserfallmodells in das *Spiralmodell* erlaubt neben der Darstellung der Kosten- und Zeitfaktoren (Kosten- und Zeitfaktoren werden zum

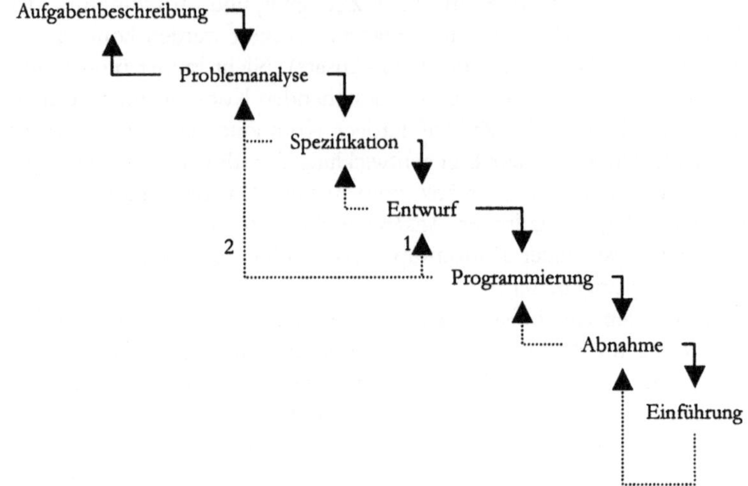

Abbildung V.6 Wasserfallmodell mit einfachen Rückkoppelungen

Beispiel anhand der Spiralwinkel und -radien dargestellt) die Darstellung, dass jeder Entwicklungsschritt aus den Grundelementen Analyse, Entwurf, Realisierung und Test besteht. In der Praxis stellt ein Zyklus im Spiralmodell eine Phase des Wasserfallmodells dar. Jede Phase wird durch die einleitende Risikoanalyse und das abschließende Review dynamischer als im Wasserfallmodell an den Projektstand angepasst. Nicht berücksichtigt werden im Spiralmodell Iterationen und parallel ablaufende Aktivitäten.

c. Evolutionäre Vorgehensmodelle

Je umfangreicher die Aufgabenstellung ist oder je öfter das reale System Änderungen ausgesetzt ist, in welchem die Software eingesetzt wird, umso anspruchvoller werden die Softwareentwicklung und die zugrundezulegenden Softwareentwicklungsmodelle. Da erfahrungsgemäß viele Erkenntnisse entstehen, wenn man die Software das erste Mal einsetzt, wurden in modernen Entwicklungsmodellen so genannte *Prototypenentwicklungen* eingebaut (Abb. V.7). Als Softwareprototyp versteht man einen ersten Entwurf der Software, welcher die wesentlichen Abläufe abbilden lässt, in dem aber noch keine Funktionen programmiert sind. Änderungen sind noch sehr schnell und einfach möglich. Nachdem der Prototyp fertig gestellt und mit den Anwendern abgestimmt ist, erfolgen die eigentlichen Programmierarbeiten hinter den Bildschirmmasken. Für das Verständnis des Anwenders ist an dieser Stelle anzumerken, dass diese den eigentlichen Zeitaufwand bei der Programmierung verursachen.

Exploratives Prototyping. Umfasst die Klärung der Anforderungen an das System, Test verschiedener Lösungskonzepte, der Prototyp ist (ausschließlich) Diskussionsgegenstand und nicht Implementierungsvorstufe.

Experimentelles Prototyping. Umfasst den Test der technischen Umsetzung eines Entwicklungsziels, Detaillierung der Vorstellungen der Benutzer, Machbarkeitsstudien, Kommunikation über technische Fragen und Software-Ergonomie sowie Labormuster zur Klärung technischer Fragen.

Evolutionäres Prototyping. Der Prototyp ist Vorstufe des Systems. Die Grundanforderungen sind bereits definiert, der Prototyp ist leicht änderbar und erweiterbar. Er dient

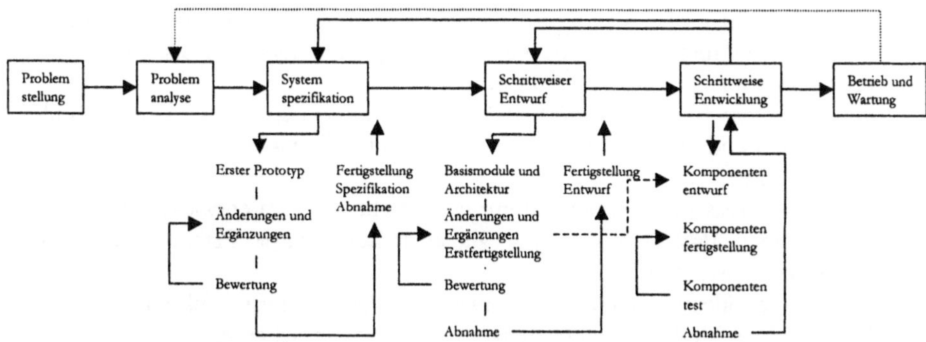

Abbildung V.7 Evolutionäre Softwareentwicklung mittels explorativer, iterativer Prototypenentwicklung

der Kommunikation über die Ausgestaltung der Benutzerschnittstelle und der Präzisierung der Anforderungen hinweg und wird in Iterationen mit kurzer Zykluszeit entwickelt. Die Grenze zwischen Prototyp und Zielsystem erfolgt durch Definition am Projektende. Dieses Vorgehen ist nur bei geeigneter, effizienter Implementierungstechnologie einsetzbar. Evolutionäres Prototyping stellt hohe Anforderungen an die Infrastruktur und das Projektmanagement sowie Verständnis des Auftraggebers an die Komplexität der Aufgabe.

Rapid Prototyping. Der Prototyp ist Kern der Entwicklungsaktivitäten. Analyse und Design erfolgen nicht separat als Vorstufe, sondern werden direkt am Prototyp vollzogen. Rapid Prototyping verleitetet stark dazu, die Grundsätze der strukturierten Programmierung zu vernachlässigen.

d. Formale Systementwicklung

Man versucht über die formale mathematische Systemspezifikation exakte Funktionsbeschreibungen herzustellen, die dann in Softwaremodule umgewandelt werden. Die Korrektheit jeder Phase wird nach ihrer Entwicklung durch einen formalen Ansatz bewiesen – meist mit formalen, induktiven Beweisen.

e. Integrierte Vorgehensmodelle

Ein Beispiel für ein integriertes Vorgehensmodell ist das V-Modell (Tabelle V.1), der Entwicklungsstandard von IT-Systemen des deutschen Bundes (V-Modell 1997). Das V-Modell ist ein geeigneter Leitfaden für die Erstellung von IT-Systemen für die Beschaffung oder die Entwicklung. Neben der klassischen Sicht des Produkts ist auch die gesamte Prozesskette hinterlegt und mit der Qualitätssicherung, dem Konfigurationsmanagement und dem Projektmanagement integriert.

f. Grenzen von Vorgehensmodellen

Bei komplexen realen Systemen ist immer darauf zu achten, dass neue Erkenntnisse (Änderungen), die im Rahmen der Programmierung, dem Test oder bei der Einführung entstehen, *ausschließlich* strukturiert und dokumentiert in den Entwicklungsprozess einfließen.

Hier liegen auch die Grenzen eines Vorgehensmodells im Allgemeinen. Jede Änderung mitzuführen ist ein aufwendiger und kostenintensiver Prozess und wird in der Praxis nur teilweise durchgeführt. Vieles hat der Programmierer im „Kopf". Ursachen für Änderungen und Ergänzungen sind vielfältig, zum Beispiel vergessene Anforderungen, geänderte Strukturen auf Grund von neuen organisatorischen Abläufen oder Bestimmungen bis hin zu gesetzlichen Änderungen.

Abweichungen vom Vorgehensmodell. Durch nicht dokumentierte und nicht begründete Änderungen während oder nach einer Software-Entwicklung entstehen Probleme in folgenden Bereichen.

Organisatorisch. Das Pflichtenheft stimmt nicht mehr mit dem entwickelten Software-Produkt zusammen. Probleme treten im Falle einer Revision, bei Personalwechsel oder Endabnahme der Software auf.

Technisch. Auch kleine Änderungen können zu hohem Aufwand führen, da im Falle einer Änderung des Modells (Datenbanktabellen) die Datensicherheit und Integrität der bestehenden Datenstrukturen sichergestellt werden muss und auch die Anbindung der Schnittstellen zu den einzelnen Funktionen und Modulen gesichert und getestet werden müssen.

Zeitlich. Die gleiche Änderung, die zu Beginn einer Software-Entwicklung wenige Minuten dauert, kann bei komplexen Systemen bei fortgeschrittener Softwareentwicklung und in deren Betrieb Tage und Wochen an Aufwand verursachen.

5. Methodenübersicht zur Softwaresystementwicklung

Für den Systementwurf und die Herstellung existieren unterschiedliche Methoden. Einige Beispiele sind in Anlehnung an das V-Modell in Tabelle V.1 zusammengestellt (V-Modell 1997).

B. Qualitätskriterien und Qualitätssicherung

1. Qualität und der Begriff Fehler in Softwaresystemen

Nach Norm IEEE 1982 ist die Qualitätssicherung die Gesamtheit aller geplanten Maßnahmen und Hilfsmittel, die bewusst eingesetzt werden, um die Anforderungen an den Entwicklungs- und Pflegeprozess und an die Software zu erreichen. Dazu zählen im Konkreten die *Produktqualität*, die *Qualität des Entwicklungsprozesses (Prozessqualität)* und die methodengestützte Unterstützung durch *Werkzeuge*, die selbst wiederum Software sein können.

Die Qualitätssicherung gliedert sich nach Norm DIN 55350 dabei in die Schritte *Qualitätsplanung* (Auswahl der Qualitätsmerkmale und Bestimmung der zulässigen Wertebereiche), *Qualitätslenkung*, Planung der *Qualitätssicherung* (einzusetzende Methoden, Werkzeuge), *Qualitätsgestaltung* und *Qualitätsbeurteilung.*

Beim Software Engineering muss zwischen kleinen und großen Systemen unterschieden werden. Beim Software Engineering kleiner Systeme werden zwei große Phasen betrachtet:

- die Spezifikation und das Design der Anforderungen und der Schnittstellen,
- die Programmierung, der Test und die Wartung.

Bei großen Systemen müssen zusätzlich die erhöhten Anforderungen an die Entwicklung, Funktionsumfänge, Integration, verteilte und redundante Systeme und die Leistungserbringung selbst sichergestellt werden.

Tabelle V.1 Methodenübersicht Software Integration und Überleitung in die Nutzung gemäß V-Modell (mit Ergänzungen)

Nummer	*Systementwurfs-Aktivitäten (SE)*	*Geeignete Methoden*
SE 1	*Systemanforderungsanalyse*	
SE 1.1	Ist-Aufnahme/-Analyse durchführen	ER-Modellierung; Datenfluss-Modellierung; Funktionale Dekomposition; Objektorientiert: Klassen-/Objektmodellierung; Use-Case-Modellierung; Zustandsmodellierung (OO); Interaktionsmodellierung; Prozessdiagramme
SE 1.2	Anwendungssystem beschreiben	Datenfluss-Modellierung; SA, SADT, HIPO; Objektorientiert: Class-Responsibility-Collaboration; Klassen-/Objektmodellierung; Subsystemmodellierung; Prozessdiagramme; Use-Case-Modellierung; Zustandsmodellierung (OO); Interaktionsmodellierung
SE 1.3	Kritikalität und Anforderungen an die Qualität definieren	Zuverlässigkeitsmodelle; Failure Mode Effect Analysis (FMEA)
SE 1.4	Randbedingungen definieren	Klassen-Objektmodellierung; Class-Responsibility-Collaboration; Prozessdiagramme; Use-Case-Modellierung; Zustandsmodellierung (OO); Interaktionsmodellierung
SE 1.5	System fachlich strukturieren	Systemverhaltensmodelle; Funktionsnetzmodellierung; ER-Modellierung, HIPO; Datenfluss-Modellierung; Funktionale Dekomposition; Expertisemodell; Objektorientiert: Subsystemmodellierung; Use-Case-Modellierung; Klassen-Objektmodellierung; Class-Responsibility-Collaboration; Zustandsmodellierung (OO); Interaktionsmodellierung
SE 1.6	Bedrohung und Risiko analysieren	Risikoklassenanalyse
SE 1.7	Forderungscontrolling durchführen	–
SE 1.8	Software-Pflege- und Änderungs-Konzept erstellen	Organigramm; Balkenplan
SE 2	*System-Entwurf*	
SE 2.1	System technisch entwerfen	Datenflussmodellierung; Funktionale Dekomposition; Objektorientiert: Interaktionsmodellierung; Klassen-Objektmodellierung; Class-Responsibility-Collaboration; Prozessdiagramme; Subsystemmodellierung
SE 2.2	Wirksamkeitsanalyse durchführen	–
SE 2.3	Realisierbarkeit untersuchen	Nutzwert-Analyse; Simulation
SE 2.4	Anwenderforderungen zuordnen	ER-Modellierung
SE 2.5	Schnittstellen beschreiben	Klassen-Objektmodellierung; Subsystemmodellierung; Formale Spezifikation; Designverifikation; Analyse verdeckter Kanäle; Zustandsmodellierung (OO); Interaktionsmodellierung
SE 2.6	System-Integration spezifizieren	Netzplan-Technik; Balkenplan; Entscheidungstabellentechnik

SW – Software, *HW* – Hardware, *SWPÄ* – Softwarepflege und -änderung, *OO* – Objektorientierung

Tabelle V.1 (Fortsetzung)

Nummer	*Systementwurfs-Aktivitäten (SE)*	*Geeignete Methoden*
SE 3	*SW-HW-Anforderungsanalyse*	
SE 3.1	Allg. Anf. aus Sicht der SW-/HW-Einheit definieren	–
SE 3.2	Anforderungen an die externen Schnittstellen der SW-/HW-Einheiten präzisieren	Datenfluss-Modellierung; Kontrollfluss Modellierung; Dialog Design Modellierung; Objektorientiert: Klassen-Objektmodellierung; Interaktionsmodellierung; Zustandsmodellierung (OO)
SE 3.3	Anforderungen an die Funktionalität definieren	Funktionale Dekomposition; Systemverhaltensmodelle; Funktionsnetzmodellierung; Datenfluss-Modellierung; ER-Modellierung; Entity Life History; Entscheidungstabellentechnik; Zustandsübergangsmodellierung; Objektorientiert: Zustandsmodellierung (OO); Klassen-Objektmodellierung; Class-Responsibility-Collaboration; Interaktionsmodellierung
SE 3.4	Anf. an die Qualität der SW-/HW-Einheit definieren	Failure Mode Effect Analysis; Zuverlässigkeitsmodelle
SE 3.5	Anforderungen an Entwicklungs- und SWPÄ-Umgebung definieren	Prozessdiagramme
SE 4-SW	*SW-Grobentwurf*	
SE 4.1-SW	SW-Architektur entwerfen	Structured Design; Prozessinteraktionsmodellierung; Zustandsübergangsmodellierung; Analyse verdeckter Kanäle; Designverifikation; Formale Spezifikation; Objektentwurfstechnik; Objektorientiert: Prozessdiagramme; Klassen-/Objektmodellierung; Moduldiagramme; Interaktionsmodellierung; Subsystemmodellierung
SE 4.2-SW	SW-interne und -externe Schnittstellen entwerfen	Formale Spezifikation; Designverifikation; Analyse verdeckter Kanäle; Objektorientiert: Klassen-Objektmodellierung; Zustandsmodellierung (OO); Interaktionsmodellierung
SE 4.3-SW	SW-Integration spezifizieren	Netzplan-Technik; Balkenplan; Entscheidungstabellen
SE 5-SW	*SW-Feinentwurf*	
SE 5.1-SW	SW-Komponente/-Modul/ Datenbank beschreiben	*bei Komponente/Modul:* Formale Spezifikation; Designverifikation; Analyse verdeckter Kanäle; Pseudocode; Objektorientiert: Klassen-Objektmodellierung; Class-Responsibility-Collaboration; Moduldiagramme; Interaktionsmodellierung; Zustandsmodellierung (OO); *bei Datenbank:* Logische DB-Modellierung; Normalisierung; Data Navigation Modeling
SE 5.2-SW	Betriebsmittel- und Zeitbedarf analysieren	Simulation; Analyse verdeckter Kanäle
SE 6-SW	*SW-Implementierung*	
SE 6.1-SW	SW-Module codieren	Programmverifikation; Analyse verdeckter Kanäle
SE 6.2-SW	Datenbank realisieren	Programmverifikation; Analyse verdeckter Kanäle
SE 6.3-SW	Selbstprüfung SW-Modul/ Datenbank durchführen	Programmverifikation; Analyse verdeckter Kanäle
SE 7-SW	*SW-Integration*	Schrittweiser Ansatz mit integrierten Tests
SE 8	*System-Integration*	Schrittweiser Ansatz mit integrierten Tests
SE 9	*Überleitung in die Nutzung*	Schritte der Betrieblichen Einführung

Im Wesentlichen geht es darum, *Fehler* mittels Einsatz einer konstruktiven und systematischen beziehungsweise analytischen Qualitätssicherung primär zu vermeiden, sie zu erkennen und sie gegebenenfalls so zu beheben, dass bei der Fehlerbehebung keine neuen Fehler entstehen.

Der Begriff *Fehler* wird im Umgang mit Software leider oft sehr undefiniert und unstrukturiert verwendet. Für die Behandlung von Fehlern bei Softwaresystemen gilt, dass Fehler effektiv festgestellt und korrekt analysiert werden müssen, damit die Art des Fehlers und adäquate Maßnahmen zur Fehlerbehandlung eingeleitet werden können. Man unterscheidet bei Softwarefehlern fünf Fehlerstufen.

- *Stufe 1.* Fehler, die den Gebrauch der Software beeinträchtigen, aber mittels Alternativen die Aufgabenbehandlung mit der Software zulassen.
- *Stufe 2.* Fehler, die den Gebrauch von einzelnen Teilen der Software mangels Alternativen beeinträchtigen.
- *Stufe 3.* Fehler, die die Ausführung ganzer Funktionen verhindern.
- *Stufe 4.* Fehler, die falsche, aber ungefährliche Situationen auslösen.
- *Stufe 5.* Fehler, die falsche und gefährliche Situationen auslösen.

Eine korrekte Fehlerbeschreibung (zum Beispiel die Aufzeichnung von Fehlercode, Fehlernummer, Fehlertext, Situation, in welcher der Fehler auftrat, Beschreibung der parallel laufenden Programme) hilft, Fehler rasch zu identifizieren.

In der Praxis wird leider auch oft sehr pauschal mit „das Programm läuft nicht und ist fehlerhaft" kommuniziert, wobei nach Stunden des Fehlersuchens oft erkannt werden muss, dass die Konfigurationen oder Optioneneinstellungen andere Programmabläufe und damit andere Ergebnisse definiert haben, das Programm selbst jedoch korrekt gearbeitet hat. Oder aber, es wurden im Pflichtenheft Abläufe mangels Kenntnis oder zum Zeitpunkt des Pflichtenheftes mangels Vorhandenseins nicht definiert und aufgenommen, zu einem späteren Zeitpunkt der Programmnutzung aber benötigt. Die beiden letztgenannten Situationen sind definitiv *keine Fehler*. Vielmehr handelt es sich um Abweichungen zwischen den Anforderungen der Realität und dem Modell der Realität, welches in der Software vorhanden ist. Diese Abweichungen können durch Konfiguration, Abänderungen und Ergänzungen der bestehenden Programme behoben werden. Für die qualifizierte Softwareprüfung sind daher folgende Prüfgegenstände relevant:

- Sind die Anforderungsbeschreibungen korrekt, vollständig und widerspruchsfrei?
- Sind die Anforderungsbeschreibungen unterschiedlicher Phasen und Stufen zueinander konsistent und stellen sie die geeignete Problemlösung sicher?
- Liefert das Programm die definierten Ergebnisse?
- Ist das Programm eine akzeptable Problemlösung?

2. Testen von Software

Zur Beurteilung der Qualität müssen die entstehenden und die entstandenen Leistungen bewertet werden können. Die Beurteilung erfolgt auf Basis von Metriken, also der Zuordnung von numerischen Werten auf zu beurteilende Entitäten und Eigenschaften. Die Güte eines Gesamtsystems setzt sich in der Regel aus der Beurteilung mehrerer Kriterien zusammen. Die Beurteilung *eines* Ratios alleine ist für die Beurteilung eines Gesamtsystems im Allgemeinen nicht aussagekräftig. Unterschiedliche Messansätze sind die

- Messung eines bestimmten (absoluten) Wertes zu einem bestimmten Zeitpunkt,

- Messung und Verfolgung eines Trends (einer Entwicklungstendenz),
- Beurteilung des Gesamtsystems unter Berücksichtigung mehrerer Ratios und deren Trade-Offs (Effizenz-Qualität, Benutzerfreundlichkeit-Kosten).

Analytische Verfahren (Analyse der Syntax oder statischen Semantik, Review, Walkthrough bei Systemstillstand) zur Fehlererkennung ergänzen zwar die *dynamischen, testenden* Verfahren (Dynamischer Test von Zuständen, Daten, Pfade; Simulation, Schreibtischtest), können aber auch nur das *Vorhandensein der gefundenen Fehler* dokumentieren. Dynamische Tests erfordern dazu lauffähige Programme.

Um dennoch vernünftige Testaussagen zu ermöglichen, bildet man so genannte Fehler- oder Zustandsklassen und prüft darin die oberen und unteren Grenzbereiche, Regel- und Sonderfälle und versucht damit auf den Zustand einer ganzen Zustandsklasse rückzuschließen.

Zielführend bei der Entwicklung von Software ist weiters, bereits in der Planungsphase die Testfälle mitzudefinieren. Auf keinen Fall darf man aber übersehen, dass auch nur bei der kleinsten Änderung in einer Funktion die entsprechenden Testfälle neu definiert werden müssen. Das Übernehmen der vorhandenen Testfälle führt dazu, dass gerade die neuen Anforderungen nicht mitgetestet werden.

Die einfachst messbaren Kriterien wie die Anzahl von Codezeilen, die Anzahl der gefundenen Fehler pro Modul, die Anzahl der offenen Fehler pro Modul, die Anzahl der Fehler pro Programmierer führen zwar zu einer statischen Vergleichbarkeit von Einzelkriterien, erlauben aber keinen qualifizierten Rückschluss auf die Güte eines Gesamtsystems. Komplexere Metriken versuchen die logische und strukturelle Komplexität der Softwareanforderungen und der Programme selbst festzustellen. Dazu ist eine Analyse der konkreten Algorithmen (O-Notationen) sowie der Umsetzung in der Programmiersprache wie die Verwendung von Kontrollstrukturen, Art und Verwendung der Variablen notwendig.

3. Produktqualität

Neben den „harten" Forderungen an die Programmlaufzeit, Speicherplatzgröße und Korrektheit der Problemlösung sind im Sinne des Software Engineerings weitere Gütekriterien in Anlehnung an Boehm (1988) (Abb. V.8) festzuhalten. Diese zielen auf die in der Praxis wichtigen Kriterien der Gebrauchsgüte und die Wartbarkeit ab.

Diese Kriterienbereiche sind umfassend, „weich" und in ihrer Qualitätsausprägung von der Erfahrung der Projektleitung und der beteiligten Programmierer geprägt. Man konzentriert sich auf sechs Qualitätsmerkmale für Software nach Norm DIN ISO 9126:

- Funktionalität (Richtigkeit, Angemessenheit, Interoperabilität, Ordnungsmäßigkeit, Sicherheit),
- Zuverlässigkeit (Reife, Fehlertoleranz, Wiederherstellbarkeit),
- Benutzbarkeit (Verständlichkeit, Erlernbarkeit, Bedienbarkeit),
- Effizienz (Zeitverhalten, Verbrauchsverhalten),
- Änderbarkeit (Analysierbarkeit, Modifizierbarkeit, Stabilität, Prüfbarkeit),
- Übertragbarkeit (Anpassbarkeit, Installierbarkeit, Konformität, Austauschbarkeit).

Zur Erhöhung der Produktqualität bieten sich an:

- Entwicklung und Einsatz problemspezifischer Programmier- und Spezifikationssprachen (sprachorientiert),

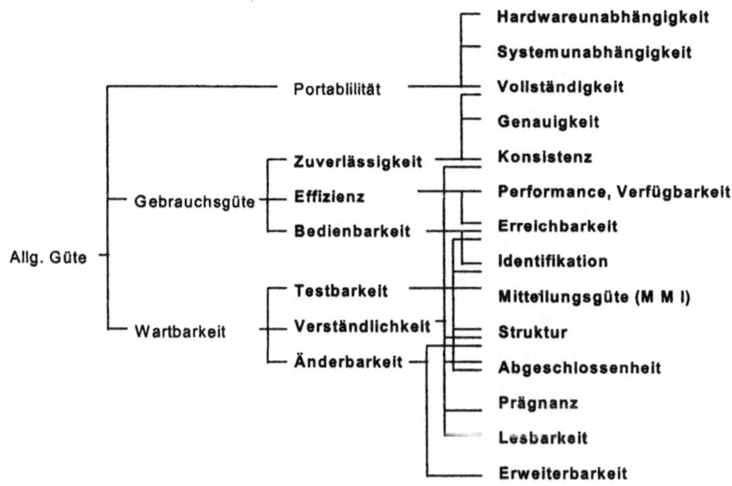

Abbildung V.8 Qualitätskriterien in Anlehnung an Boehm (1988)

- Computerunterstütztes Software Engineering (CASE) zur methodengestützten Softwareentwicklung,
- Component Based Software Engineering (CBSE) zur Erreichung eines möglichst hohen Wiederverwendungsgrades bereits vorhandener Softwarekomponenten.

Man versucht weiters den Prozess der Softwareentwicklung zu sichern und über die Messung geeigneter Prozessparameter einen Rückschluss auf die Qualität der Prozessergebnisse sicherstellen zu können.

4. Prozessqualität

Die Sicherstellung, dass die einzelnen Prozessschritte erfolgreich abgeschlossen werden, soll einen Rückschluss auf die Güte des Gesamtsystems ermöglichen. Die drei bekanntesten Ansätze zur Feststellung der Reife und Qualität von Prozessen und damit zu Aussagen über die Qualität sind:

- ISO 9000/9001-2000, ISO 9000-3 (International Standards Organization) (Tabelle V.2),
- CMM (Capability Maturity Model) des Software Engineering Institutes
- und das V-Modell.

Die Norm ISO 9000 wurde um softwarespezifische Anforderungen ergänzt und verbessert und hat sich in Europa als Standard etabliert.

Das CMM wurde für die Verwendung in großen Firmen in den USA entwickelt, wobei in letzter Zeit ein deutlicher Rückgang in dessen Anwendung spürbar ist. Die Stufen der Reifegrade reichen von 1 bis 5: Initial (1), Repeatable (2), Defined (3), Managed (4), Optimizing (5). Je höher die Stufe, umso reifer ist die Softwarekomponente.

Das V-Modell bietet einen umfassenden und integrierten Ansatz zur Systementwicklung an. Der Vorteil des V-Modells ist, dass in diesem Vorgehensmodell eine Anpassung an unterschiedliche Projektgrößen und Projektthemenbereiche wie technisch-naturwissenschaftliche oder administrative Projekte vorgesehen und erwünscht (Tayloring) ist.

Tabelle V.2 ISO-9000-3-Zuordnung zu ISO 9001

Abschnitt in ISO 9000-3	Fachbereich	Abschnitt in ISO 9001
4.1	Verantwortung der obersten Leitung	4.1
4.2	Qualitätssicherungssystem	4.2
4.3	Interne Qualitätsaudits	4.17
4.4	Korrekturmaßnahmen	4.14
5.2	Vertragsüberprüfung	4.3
5.3	Festlegung der Forderungen des Auftraggebers	4.3, 4.4
5.4	Planung der Entwicklung	4.4
5.5	Planung der Qualitätssicherung	4.2, 4.4
5.6	Design und Implementierung	4.4, 4.9, 4.13
5.7	Test und Validierung	4.4, 4.10, 4.11, 4.13
5.8	Annahme	4.10, 4.15
5.9	Vervielfältigung, Lieferung und Installation	4.10, 4.13, 4.15
5.10	Wartung	4.13, 4.19
6.1	Konfigurationsmanagement	4.4, 4.5, 4.8, 4.12, 4.13
6.2	Lenkung der Dokumente	4.5
6.3	Qualitätsaufzeichnungen	4.16
6.4	Messungen	4.20
6.5	Regeln, Praktiken und Übereinkommen	4.9, 4.11
6.6	Werkzeuge und Techniken	4.9, 4.11
6.7	Beschaffung	4.6
6.8	Beigestellte Softwareprodukte	4.7
6.9	Schulung	4.18

Im Vergleich zu den allgemein bekannten Vorgehensmodellen in der Software forciert das V-Modell den Validierungsprozess, da in der Softwareintegrationsphase der Einzelmodule laufend auf die Ebenen der Anforderungsspezifikationen rückgekoppelt wird. Im V-Modell werden dazu die Submodelle Systementwicklung, Konfigurationsmanagement, Qualitätssicherung und Projektmanagement integriert und für jedes Submodell die Ebenen Vorgehensweise (was ist zu tun), Methoden (wie kann man es tun) und die Werkzeuge (womit kann man es tun) zugeordnet.

Für den interessierten Leser sei noch auf die britischen Standards BS5750 und den Nato-Standard AQAP (Allied Quality Assurance Publications) hingewiesen.

Der Vollständigkeit halber seien noch die weiteren für die Qualität von Software unmittelbaren Einflusskriterien, nämlich die Qualität der für eine Aufgabe eingesetzten Personen einerseits und andererseits die Stabilität des Umfeldes, in welchem sich eine Softwareentwicklung bewegt, festgehalten. Personen, die mit neuen Aufgaben konfrontiert sind, und sich häufig ändernde Systeme stellen hohe Risken an die Softwaresystementwicklung dar. Sonderfälle, Ausnahmen und andere, meist unternehmensspezifische Kriterien müssen vor der Aufnahme in die Software immer auf die Häufigkeit ihres

Auftretens hin untersucht werden. Wenn eine Funktion selten genutzt wird, vergisst der Anwender meist die Bedienung, kann oftmals die Ergebnisse nicht vollständig interpretieren und fühlt sich durch die Dichte an Funktionalitäten (Menüs, Optionen) im Weiteren einfach überfordert.

Eine einfache, aber sehr wirksame Regel für die Praxis ist, Systeme so einfach und klein wie möglich zu halten und eine schrittweise Entwicklung vorzusehen.

5. Fehlertoleranz in Softwaresystemen

Die Beurteilung von Softwarequalitätsmerkmalen ist zum Teil ein sozialer und daher nicht vollständig automatisierbarer Prozess.

Da Fehler, wenn sie nicht behandelt sind, beliebig häufig auftreten können und unterschiedlich kompliziert sein können und man aus praktischer Sicht – zumindest in mittleren bis großen Softwaresystemen – eine Fehlerfreiheit nicht garantieren kann, sollten für kritische Anwendungsbereiche wie die Steuerung von Anlagen, in Flugzeugen, in Intensivstationen und bei integrierten Geräten fehlertolerante Systeme zum Einsatz gebracht werden. Diese sollten eine möglichst weitgehende automatisierte Fehlererkennung und -vermeidung ermöglichen und eine Fehleranalyse und Fehlerbehebung in einem iterativen Prozess unterstützen (Tabelle V.3). In jedem Fall müssen „*kritische*“ Systeme strukturierte Shut-down-Prozesse, Hot-Standby-Funktionalitäten und voll redundante Systemfunktionalitäten aufweisen.

In der Praxis haben sich drei Kritikalitätsstufen bewährt:

- Stufe 1. Allgemeine Software ohne Einfluss auf das Umfeld (Kalender etc.).
- Stufe 2. Software mit Einfluss auf das Umfeld (Prozesssteuerung).

Tabelle V.3 Softwareentwicklungsphasen, Fehlervermeidung und -erkennung

Phasen	Fehlervermeidung	Fehlererkennung	Werkzeuge
Analyse und Definition	Pflichtenheft, systematisches Arbeiten, Sachkompetenz	Checklisten, Reviews	Text-, Graphikverarbeitung, Formalisierung
Entwicklung	Planungsmethoden, Strukturierung, Entity Relationship/OO-Modelle, Dokumentation	Prototyping	Methodengestützte CASE-Werkzeuge
Programmierung	Strukturierte, OO-Programmierrichtlinien, Prototyping, Wiederverwendung, Standards, Stil, Dokumentation, Debug	Konsistenzprüfung, Reviews, Modul- und Integrationstest, Debug	CASE-Werkzeuge, Testhilfen, Generatoren Tests durch externe Personen
Integration und Abnahme	Konfigurationsmanagement, Ergebnisaufbereitung, Probebetriebe, stufenweise Projekteinführung	Test (Vollständigkeit, inverse Tests), Listings (Momentaufnahmen), dynamische Tests	Skripts, Parallelverarbeitung, Automatismen
Betrieb	Schulung, Wartung	Abstürze, falsche Ergebnisse	Log-Dateien, Fehlerbeschreibungen
Projektmanagement	Netzplantechnik, Soll/Ist-Dokumentation, Konfigurationsmanagement, Bibliotheken, Programmier- und Dokumentationsrichtlinien, Schulung, Mitarbeitereinbindung	Zu viele Tasks bekommen hohe Priorität, Ressourcenauslastung konstant über dem Soll, Kostensteigerung	Projektmanagement Tools, periodische Arbeitsgespräche

– Stufe 3. Software mit direktem Einfluss auf den Menschen (Medizin, Atomkraftwerke).

6. Computer Aided Software Engineering

Das Ziel einer weitgehend automatisierten – und damit verbunden: *messbaren und qualitativen* – Softwareentwicklung ist bis heute nicht zufrieden stellend erreicht. Einerseits fehlt es noch an allgemeinen, formalisierten Problembeschreibungs- und Spezifikationssprachen und andererseits können automatisiert erstellte Programmcodes nie zufrieden stellend das Optimum aus einer Programmiersprache für einen bestimmten CPU-Befehlssatz generieren. Trotzdem kann die softwareunterstützte Programmentwicklung wesentlich zur Erhöhung der Gesamtproduktivität beitragen.

Zur Unterstützung beim Software Engineering kann man für einzelne Arbeitsschritte auf Hilfsmittel und Werkzeuge zurückgreifen. Eine Möglichkeit ist, selbst wieder auf methodengestützte Software zurückzugreifen. Man kategorisiert dazu beim Einsatz von computerassistierter Softwareentwicklung (CASE) die Einsatzbereiche der

– Basiswerkzeuge (Editor, Compiler, Linker),
– Softwarebibliotheken (Mathematikbibliotheken, Graphikbibliotheken),
– Analysewerkzeuge und Entwurfswerkzeuge (zum Beispiel auf der Basis von Petrinetzen oder Finite State Machines, Entity-Relationship-Modelle),
– Konfigurationsmanagementwerkzeuge (Revisions- und Source-Code-Kontrollsysteme),
– Standardisierung von Speicherung und Darstellung von Daten sowie der Schnittstellen,
– Versionen- und Modulverwaltung,
– Repository (Nachschlage-, Archiv- und Suchfunktionen für wieder verwendbare Softwarekomponenten).

Je mehr dieser Komponenten in einer Entwicklungsumgebung zusammengefasst sind, umso eher kann man von einer *integrierten Entwicklungsumgebung* sprechen. Zumindest sollen aber neben der Abbildung der Softwareentwicklungsschritte selbst die Speicherung und Verwaltung von Versionen und die Wiederverwendbarkeit von vorhandenen Programmcodes möglich sein.

C. Software Reengineering

Mit der immer größer werdenden Menge an Software, die gepflegt und gewartet werden muss, sind Forderungen nach Maßnahmen, wodurch die Kosten der Softwarepflege und -änderung minimiert werden können, nachvollziehbar.

Durch den Einsatz von Softwaretechniken, die unter dem Stichwort „Software Reengineering" zusammengefasst werden, können solche Forderungen zum Teil erfüllt werden. Software Reengineering ist ein dabei zweistufiger Prozess, der sich gemäß V-Modell zusammensetzt aus (V-Modell 1997)

– dem Reverse Engineering und
– dem Forward Engineering.

Die erste Stufe des Software-Reengineering-Prozesses wird als „Reverse Engineering" bezeichnet, weil sie darauf abzielt, die Struktur und das Verhalten des Softwareanteils vorhandener IT-Systeme zu verstehen, die Software wieder aufzubereiten sowie nicht oder nicht mehr vorhandene Informationen über die Software wiederzugewinnen und auf abstrakten Ebenen zu beschreiben.

Die zweite Stufe des Software-Reengineering-Prozesses wird als „Forward Engineering" bezeichnet. Das Vorgehen beim Forward Engineering entspricht dem üblichen Vorgehen bei der Systemerstellung. Ziel beim Forward Engineering ist es, den Softwareanteil vorhandener IT-Systeme dem derzeitigen Technologiestand entsprechend zu modifizieren, was (im Gegensatz zum Reverse Engineering) auch zu funktionalen Änderungen der Software führen darf. Typische Beispiele für solche Modifizierungen sind der Wechsel in der Programmiersprache, der Übergang zu einem neuen Datenbankverwaltungssystem oder die Übertragung von Software auf eine neue Rechnerplattform.

Wenn Forward Engineering in Verbindung mit vorausgehendem Reverse Engineering durchgeführt wird, dann bilden die beim Reverse Engineering erzeugten Produkte die Grundlage für die Modifizierung der Software beim Forward Engineering. Generell lässt sich sagen, dass beim Reverse Engineering die Grundlagen für die effiziente Durchführung von Softwarepflege und Änderungsmaßnahmen geschaffen werden müssen. Die vorliegenden Regelungen für Reverse Engineering beschreiben anhand der folgenden Aktivitäten, wie dabei vorzugehen ist:

- Erhebung des Anwenderbedarfs:
  - Ist-Aufnahme durchführen,
  - Ist-Analyse durchführen,
  - Lösungsvorschläge formulieren,
  - Technische Durchführbarkeit untersuchen,
  - Wirtschaftlichkeit untersuchen.
- Durchführung softwaretechnischer Verbesserungen:
  - Vorhandenen Quellcode messen,
  - Remodularisierung / Restrukturierung,
  - Reformatierung,
  - Verbesserten Quellcode messen,
  - Weiterverwendungsfähige Softwarebausteine festlegen.
- Wiedergewinnung der technischen Sicht:
  - Systemarchitektur wiedergewinnen,
  - Systeminterne und -externe Schnittstellen wiedergewinnen,
  - Prozessentwurf wiedergewinnen,
  - Software-Architektur beschreiben,
  - Software-interne Schnittstellen beschreiben,
  - Software-Entwurf beschreiben,
  - Datenkatalog erstellen,
  - Technische Anforderungen beschreiben.
- Wiedergewinnung der fachlichen Sicht:
  - Abbildung der fachlichen auf die technische Sicht,
  - Software-Integration,
  - Systemintegration,
  - Wiedereinführung des Systems,
- Ermittlung wiederverwendungsfähiger Softwarebausteine:
  - SW-Integration spezifizieren,
  - Systemintegration spezifizieren,

  - Wiedergewinnung der fachlichen Sicht,
  - Anwenderforderungen wiedergewinnen,
  - Datenkatalog vervollständigen.
- Abbildung der fachlichen auf die technische Sicht:
  - Fachliche Funktionseinheiten technischen Funktionseinheiten zuordnen,
  - Rekommentierung.
- Software-Integration:
  - Zur Software-Einheit integrieren,
  - Selbstprüfung der Software-Einheit durchführen.
- Systemintegration:
  - Zum System integrieren,
  - Selbstprüfung des Systems durchführen,
  - Produkt bereitstellen.
- Wiedereinführung des Systems:
  - Beitrag zur Wiedereinführungsunterstützung leisten,
  - Softwarepflege und -änderungskonzept erstellen,
  - System installieren,
  - Wiederinbetriebnahme.

D. Zusammenfassung

Software-Engineering umfasst den gesamten Software-Entwicklungsprozess von der Systemabgrenzung, der exakten Aufgabenplanung, dem Entwurf, der Realisierung bis hin zu den Tests und der betrieblichen Einführung. Das Software-Engineering ist dabei eng eingebettet in die Strukturen der Projektierung und hat enge Schnittstellen zum Projektmanagement, der Qualitätssicherung und dem Konfigurationsmanagement.

Auf Grund der hohen Komplexität der Aufgabenstellungen hat sich in der Praxis die iterative, evolutionäre Vorgehensweise unter Beiziehung von Softwareprototypen bewährt. Für die Durchführung der einzelnen Schritte der Softwareentwicklung gibt es unterschiedliche methodische Zugänge. Die Kenntnis und geeignete Auswahl erlaubt das effektive Zusammenspiel von Entwicklung, Abstimmung mit den Anwendern, Dokumentation und Qualitätssicherung bei den anfallenden Entwicklungs-, Änderungs- und Ergänzungsleistungen. Der betrieblichen Einführung ist durch die immer größeren Softwareumfänge und den höheren Integrationsgrad immer stärkere Bedeutung zuzumessen.

Schulungskonzepte sowie eine unternehmensadäquate Ressourcenbereitstellung, Einführungsstrategie und vollständige Prüfung der Kompatibilität der abzubildenden Prozesse auf die vorhandenen Möglichkeiten der Software sichern die Benutzerakzeptanz und den Projekterfolg. Sowohl die Wiederverwendung und Wiederverwendbarmachung existierender Software als auch der Entwurf der neu entwickelten Software für die weitere Nutzung sind heute Bestandteil moderner Entwicklungs- und Entwurfskonzepte und zum Teil in den computerunterstützten Entwicklungsumgebungen integriert.

VI. Betriebssysteme

A. Der Aufbau von Betriebssystemen

1. Grundlagen

Betriebssysteme sind Programme eines digitalen Rechensystems, die zusammen mit den Eigenschaften dieser Rechenanlagen die Basis der möglichen Betriebsarten bilden und die insbesondere die Abwicklung von Programmen steuern und überwachen (Definition nach Norm DIN 44300).

Die Grundfunktionen eines Betriebssystems umfassen dazu die Geräteverwaltung, die Prozess- und Betriebsmittelverwaltung, die Speicherverwaltung und das Dateisystem.

Ressourcen sind zusammengefasst die Hardware, CPU, Hauptspeicher, Plattenspeicher, Software, Compiler, Linker, Loader, Filesysteme und Programme. Die Einteilung und Zuteilung der Ressourcen erfolgt nach deren Verwendung:

- *aktiv, zeitlich aufteilbar:* Prozessoren,
- *passiv, exklusiv benutzt nur einem Interessenten/Zeit zugeordnet:* Drucker, Bildschirm,
- *passiv, aufteilbar:* Hauptspeicher, Massenspeicher.

Mit dem Durchbruch der dezentralen Datenverarbeitung und der Computernetzwerke mussten die Funktionalitäten der ursprünglichen *Arbeitsplatz-* und *HOST*-zentrierten Betriebssysteme erweitert werden. Die zentralen Aufgaben der *Netzwerkbetriebssysteme* sind das gesamte Ressourcenmanagement in Servern, die Multiuser-Software-Verwaltung, Fehlertoleranz und Datenschutz sowie Datensicherheit. *Server* sind dediziert eingesetzt, wenn sie nicht gleichzeitig als Arbeitsplatzrechner eingesetzt werden können, nicht dedizierte Server können als Server und Arbeitsstation gleichzeitig eingesetzt werden, die Kommunikation erfolgt in der Regel mittels Client/Server-Prinzip. Unter *Application Service Providing* (ASP) versteht man auf einem Server laufende Anwendungsprogramme, die von Netzwerkrechnern aus logisch zentral aufgerufen und bearbeitet werden können. Im LAN versteht man unter Server meist den reinen Dateiserver, im Unterschied zu den Programm- und Dateiservern (Host).

a. Erster Schritt zum Betriebssystem

In der Firmware befindet sich ein minimales Programm, der Bootstrap-Loader (Urladeprogramm). Dieses wird beim Einschalten des Rechners gestartet und bewirkt, dass die der Startadresse folgenden Daten als Maschinencode betrachtet und eingelesen werden. Das System setzt dazu den Program Counter (PC) auf die erste ausführbare Instruktion des Bootstraps. Der von-Neumann-Zyklus läuft und sorgt so mit den ersten Befehlen zum Starten des Betriebssystems vor. Der Vorgang wird nach dem Laden der resistenten Betriebssystemmodule, dem Prüfen und Konfigurieren der Hardwarekomponenten mit dem Starten des Kommandointerpreters beendet.

> Das *Betriebssystem* ist selbst ein Programm oder genauer ist eine Menge von einzelnen Programmen, die permanent im Arbeitsspeicher zur Verarbeitung zur Verfügung stehen oder bei Bedarf geladen werden. Es liegt dazu als ausführbares Programm auf der Festplatte.

b. Kommandointerpreter in graphischen und textorientierten Benutzeroberflächen

Der Kommandointerpreter wartet („Busy Waiting") auf eine Anweisung (Kommando), welche zum Beispiel über die Tastatur oder einen Mausklick eingegeben wird (Abb. VI.1). Die Ausführung der Anweisung entspricht in der Regel dem Aufruf eines Befehles, der entweder im Kernel des Betriebssystems bereits geladen ist und sofort zur Ausführung gebracht werden kann, oder zur Ausführung eines Programms, das vorerst geladen wird, selbst ein Teil des erweiterten Betriebssystemkernels oder eine beliebige andere Programmanwendung ist und nach dem Ladevorgang zur Ausführung gebracht wird. Nach Abarbeitung des Kommandos (Programms) erfolgt die Rückkehr zum Kommandointerpreter.

An dieser Stelle ist der wesentlichste Unterschied zwischen den graphischen und den textorientierten Benutzeroberflächen spürbar. Die graphischen Benutzeroberflächen (Graphical User Interface – GUI) erlauben die einfache Interaktion mit der Maus und

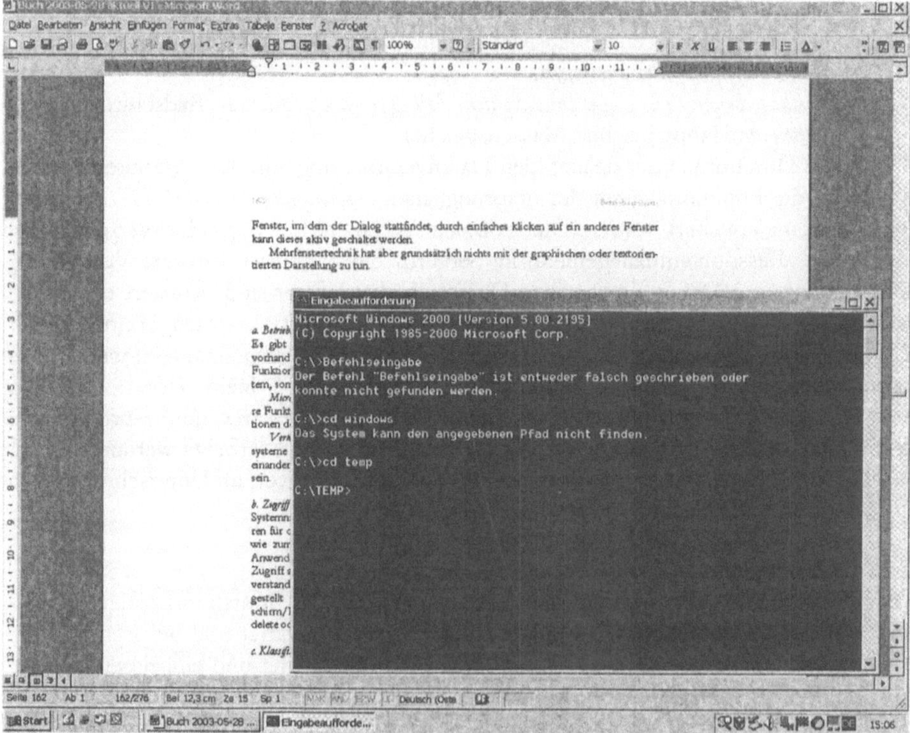

Abbildung VI.1 Graphische Benutzeroberfläche MS-Windows mit textorientiertem Kommandointerpreter im aktiven Fenster. Steuerung und Eingaben in der GUI weitestgehend mausorientiert. In der Textoberfläche ist die manuelle Befehlseingabe notwendig. Mit der Eingabe des Befehls „Exit" wird der Kommandointerpreter verlassen

Ikonen (graphische Symbole für Programme). Falsche Eingaben sind weitestgehend ausgeschlossen, ausgenommen die inhaltlich falsche Nutzung. Textorientierte Oberflächen haben als zentrales Steuerungselement die manuelle Befehlseingabe mittels Tastatur. Eine Mausunterstützung erfolgt nur teilweise und oft rudimentär. Darüber hinaus muss man alle Befehle und deren Optionen für das komfortable Arbeiten mit dem Betriebssystem kennen. Textorientierte Betriebssysteme haben meist nur ein Fenster für die Interaktion, während sich graphische Systeme durch Mehrfenstertechniken auszeichnen. Es gibt in GUIs dazu immer ein aktives Fenster, im dem der Dialog stattfindet, durch einfaches Klicken auf ein anderes Fenster kann dieses aktiv geschaltet werden. Mehrfenstertechnik hat aber grundsätzlich nichts mit der graphischen oder textorientierten Darstellung zu tun.

2. Klassifikation von Betriebssystemen

a. Betriebssystemkonzepte

Wenn mehrere Betriebsarten quasi gleichzeitig vorhanden sind, dann existiert ein gemeinsames Basis-Betriebssystem für allgemeine Funktionen. Darüber befindet sich für jede Betriebsart das entsprechende Betriebssystem (Tabelle VI.1), somit sind mehrere Betriebssysteme auf einer realen Maschine möglich. Darüber hinaus gibt es das Konzept des Netzwerkbetriebssystems mit einer Serverplattform als Kernelement und erweiterten Diensten.

Microkernel. Der Microkernel ist dazu ein sehr einfacher Betriebssystemkern, der elementare Funktionen eines Betriebssystems beherrscht. Auf diesem setzen dann weitere Funktionen des Betriebssystems auf.

Verteilte Betriebssysteme. Das Betriebssystem wird aufgabenorientiert in autonome Subsysteme geteilt. Diese kommunizieren durch Nachrichtenaustausch untereinander (Message Passing) und werden auf Knoten in einem Computernetzwerk verteilt.

Netzwerkbetriebssysteme. Ein Netzwerkbetriebssystem ist als Schichtenmodell aufgebaut. Das zentrale Netzwerkbetriebssystemelement ist eine Serverplattform mit wichtigen Netzfunktionen wie dem File-, Disk-, Memorymanagement, den Print- und Backupservices sowie dem File- und Record-Locking. Darüber hinaus muss die Verbindungssoftware realisiert sein, um Clients mit den Netzwerklaufwerken zu verbinden und die Client/Server-Kommunikation sicherzustellen.

b. Eigenschaften

Bereits im PC-Umfeld (Single User) stellen moderne Betriebssysteme Multitasking-

Tabelle VI.1 Betriebsarten von Betriebssystemen

Einzelprogramme (Single Tasking)	Multiprogramming (Multitasking)	Timesharing (Multiuser)	Netzwerkbetriebssysteme
Nur Einzelprogramme können abgearbeitet werden. Als Spezialfall gilt die Stapelverarbeitung (Batch). Die Programmsteuerung erfolgt mittels einer Job Control Language (JCL).	Im Mehrprogrammbetrieb müssen die Ressourcen des Computers den Prozessen zugeschaltet werden können.	Die CPU wird jedem Prozess P genau t Zeiteinheiten (typisch ms) zyklisch zugeteilt. Damit können viele Benutzer bearbeitet werden.	Netzwerkbetriebssysteme ermöglichen den Zusammenschluss mehrerer Einzelsysteme und die gemeinsame Ressourcennutzung.

Tabelle VI.2 Echtzeitanforderungen

Hard-Real-Time-Systeme	Soft-Real-Time-Systeme
Harte Echtzeitsysteme müssen die Abarbeitung einer bestimmten Aufgabe innerhalb einer definierten Zeiteinheit garantieren.	Die Steuerung der Prozesse erfolgt über Prioritäten. Ein Prozess kann Priorität über die anderen Prozesse erhalten und behält diese bis er abgearbeitet ist.
Prozessrechnerbetriebssysteme	Allgemeine Computerbetriebssysteme
Robotersteuerungen, Controller, Intensivmedizin	Büroanwendungen, Planungssysteme

Fähigkeiten zur Verfügung. In mittleren bis größeren Umgebungen ist darüber hinaus auch der Multiuser-Betrieb Voraussetzung. Darüber hinaus gibt es noch die Netzwerkstrukturen, in welchen Betriebssysteme das Zusammenschalten unterschiedlicher Rechner ermöglichen.

Bei Echtzeitsystemen (Tabelle VI.2) muss ein Benutzerauftrag innerhalb einer vordefinierten Zeitspanne ausgeführt sein beziehungsweise innerhalb einer vordefinierten Zeit reagieren. Das Merkmal Echtzeit bezieht sich somit auf die Sicherstellung der Reaktionszeit und ist besonders in prozessnahen Anwendungsgebieten gefordert.

Wenn nun in einem Multitasking-System mehrere Prozesse (Programme) gleichzeitig bearbeitet werden, kann es zu Verdrängungssituationen kommen (Tabelle VI.3). Die CPU zum Beispiel kann dabei einem Prozess auf Grund einer höheren Strategie zu Gunsten eines anderen Prozesses (temporär) entzogen werden.

Moderne Betriebssysteme sind als Schichtenmodelle aufgebaut (Tabelle VI.4). Es erfolgt die Strukturierung in Anwendungsprogramme, Netzwerkfunktionen (Remote Procedure Calls – RPCs), Application Program Interfaces (APIs), resistente Systemprogramme, Betriebssystem-Gerätetreiber (Device Drivers), ROM-BIOS-Gerätetreiber und die unterste, die Hardware-Ebene. Der strenge Schichten-(Layer-)Entwurf ist jedoch in der Implementierung schwer durchzuhalten: Device Driver für Massenspeicher sollte in der Schicht über dem Memory Management liegen, aber das Auslagern (Virtual Memory Management) erfordert den Zugriff auf die Harddisk. Trotz der technischen Detailprobleme hat sich das Denken in Schichtenmodellen durchgesetzt.

Die Vorteile des Schichtenmodells liegen in der Möglichkeit des strukturierten Datenaustauschs von der untergeordneten in die übergeordnete Schicht und umgekehrt (Abb. VI.2). Damit können auch die Fehlersuche und das Teilen der Schichten einfacher erfolgen. Für die Programmierung (und das ist für jedes Schichtenmodell gültig) ist wichtig, dass einzelne Schichten ausgetauscht werden können, ohne dass die anderen davon betroffen sind.

Tabelle VI.3 Non Preemptive und Preemptive Scheduling

Non Preemptive Scheduling	Preemptive Scheduling
Bedeutet den nicht unterbrechbaren Ablauf eines Prozesses (Programms): Ein Prozess gibt die CPU (im Prinzip) nicht mehr ab, selbst dann nicht, wenn er sie (zum Beispiel bei der Ein- oder Ausgabe von Daten) nicht braucht. Ausnahme: Bei einer Interrupt-getriebenen Ein- oder Ausgabe wird die CPU über den Interrupt unterbrochen.	Der Prozess gibt unter bestimmten Bedingungen die CPU freiwillig für einen anderen Prozess frei.

Tabelle VI.4 Schichtenmodell Betriebssysteme

Schicht 6 Anwendungsprogramme
Schicht 5 Pufferebene für Ein- und Ausgabesteuerung
Schicht 4 Netzwerkfunktionen
Schicht 3 Befehlsinterpreter
Schicht 2 Speicherverwaltung
Schicht 1 Prozessor- und Ressourcen-Scheduling
Schicht 0 Hardwareebene

B. Arbeitsspeicherverwaltung

1. Adressen in ausführbaren Programmen

Die effiziente Nutzung des Speichers durch moderne Betriebssysteme setzt einerseits voraus, dass Programme nicht immer an die gleiche Stelle im Speicher geladen werden, und sieht andererseits vor, dass der logische Adressraum größer sein kann als der zur Verfügung stehende reale Arbeitsspeicher. Für die Zuordnung von physischen Speicheradressen (im RAM) zu logischen Adressen – die Variablen (im Programm) – gibt es daher unterschiedliche Zeitpunkte der Adressgenerierung (Tabelle VI.5).

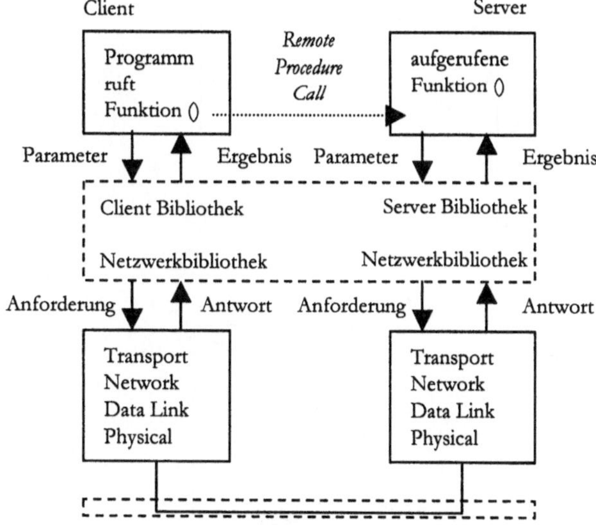

Abbildung VI.2 Client/Server-Kommunikation über die Netzwerkbetriebssystemebene

Tabelle VI.5 Unterschiedliche Zeitpunkte der Adressgenerierung

Compilezeitpunkt Compile Time Binding	Ladezeitpunkt Load Time Binding	Während der Ausführung Execution Time Binding
Zum Zeitpunkt der Übersetzung ist bekannt, dass für eine Variable eines bestimmten Datentyps eine Speicheradresse benötigt und der Speichervariablen zugewiesen werden muss. Die feste Zuordnung erfordert keine Relokation durch das Betriebssystem mehr.	Die realen Speicheradressen bleiben zur Compilezeit noch unbekannt. Der Compiler erzeugt verschiebbaren (Relocatable) Code. Erst der *Program Loader* des Betriebssystems fügt die realen Adressen beim Laden des Programms in den Hauptspeicher ein.	Der Code kann während der Laufzeit im Hauptspeicher verschoben werden. Es ist dafür allerdings eine Hardwareunterstützung zur Realisierung erforderlich.

2. Organisation des Arbeitsspeichers

Für die Zuordnung der physischen Adresse zur logischen Adresse nutzt das Betriebssystem so genannte Relokationsregister. Wird eine logische Adresse (zum Beispiel „123") angesprochen, addiert die Memory Management Unit (MMU) zur logischen Adresse den Inhalt des Relokationsregisters (zum Beispiel „10.000"). Dadurch gelangt man zur physischen Adresse (Abb. VI.3). Es sind auch komplexere Funktionen für physische Adressberechnung möglich. Erweiterungen dieses Konzepts finden sich in der Implementierung mehrerer Relokationsregister.

Der Arbeitsspeicher selbst kann flach (linear durchgängig) oder in Blöcken als Seiten- oder Segmentstruktur verwaltet werden. Seiten (*Pages*) sind gleich große Speicherblöcke, Segmente sind Speicherblöcke unterschiedlicher Größen, die dynamisch festgelegt werden. Die Seiten und Segmente müssen jedenfalls adressiert werden können.

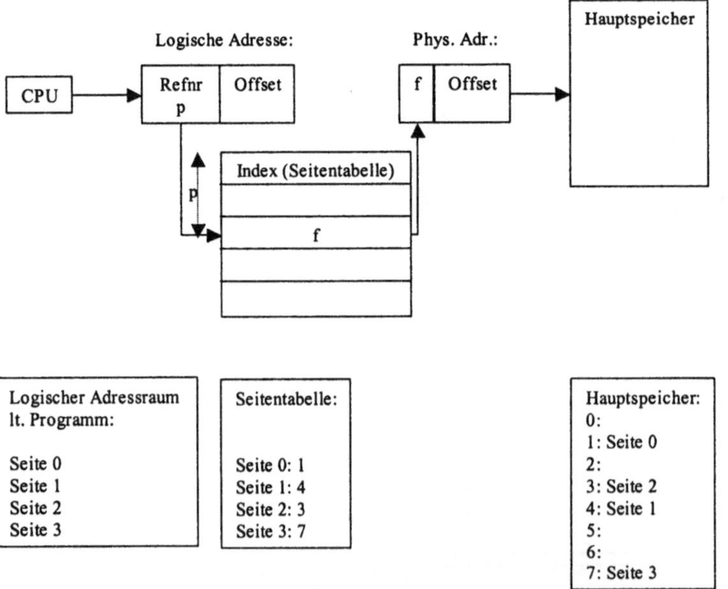

Abbildung VI.3 Schematische Adressberechnung der blockorientierten Speicherverwaltung

Die Speicherbelegung im Hauptspeicher ist bei der segmentierten Speicherverwaltung im Unterschied zur seitenorientierten flexibler, da die unterschiedlich großen Segmente in den freien Hauptspeicherbereichen untergebracht werden können.

- Externe Fragmentierung (Segmente). Obgleich in Summe noch genügend Speicherplatz für Programm *P1* im Hauptspeicher wäre, kann durch externe Fragmentierung das Programm nicht mehr geladen (und damit nicht mehr gestartet) werden. Dieser Zustand kann bei langer Systemlaufzeit zu einem großen Problem werden. Ziel ist in diesem Fall, belegte Speicherblöcke so bewegen, dass Löcher wieder verschmelzen (*Compaction*), dazu ist allerdings „Execution Time Binding" mittels Unterstützung der MMU notwendig.
- Interne Fragmentierung (Seiten). Das Betriebssystem verwaltet nur Speicherblöcke in Vielfachen von zum Beispiel 1 KByte, sodass bei der Speicherung von weniger Daten immer ein Rest an Speicherplatz im Block ungenutzt bleibt, dafür jedoch die externe Fragmentierung entfällt.

3. Virtual Memory

a. Swapping

Wenn der Gesamtspeicherbedarf der laufenden Programme den verfügbaren Speicher übersteigt, würden gerade nicht ausgeführte Programme auf die Festplatte ausgelagert werden. Beim Zurückholen dürfen sich die logischen Adressen nicht verändern haben, da mit dem Programmablauf unverändert fortgefahren werden muss. Der Zeitbedarf bei einem Taskwechsel würde beim Swapping mehr als 366 ms ausmachen (8 ms für den Programmzugriff, 250 ms für das Schreiben des Programms *x* auf die Festplatte, 8 ms für den Zugriff, 100 ms für das Lesen von Programm *y* von der Festplatte, 0,005 ms für dem Taskwechsel durch die CPU und 0,5 ms Verwaltungsoverhead des Betriebssystems).

Ein reines Swappingsystem ist somit als Auslagerungsstrategie für Taskwechsel aus Zeitgründen nicht nutzbar. In der Praxis wird Swapping daher nur bei Systemüberlastung verwendet (zum Beispiel bei UNIX).

b. Paging

Ein im logischen Adressraum durchgehender Speicherbereich muss nicht auf einen durchgehenden Bereich im physischen Speicher abgebildet sein. Das Programm sieht einen großen konsekutiven Adressbereich. Die Hardware und das darauf arbeitende Betriebssystem teilen diesen konsekutiven logischen Adressraum transparent auf nicht zusammenhängende Blöcke gleicher Größe im physischen Hauptspeicher auf.

Eine Abbildung großer Speicherblöcke auf nicht kontinuierliche Bereiche löst das Problem der externen Fragmentierung. Das Auslagern von Seiten/Frames auf die Platte ist einfacher und effizienter als das Auslagern variabel großer Speicherblöcke. Wenn nun auf eine ausgelagerte Seite zugegriffen wird, so muss diese zur Ausführung in den Arbeitsspeicher zurückgeholt werden.

Nachfolgend einige Überlegungen zu den Page-Fault-Aktionen des Betriebssystems (Tabelle VI.6). Das Servisieren eines Page-Fault-Interrupts dauert ca. 1–100 µs. Das Lesen der Page von der Disk benötigt eine Disk Latency Time (2 ms), Disk Seek Time (10 ms) und Disk Transfer Time (10 ms). Den Prozess wieder zu starten kostet ca. 1–100 µs.

Tabelle VI.6 Kennzahlen bei der Page-Fault-Bearbeitung

Kennzahl	Beschreibung	Ordnung	z. B
Eat	Effective Access Time	Wird berechnet	–
Mat	Memory Access Time	10–150 ns	100
P	Wahrscheinlichkeit Page Fault	[0..1]	Wird berechnet
Pft	Page Fault Time	5–35 ms	20

Überlegung zur Speicherzugriffszeit bei Seitenfehlern:

$\text{Eat} = \text{Mat} \cdot (1 - p) + \text{Pft} \cdot p$

Bei einem Zugriffszeitverlust auf eine ausgelagerte Seite von höchstens 20 % (Eat = 120) muss die Wahrscheinlichkeit eines Page Faults $p \leq 0{,}00.000.1$ sein:

$120 = 100 \cdot (1 - p) + 20.000.000 \cdot p$ (Einheit in ns)

Die Auslagerungsstrategie (Tabelle VI.7) hat also eine besondere Bedeutung, da das Ein- und Auslagern sehr viel Zeit benötigt.

Wenn (zu) viele Prozesse parallel am Rechner laufen, so stehen weniger Frames pro Prozess zur Verfügung und es wird noch häufigeres Ein- und Auslagern erforderlich. Man bezeichnet diesen Zustand als *Seitenflattern (Trashing)*.

c. Segmentierung

Der logische Adressraum besteht aus variabel großen Segmenten, die jeweils in sich linear adressierbar sind. In der Programmierung liegen zum Beispiel das Hauptprogramm, Prozeduren, Funktionen, lokale Variablen und andere in eigenen Segmenten.

d. Segmentierung im Gegensatz zu Paging

Beiden Konzepten ist gemeinsam, dass eine logische Adresse explizit aus zwei Komponenten besteht. Der Unterschied der Segmentierung zum Paging ist, dass die Teilung der logischen Adresse den Programmen beim Paging verborgen bleibt. Bei der Speicherzuweisung entsteht bei der Segmentierung ein externer Speicherverschnitt, da die Segmente unterschiedlich groß sind. Da beide Konzepte Vorteile haben, kombinieren moderne Betriebssysteme oft beide Systeme.

4. Laden

In Programmen sind oft einzelne Abschnitte (Module) vorhanden, die nur selten ausgeführt werden. Das Konzept des dynamischen Ladens sieht vor, dass diese Teile erst dann geladen werden, wenn sie zur Ausführung kommen. Dieses Konzept ist bei großen

Tabelle VI.7 Paging-Auslagerungsstrategien

First In First Out (FIFO)	Last Recently Used (LRU)	Not Used Recently (NUR)
FIFO führt die Auslagerung der erstanstehenden Seiten durch. Falsch ist zu glauben, dass mit großen Arbeitsspeicher das Problem lösbar ist, denn Belady zeigt: Wenn die falschen Seiten anstehen, ist es egal, wie groß der Speicher ist.	Unter der Annahme, dass die Vergangenheit eine Annäherung der Zukunft darstellt, lagere jenen Frame aus, der am längsten nicht referenziert wurde.	Man tauscht jene Pages aus, wo Seitenfehler aufgetreten sind. Die Seiten mit hohen Zugriffen bleiben im Speicher.

Programmen wie dem Betriebssystem selbst vorteilhaft, da nur der Kern *(Kernel)* der am häufigsten eingesetzten Programmteile im Speicher ist.

5. Linken

Zur besseren Ressourcennutzung, insbesondere des Speichers, gibt es verschiedene Möglichkeiten, einzelne Programmobjekte zu einem ausführbaren Programm zusammenzuführen.

a. Statisches Linken
Ein Programm kann aus mehreren, durch getrennte Übersetzung erzeugten Objektmodulen bestehen. Diese werden durch den *Linker* zu einem gemeinsamen *Executable*-Programm verbunden. So können allerdings mehrfach verwendete Objekt-Module auch mehrfach im Speicher geladen sein. Wenn zum Beispiel jeweils in teil1.obj und teil2.obj die Bibliothek libary.lib eingebunden ist und verwendet wird, ist der verbundene Codeteil im Executable-Programm zweimal vorhanden.

b. Dynamisches Linken
Dynamisches Linken wird zum Beispiel für den Aufruf von Betriebssystemfunktionen benötigt, da ansonsten an jedes Programm bestimmte Teile des Betriebssystems fix gebunden werden müssten.

- *Loadtime Linking.* Der Loader erledigt dies als Aufgabe beim Programmstart, die notwendigen Unterprogramm-Bibliotheken (Dynamic Link Libraries – DLL) sind zur Ladezeit bekannt.
- *Runtime Linking.* Die Anbindung an die DLL erfolgt erst zur Laufzeit. Der Name der DLL beziehungsweise der eingebundenen Bibliothek muss damit erst zur Laufzeit feststehen. Der DLL-Programmcode muss dadurch aber *reentrant* sein.

C. Prozesse

Prozesse sind logische Einheiten zur Abarbeitung von Aufgaben. Um dabei eine optimale Ressourcennutzung der Betriebsmittel sicherzustellen, müssen Prozesse gekennzeichnet werden und mit unterschiedlichen Strategien den zur Verfügung stehenden Betriebsmitteln zugewiesen werden.

1. Scheduling

Die Betriebsmittelzuteilung (Scheduling) ist eine wichtige Betriebssystemfunktion, da praktisch alle Computerressourcen mittels Scheduling-Algorithmen den Prozessen zugeteilt werden müssen. Man sagt dazu auch: alle Ressourcen werden „gescheduled“ (CPU, Hauptspeicher, Massenspeicher, Peripheriegeräte).

- Job. Ein Job beschreibt üblicherweise einen Abarbeitungsauftrag.
- Prozesse. Prozesse werden in Listen verwaltet.
- Jobliste. Liste aller anstehenden Jobs.
- Bereitliste. Liste der Jobs, die in Bereit-Status sind.

- Wartelisten. Listen der Jobs, die in Warte-Status sind.
- I/O-Wartelisten. Ein- und Ausgabewartelisten sind Geräten zugeordnet und repräsentieren Listen der Prozesse, die auf die Geräte warten.
- Ereignisliste. Eine Ereignisliste ist eine Liste der Prozesse, die auf das Ergebnis warten.

2. Prozessbeschreibung

Die Ausführung eines Programms erzeugt entweder einen *I/O-intensiven* oder einen *CPU-intensiven* Prozess. Dieser kann sich in folgenden Zuständen befinden: *new*, *active*, *waiting* und *terminated*. Der Zustand *active* kann noch weiter verfeinert werden: Ist dem Prozess die CPU zugeteilt, so nennt man ihn *running*, muss er auf die CPU warten, so nennt man ihn *ready*. Die Prozesszustände sind somit:

- *new:* Der Prozess wird erzeugt.
- *running:* Instruktionen des Prozesses werden ausgeführt.
- *waiting:* Der Prozess wartet auf ein Ereignis (zum Beispiel I/O complete).
- *ready:* Prozess wartet darauf, dass er den Prozessor erhält.
- *terminated:* Prozess ist fertig/beendet.

Prozessbeschreibungsblock (Program Control Block – PCB). Jeder Prozess wird im Betriebssystem durch einen Prozessbeschreibungsblock (Process Control Block – PCB), auch genannt Task Control Block – TCB, dargestellt. Der PCB dient zum Speichern aller veränderlichen Informationen über einen Prozess.

3. Sequentielle und parallele Prozesse

Ein Prozess ist sequentiell, wenn zu jedem Zeitpunkt t genau eine Anweisung (Instruktion) ausgeführt wird. Mehrere Prozesse können aber parallel (das heißt gleichzeitig oder zeitlich verzahnt) ausgeführt werden. Echte Parallelität kann nur durch mehrere CPUs erreicht werden. Scheinbare Parallelität wird durch eine gemeinsam genutzte CPU erreicht. Dabei sind die Zeitscheiben, welche den einzelnen Prozessen zugeordnet sind, entsprechend klein, sodass der Eindruck entsteht, dass jeder Prozess mit einer eigenen (scheinbar langsameren) CPU arbeitet.

Zwischen Prozessen und Programmen muss nicht unbedingt eine 1:1-Beziehung herrschen, so kann ein Prozess durchaus mehrere Programme ausführen (zum Beispiel durch eine Verkettung, *Chaining*). Umgekehrt kann ein Programm (zum Beispiel auf Anweisung des Benutzers) von mehreren Prozessen exekutiert werden.

Intuitiv nimmt man an, dass Prozess P_1 und Prozess P_2 zueinander parallel sind, wenn sie zu mindest teilweise gleichzeitig ausgeführt werden. Wenn aber nur eine CPU vorhanden ist, müssen P_1 und P_2 zeitlich verzahnt sein. Zwei Prozesse heißen parallel genau dann, wenn die erste Operation eines Prozesses beginnt, bevor die letzte Operation eines anderen Prozesses beendet ist.

Will man offen lassen, ob zwei oder *n* Prozesse zueinander „echt" parallel sind oder nur zeitlich verzahnt sind, so nennt man sie kollateral (kollaterale Prozesse).

Wenn P_1 Daten liefert, die Input von P_2 sind, muss meist eine Sequentialisierung erzwungen werden, um die Datenübergaben zum richtigen Zeitpunkt beziehungsweise an der Stelle der benötigten Befehlsausführung sicherzustellen.

a. Prozesssynchronisation
Bei der Arbeit mit parallelen Prozessen müssen bestimmte Anforderungen erfüllt sein:

- Zwei Prozesse dürfen nicht gleichzeitig in kritischen Regionen arbeiten.
- Es dürfen keine Annahmen über die Bearbeitungsgeschwindigkeiten, die Anzahl der Prozesse oder der Prozessoren getroffen werden und implizit in den Programmen umgesetzt sein.
- Kein Prozess darf außerhalb eines kritischen Abschnittes einen anderen Prozess blockieren.
- Jeder Prozess muss den kritischen Abschnitt, den er betreten will, irgendwann betreten dürfen (endloses Warten muss verhindert werden).

b. Mutual Exclusion
Bei der „gleichzeitigen" Abarbeitung der den Prozessen zugeordneten Programme ist darauf zu achten, dass gemeinsam genutzte Datenbereiche, Programmteile und die Übergabe von Zwischenergebnissen fehlerfrei funktionieren. Insbesondere dann, wenn Prozesse zeitlich überlappen oder dieselben Programmteile exekutiert werden.

Zwei bestimmte Operationen O_1 und O_2 dürfen nie gleichzeitig ausgeführt werden, wenn auf die gleiche Ressource, zum Beispiel den gleichen Speicherbereich, oder das gleiche Gerät zugegriffen wird. Zur Sicherstellung definiert man kritische Regionen. Eine kritische Region ist eine Region, in der wechselseitiger Ausschluss (*Mutual Exclusion)* gelten muss.

Semaphore. Eine Semaphore ist eine ganzzahlige Variable *S* zur Synchronisation von Prozessen, auf die folgende *unteilbare* Operationen (können nicht unterbrochen werden) definiert sind.

- Initialisierung. Diese erfolgt mit einer nicht negativen ganzen Zahl. Für eine binäre Semaphore sind nur die Werte 0 und 1 möglich.
- Signal (S). Signal (S) erhöht den Wert S um 1.
- Wait (S): Wait (S) erniedrigt den Wert S um 1, falls $S \geq 0$ ist.

Hat S den Wert 0, so wird der Zugriff auf die Ressource so lange verzögert, bis mindestens ein anderer Prozess den Wert von S mit Signal (S) wieder freigegeben hat. In diesem Fall bewirkt Signal (S) mehr als $S = S + 1$. Es gibt einem durch Wait (S) blockierten Prozess die Fortsetzung seiner Tätigkeit frei.

Alle nicht zuteilbaren Prozesse werden in eine der Semaphore zugeordnete Warteschlange eingereiht. Wenn in der Wait (S)-Funktion keine Wartezeit für den Prozess begrenzt wird, besteht die Möglichkeit, dass der Prozess immer in der Warteliste der Semaphore verbleibt. Meist kann daher mit dem *Wait*-Aufruf auch das Zeitlimit mitgegeben werden; im Falle eines fehlenden Signals für den Prozess innerhalb dieser Zeitspanne wird eine Fehlermeldung aus der beendenden *Wait*-Funktion generiert.

Systemverklemmungen (Deadlocks). Eine endliche Menge von Prozessen ist in einem Deadlock-Status, wenn jeder Prozess auf ein Ereignis wartet, das nur von einem anderen, wartenden Prozess aus dieser Menge ausgelöst werden kann.

4. Prozesskommunikation und Client/Server-Modell

Der Datenaustausch erfolgt entweder über die ungepufferte Nachrichtenübermittlung (ein Prozess greift direkt auf einen Speicherplatz – eine Variable – zu) oder mittels gepufferter Nachrichtenübermittlung.

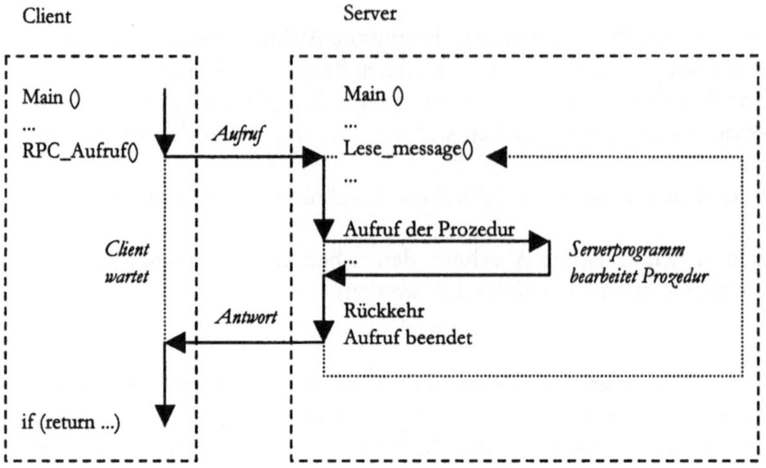

Abbildung VI.4 Client/Server-Kommunikationsmodell am Beispiel eines Remote Procedure Calls (RPC)

Bei der gepufferten Nachrichtenübermittlung wird über eine Mailbox im Adressraum des empfangenden Prozesses die Nachricht empfangen oder die Nachricht wird über eine Mailbox auf Systemebene zwischengepuffert. Der empfangende Prozess übernimmt dann eine Kopie der Nachricht. Spezialfälle der Kommunikation sind Pipes (Unix) und Sockets (Windows). Die Kommunikation zwischen den Prozessen selbst erfolgt in der Regel unter Nutzung einer „Sprachregelung", der Client/Server-Kommunikation (Abb. VI.4). Jeder Prozess ist in der Regel explizit für eine bestimmte Menge von Diensten zuständig.

Zum Empfang und zur Bearbeitung nimmt ein Prozess den Zustand eines *Servers* ein. Andere Prozesse sind für die Abarbeitung von Programmen zuständig und nehmen dazu wiederum selbst die Dienste von Serverprozessen in Anspruch. Die Prozesse, die die Dienste anderer Prozesse in Anspruch nehmen, nennt man Client-Prozesse (*Clients*). Jeder Client-Prozess aktiviert eine Bearbeitung des Servers durch das Senden einer für den Server bestimmten Nachricht (*Message*).

Client/Server-Modelle können dabei 1:1-, 1:n-, n:1- und n:m-Verbindungsstrukturen implementieren.

Der Serverprozess antwortet mit einem definierten Returncode, welcher den Ergebniszustand der Bearbeitung mitteilt. Falls dieser nicht ermittelt werden kann, erfolgt in der Regel eine Benachrichtigung über eine Zeitlimitüberschreitung *(Time Out)*.

Die Anwendung des Client/Server-Modells bei der Realisierung von Betriebssystemstrukturen ist ein großer Schritt in Richtung der verteilten Betriebssysteme. Einzelne Serverdienste können auf verschiedenen Rechnern liegen.

Thread. Jeder Prozess startet *programmtechnisch* mit einem Thread (Abb. VI.5). Ein Thread ist ein Ausführungskontext (Programmsequenz) innerhalb eines Prozesses, der weitere Threads im selben Prozess erstellen kann. Ein Prozess repräsentiert im Weiteren eine Instanz eines laufenden Programms und kann zusätzliche Prozesse erstellen. Wenn mehrere Threads ausgeführt werden, können diese *parallel* abgearbeitet werden. Technisch betrachtet, werden Prozesse vom Memory Manager verwaltet, Threads von

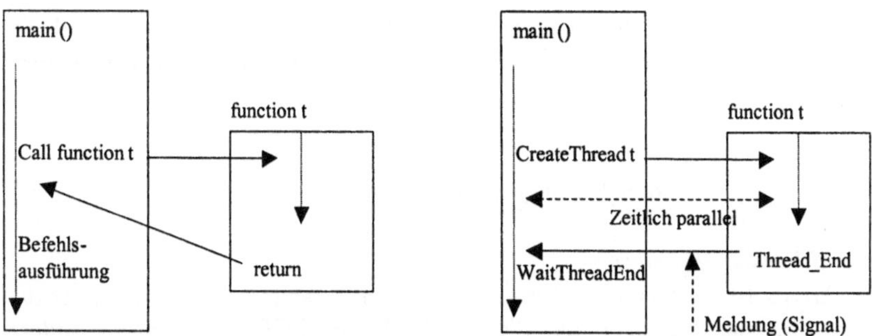

Abbildung VI.5 Modell eines Funktionsaufrufes und Modell der Bearbeitung eines Threads

Scheduler. Zum einfacheren Verständnis sei hier im Allgemeinen von den „Prozessen" die Rede.

5. Long-Term und Short-Term Scheduling

Ein Scheduler sorgt für die Zuteilung der Betriebsmittel an die Prozesse. Beim *Long-Term* Scheduling legt man fest, welche Aufträge (Jobs) aus dem Jobpool zur Verarbeitung in den Hauptspeicher gelangen; beim *Short-Term* Scheduling wählt man von jenen Prozessen, die im Zustand ready sind, einen aus und ordnet diesem die CPU zu (Abb. VI.6).

a. Bewertungskriterien für Scheduling-Algorithmen

Scheduling-Algorithmen werden nach ihrer Fähigkeit bewertet, Ressourcen möglichst hoch auszulasten. Die wichtigsten Kriterien dazu sind die CPU-Auslastung (CPU Utilization), der Durchsatz (Throughput), die Verweilzeit (Turn Around Time), die Antwortzeit (Response Time) und die Wartezeit (Waiting Time). Die Anforderungen der Optimierung widersprechen sich ursächlich. Während die CPU-Auslastung und der Durchsatz maximiert werden sollen, muss die Verweilzeit, die Antwortzeit und die Wartezeit minimiert werden.

b. Dispatcher

Der Dispatcher ist die Betriebssystemkomponente, die im Zusammenhang mit einer

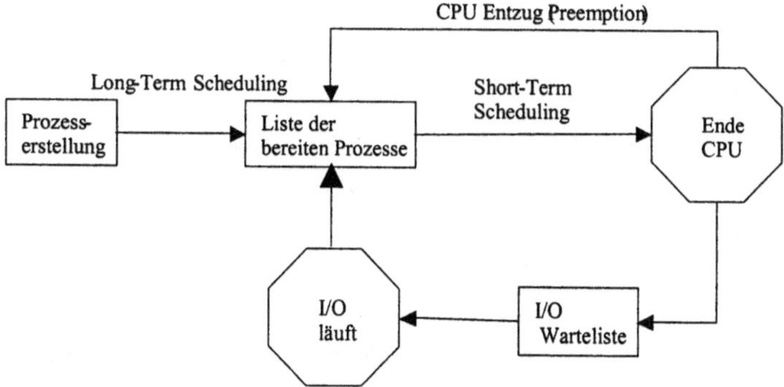

Abbildung VI.6 Scheduling am Beispiel CPU-Zuteilung

Prozessumschaltung benötigt wird (Short-Term Scheduling); damit verbunden sind die Sicherung der Registerinhalte und alle weiteren relevanten Operationen zur Sicherstellung eines korrekten Wiederaufsetzens des unterbrochenen Prozesses.

6. Scheduling-Algorithmen

a. Non preemptive Scheduling-Algorithmen

Der einfachste Ansatz ist die *First-Come-First-Served-*(FCFS-)Strategie. Ein Prozess, der die CPU anfordert, reiht sich hinten in die Warteschlange ein. FCFS ist nicht besonders effizient, da keinerlei Eigenschaften der Benutzeraufträge wie erwartete Laufzeit, benötigte Betriebsmittel oder die Priorität berücksichtigt werden. Ein Prozessablauf besteht dabei aus einer Folge von CPU-Ausführungen (CPU-Bursts).

Beispiel FCFS. Drei Prozesse mit ihren zugeordneten Ausführungszeiten stehen in der Bereitliste *ready*: P_1, P_2, P_3.

Prozess	Burst-Zeit	Wartezeit
P_1	24	0
P_2	3	24
P_3	3	27

Die berechnete durchschnittliche Wartezeit auf der Grundlage der zugeordneten Ausführungszeiten beträgt (0 + 24 + 27) / 3 = 17 Zeiteinheiten. Angenommen der Scheduler könnte die Reihenfolge in der Warteliste ändern auf: P_2, P_3, P_1. In diesem Fall würde sich die Wartezeit neu rechnen.

Prozess	Burst-Zeit	Wartezeit
P_2	3	0
P_3	3	3
P_1	24	6

Die berechnete durchschnittliche Wartezeit beträgt nun (0 + 3 + 6) / 3 = 3 Zeiteinheiten. Die Reihenfolge der Jobs hat somit einen wesentlichen Einfluss auf die tatsächliche und die für den Anwender spürbare Wartezeit.

Die *Shortest-Job-First-Strategie* (SJF) assoziiert bei jedem Prozess die Länge des nächsten CPU-Bursts. Ist die CPU verfügbar, wird sie dem Prozess mit dem kürzesten CPU-Burst zugeordnet. Ist die Prozesslänge von zwei Prozessen gleich, so wird nach FCFS entschieden. SJF ist insofern optimal, da die Wartezeit bei einer gegebenen Menge von Jobs minimiert wird. Die Länge der CPU-Bursts ist allerdings nicht vorhersehbar. Man behilft sich daher mit einer Schätzung.

Beispiel. Non preemptive SJF-Strategie. Prozessankunfts- und CPU-Zeiten.

Prozess	Ankunftszeit	CPU-Zeit
P_1	0	7
P_2	2	4
P_3	4	1
P_4	5	4

SJF Non preemptive: Durchschnittliche Wartezeit: (0 + 3 + 6 + 7) / 4 = 4

Zeitpunkt	Prozess	Dauer	Wartezeit (Startzeitpunkt – Ankunftszeitpunkt)
0	P_1	7	P_1: 0 – 0 = 0
7	P_3	1	P_3: 7 – 4 = 3
8	P_2	4	P_2: 8 – 2 = 6
12	P_4	4	P_4: 12 – 5 = 7
16	–		

Beim *Priority Scheduling* wird jedem Prozess eine Priorität zugeordnet. Die CPU erhält jener Prozess zugeteilt, der die höchste Priorität hat. Bei Prozessen mit gleicher Priorität wird nach FCFS entschieden. Basis für die Vergabe von Prioritäten sind Kenngrößen der Ressourcen-Nutzung wie Zeitlimits, der Speicherbedarf, die Anzahl der offenen Dateien, aber auch andere spezifische Parameter.

Bei Priority Scheduling kann es vorkommen, dass Prozesse „ewig“ auf die CPU warten, wenn neue Prozesse mit höheren Prioritäten laufend die CPU anfordern. Daher muss auch die Wartedauer mit in der Planung berücksichtigt werden (*Aging*). Die Priorität wird entsprechend der Wartezeit erhöht. Jeweils wenn ein Prozess terminiert, wird die Priorität der Prozesse um 1 erhöht. Dann erst wird ein neuer Prozess gestartet.

b. Preemptive Scheduling-Algorithmen

Bei dieser Methode unterbricht der Prozess mit der höheren Priorität denjenigen mit der niedrigeren Priorität. Dabei entstehen zusätzliche, zeitintensive Aufgaben wie

- das Wechseln des TCB erforderlich „Retten der Prozesszustände“,
- das Sicherstellen der korrekten Umschaltzeitpunkte,
- Reduzierung des Zeitoverheads bei zu häufigem Umschalten.

Beim preemptive *SJF*-Verfahren (genauer: dem *Shortest-Remaining-Time-First-*[SRTF-] Verfahren) wird dem Prozess die CPU entzogen, wenn ein Prozess bereit wird, dessen CPU-Burst-Zeit kürzer ist als die verbleibende Zeit des laufenden Prozesses. Die Länge des nächsten CPU-Bursts kann in der Realität nur geschätzt werden. Als Näherung kann mittels der exponentiellen Mittelwertbildung gearbeitet werden. I/O-intensive Prozesse sind wegen der Wartezeiten bei den I/Os für diese Strategie besonders geeignet.

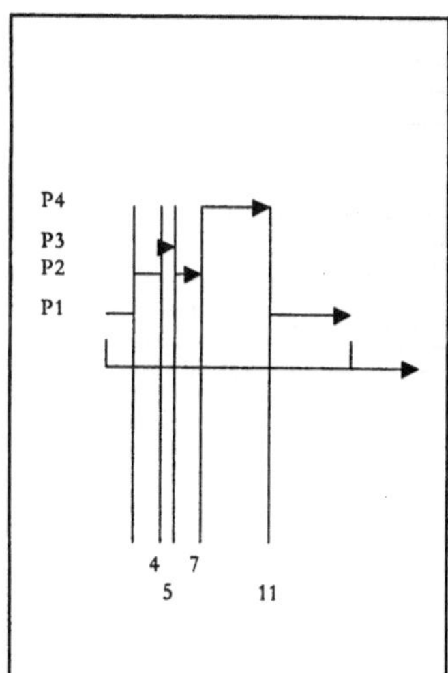

Prozess	Ankunftszeit	CPU-Zeit
P_1	0	7
P_2	2	4
P_3	4	1
P_4	5	4

Zeitpunkt	Prozess	Dauer
0	P_1	2
2	P_2	2
4	P_3	1
5	P_2	2
7	P_4	4
11	P_1	5
16	-	

Durchschnittliche Wartezeit: (9+1+0+2) /4=3

Abbildung VI.7 Prozessabarbeitung bei der preemptive SJF-Strategie

Beispiel. Preemptive SJF-Stratgie (Zeitannahmen siehe Abb. VI.7).

SJF preemptive: Durchschnittliche Wartezeit: (0 + 1 + 2 + 9) / 4 = 3

Zeitpunkt	Prozess	Dauer	Wartezeit
0	P_1	2	–
2	P_2	2	–
4	P_3	1	P_3: 4 – max(0,4) = 0
5	P_2	2	P_2: 5 – max(4,2) = 1
7	P_4	4	P_4: 7 – max(0,5) = 2
11	P_1	5	P_1: 11 – max(2,0) = 9
16	–		

Round-Robin-Verfahren. Jedem Prozess wird die CPU für eine vorgegebenen Zeitspanne (10–100 ms) zugeteilt, nach dieser Zeitspanne kommt der nächste Prozess an die Reihe und so weiter. Nach einiger Zeit ist schließlich der ursprüngliche Prozess wieder an der Reihe. Ist die Einteilung der Zeitspanne klein genug, entsteht der Eindruck der zeitlich gleichzeitigen Abarbeitung der Prozesse („Parallelität").

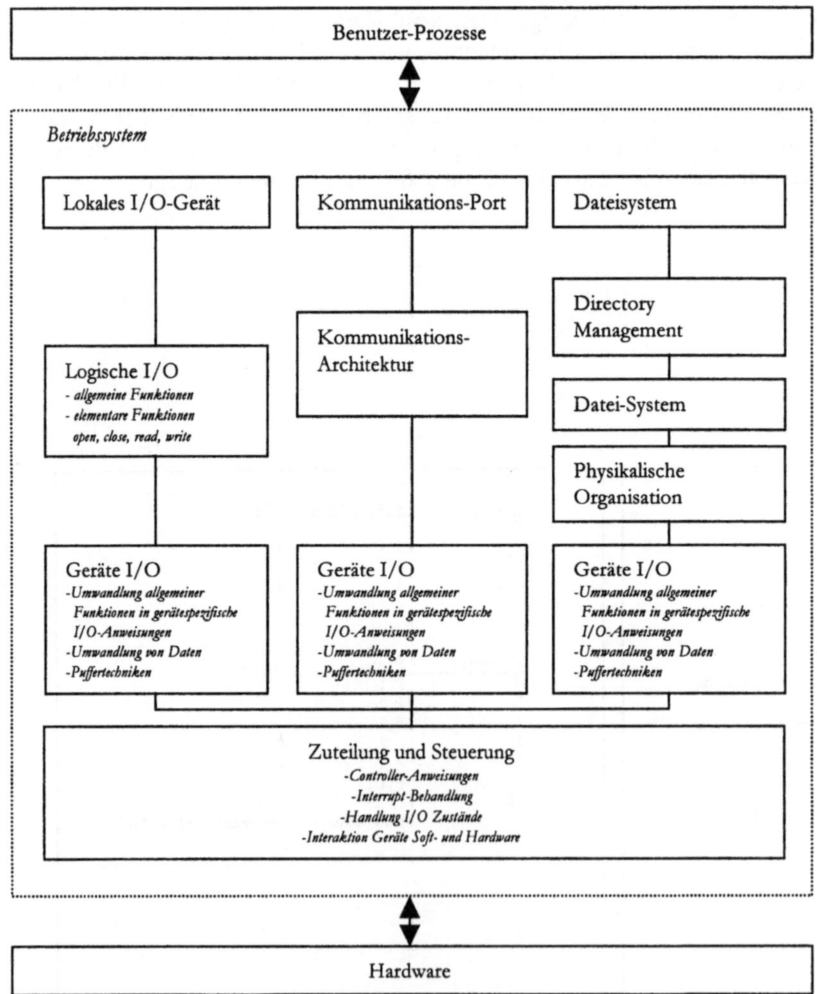

Abbildung VI.8 Modell der I/O-Organisation bei der Behandlung von Benutzerprozessen

Wenn *n* Prozesse in der Bereitliste sind und die Zeitscheibe die Länge t hat, dann erhält jeder Prozess durchschnittlich 1/n der CPU-Zeit in Beträgen von höchstens t Zeiteinheiten. Kein Prozess wartet daher länger als (n – 1) · t Zeiteinheiten. Ist t groß, entspricht das Round-Robin-Verfahren dem FIFO-Prinzip; ist t klein, kann es durch die Zeitdauer, welche die Kontextumschaltung zwischen den Prozessen benötigt, zu Laufzeitverlängerungen wegen des Overheads kommen.

Wenn einem Prozess eine Ressource zugeteilt wird, er aber noch nicht „bereit" ist, so wird er einfach ausgelassen. Das Round-Robin-Verfahren eignet sich daher besonders für Time-Sharing. Moderne Betriebssysteme (Windows NT, Unix, u.a.) verwenden das Round-Robin-Verfahren, auch ohne eine Time-Sharing-Funktion anzustreben.

D. Das Ein- und Ausgabekonzept

Die Kenngrößen für Ein- und Ausgabegeräte sind: die Datenrate, Funktionalitäten des Gerätes, Datentransfereinheiten (Bytes oder Blöcke), Darstellung der Daten (Codes) und die Fehlermöglichkeiten. Ein Gerätetreiber (Device Driver) übernimmt die Steuerung des Gerätes bzw. seines Adapters. Dabei kommen grundsätzlich zwei Konzepte zum Einsatz.

- *Polling.* Pollingschleifen sind laufende Abfragen. Die Warteschleife ist aktiv, bis der zugehörige Gerätestatus *ok* geliefert wird.
- *Interruptgesteuerte Ein- und Ausgabe.* Nach der Kommandozuweisung an die Gerätesteuerung wird der Gerätestatus eingetragen und ein Warteaufruf auf I/O abgesetzt. Nach dem Interrupt wird über den Interrupt-Handler der Treiber aktiviert (Abb. VI.8). Der Vorteil der interruptgesteuerten Ein- und Ausgabe ist, dass die Warteschleife entfällt, in der die CPU einem anderen Prozess zur Verfügung steht.

E. Dateisysteme

Eine Datei ist eine logische Einheit, mit der Daten dauerhaft verwaltet und auf einem Datenträger gespeichert werden. In einer Datei werden Daten in einfachen oder komplexen Strukturen verwaltet.

Dateien können dabei auf Arbeitsplatzrechnern gespeichert sein oder für den Mehrfachzugriff auf Servern. Das Datei-Locking (*File Locking*) ist dafür vom Betriebssystem mit zu unterstützen. Falls Dateien als Speicherobjekte von Datenbanken genutzt werden, so sind die File-Locking- und *Record-Locking*-(Datensatzsicherung-)Operationen durch die Datenbank zu unterstützen.

1. Dateistrukturen

Dateistrukturen beschreiben die Art der Datenverwaltung und können unterschiedlich sein (Abb. VI.9):

- *Keine Struktur.* Die Datei ist eine Folge von Zeichen (stream-orientiert). In geöffnetem Zustand hat die Datei einen Dateizeiger, der auf den Index zeigt, an dem als nächstes gelesen oder geschrieben werden soll.
- *Einfache Satzstruktur.* Die Struktur sind Zeilen fester oder variabler Längen (Text).

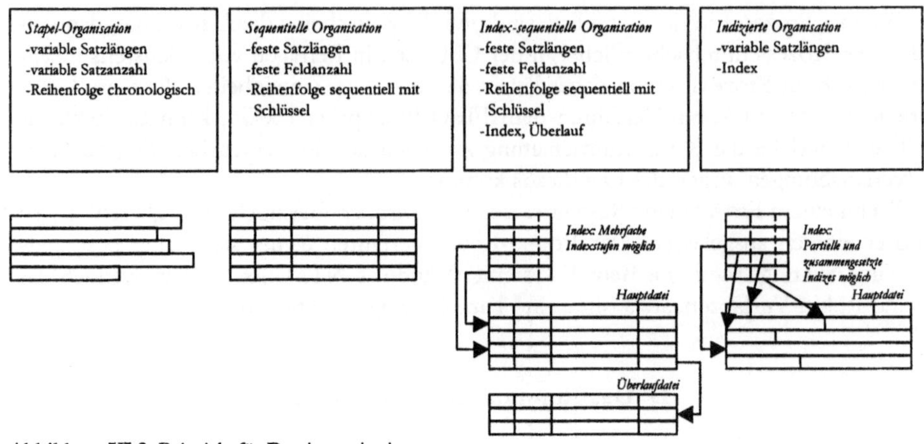

Abbildung VI.9 Beispiele für Dateiorganisationen

– *Komplexe Strukturen.* Komplexe Strukturen sind zum Beispiel Satzstrukturen/Records, formatierte Dokumente oder ausführbare Programmdateien.

2. Zugriffsmethoden

Zugriffsmethoden auf Dateien lassen sich in *sequentielle* und *direkte* unterteilen. Bei der (index)sequentiellen Methode ist kein Lesen nach der letzten Schreiboperation (örtlich) möglich. Wenn auf vorhergehende Elemente zugegriffen werden soll, muss der Dateizeiger auf den Startpunkt zurückgesetzt werden und die Operation neu begonnen werden. Für die direkten Zugriffsmöglichkeiten gibt es verschiedene Optimierungsverfahren.

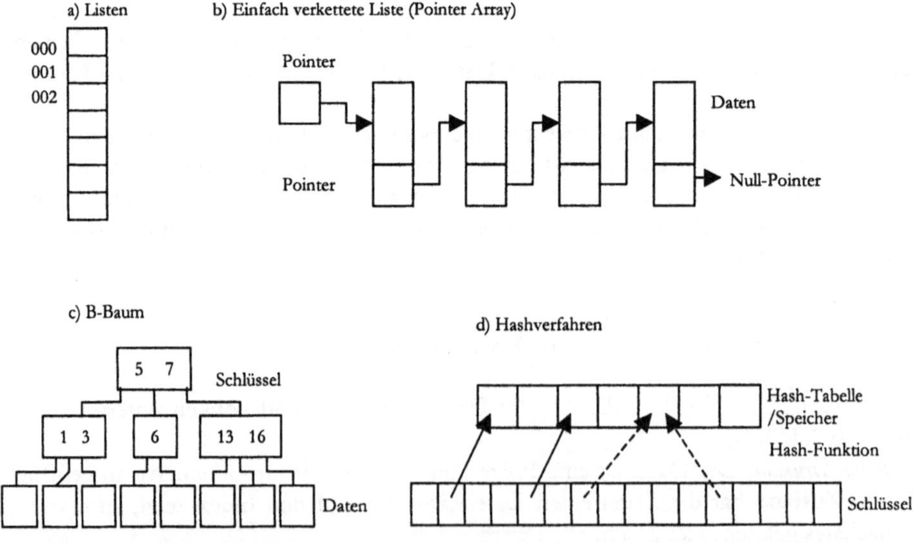

Abbildung VI.10 Modelle von Datenstrukturen.
a) lineare Listen, **b)** Pointer Arrays, **c)** B-Bäume, **d)** Hashverfahren

Da man in der Praxis, speziell auch bei Datenbanken, öfter gezwungen ist, sowohl die Daten als auch die Schlüssel auf (langsame) externe Medien zu speichern, stehen bei der physischen Speicherung der verfügbare Speicherplatz und die Zugriffszeiten im Zentrum der Betrachtung.

Die Realisierung der physischen Datenstrukturen kann mit Hilfe strukturierter Schlüsselbereiche (Speicheradressen) wie a) einfacher Listen, b) Pointer Arrays und c) B-Bäumen oder d) durch Zerlegung des Schlüsselbereiches mittels Hashtabellen erfolgen (Abb. VI.10).

Lineare Listen und Pointer Arrays sind die klassischen, einfachen Strukturen, die hohe Handlingzeiten aufweisen und entsprechenden Speicherplatz voraussetzen.

B-Bäume stellen eine Verbesserung der Suchzeiten dar, da die Schlüssel in den Teilknoten sortiert gespeichert werden und alle Blätter gleiche Tiefe haben. Damit wird die Anzahl der Zugriffe stark reduziert (die Höhe des Baumes ist logarithmisch begrenzt mit der Anzahl der gespeicherten Schlüssel), das Handling jedoch komplizierter.

Der Einsatz von Hashtabellen erlaubt einen raschen Zugriff für direkt indizierbare Speicheradressen, jedoch sind geeignete Kollisionsstrategien zu entwickeln, falls durch die Hash-Funktion gleiche Adressen generiert wurden.

3. Dateiattribute

Dateiattribute zeigen die aktuellen Eigenschaften einer Datei und umfassen zumindest den Namen, Dateityp, die Adresse (Startadresse der Datei auf dem Gerät) und die Länge der Datei. Diese Informationen sind für die interne Speicherung, den Benutzerzugriff über das Betriebssystem und die Programmierzugriffe wesentlich.

Operationen auf Dateien sind demnach: Öffnen, Schließen und Verändern. Beim Öffnen einer Datei wird die Dateiadresse im *Verzeichnis* gesucht und der Dateiinhalt in den Hauptspeicher übertragen. Beim Schließen wird die im Hauptspeicher vorhandene Information über die Datei in dem der Datei zugeordneten physischen Speicherbereich abgespeichert.

4. Verzeichnisstrukturen

Verzeichnisstrukturen erlauben, Dateien über mehrere Ebenen hinweg geordnet zu verwalten:

- *Einstufiges Verzeichnis.* Bei einem einstufigen Verzeichnis gibt es nur ein einziges Verzeichnis für alle Benutzer. Probleme entstehen bei der Namensgebung und der Gruppierung.
- *Zweistufiges Verzeichnis.* Bei einem zweistufigen Verzeichnis ermöglichen getrennte Verzeichnisse eine effiziente Suche für die Nutzer. Dafür werden Pfadnamen erforderlich.
- *Verzeichnis mit Baumstruktur.* Diese Struktur erlaubt ein effizientes Suchen, die Möglichkeit der Gruppierung, das aktuelle Verzeichnis als Referenzverzeichnis und damit die absolute und relative Adressierungsmöglichkeit.
- *Verzeichnisse mit nichtzyklischen Graphen.* Dieses Verknüpfungskonzept erlaubt die gemeinsame Nutzung von Verzeichnissen und Dateien. Einer Datei können zwei Namen gegeben werden. Die Probleme beim Löschen (Dateizeiger, die ins Leere

Tabelle VI.8 Der Befehl change mode „chmod 761 dateiname" auf die Datei *dateiname* unter Unix realisiert die Zugriffsrechte „761" auf *dateiname*, wobei jede Ziffernposition die Benutzerklasse und der Ziffernwert die Rechtestrukturen darstellt

	Nutzerklasse	Zugriffsart		
		Lesen (R – Read)	Schreiben (W – Write)	Ausführen (X – eXecute)
Ziffer 2, Wert: 7	Zugriff des Besitzers	1	1	1
Ziffer 1, Wert: 6	Zugriff der Gruppe	1	1	0
Ziffer 0, Wert: 1	Öffentlicher Zugriff	0	0	1

zeigen) werden mit speziellen Algorithmen und Verkettungstechniken behoben. Schutzmechanismen werden mittels Zugriffsarten und -rechten realisiert (Tabelle VI.8).

Die interne Dateiverwaltung, also die Speicherung logisch konsekutiver Dateien auf die physischen Speicher, wird über Zugriffstabellen (wie FAT – File Allocation Table, NTFS – NT File System) realisiert. In den Zugriffstabellen ist vermerkt, in welche physischen Speicherbereiche (Blöcke) auf den Platten die Daten verteilt wurden. Die Daten einer Datei müssen somit physisch nicht konsekutiv gespeichert sein. Nach längerem Arbeiten stehen der flexiblen Speichernutzung die erhöhten Zugriffszeiten entgegen, sodass in regelmäßigen Abständen eine physische Speicherreorganisation zu empfehlen ist.

F. Übersicht über Betriebssysteme

1. Stationäre Rechner- und Netzwerkbetriebssysteme

Netzwerkbetriebssysteme bieten in Ergänzung zu den reinen Rechnerbetriebssystemen Funktionen für den komfortablen Betrieb, die Sicherheit, Performance und Verwaltung von Netzwerkgeräten wie Drucker und Server, aber auch die Benutzer an. Die reinen Rechnerbetriebssysteme unterstützen diese Funktionalitäten zum Teil, wenn auch nicht so komfortabel.

Neben Betriebssystemen mit eigenen Plattformen wie AS/400 oder OpenVMS und den historischen Betriebssystemen wie MS-DOS, SCO Unixware und VAX/VMS haben sich folgende Betriebssysteme etabliert (Tabelle VI.9).

2. Betriebssysteme für mobile Systeme und Smart Devices

Die Besonderheit von Betriebssystemen für mobile Geräte ist die hohe Abhängigkeit von den Beschränkungen der mobilen Hardware. Sie müssen mit leistungsschwachen Prozessoren, geringeren Speicherressourcen und eingeschränkten Display- und Eingabemöglichkeiten das Auslangen finden. Weiters fehlen in der Regel die externen Speicher. Dafür sind sie aber trotz begrenzter Rechenleistung der CPU mit kurzen Bootzeit- und Echtzeitanforderungen (Steuerungen, Multimedia), jedoch mit wenigen Prozessen

Tabelle VI.9 Übersicht Betriebssysteme (Auszug). Einsatzschwerpunkt und Zugehörigkeit

Betriebssystem	Consumer/Business	Apple	IBM	Microsoft	Novell	Sun	Unix
MS-Windows 95, 98, XP Home	Ja/Nein			M			
MS-Windows NT, 2000, XP	Nein/Ja			M			
Apple MacOS bis 9.x	Ja/Nein	A					
Apple MacOS X (Unix Kernel)	Ja/Ja	A					U
Sun Solaris	Nein/Ja					S	U
IBM AIX	Nein/Ja		I				U
Linux	Ja/Ja						U
FreeBSD	Ja/Ja						U
Novell Netware	Ja/Ja				N		
OS/2 Warp Server	Nein/Ja		I				

konfrontiert. Die Interaktion mit dem Gerät findet teils sprach-, tastatur- oder informationsgesteuert statt.

Eine besondere Klasse bilden die Betriebssysteme für *Mobile Computing* (Pen-Computer, Personal Digital Assistant – PDA) mit Anwendungen wie Telephonie, WAP Browser (Wireless Application Protocol), SMS (Short Message Service) oder Java MIDIet. Einige Betriebssysteme für Mobile Computing sind Symbian EPOC, PalmOS, Microsoft CE – Windows Mobile und Embedded Linux.

Für die Anwendungen des *Nomadic Computing* (Laptops und mobile Arbeitsplatzgeräte) können in der Regel die gängigen Betriebssysteme für stationäre Rechner eingesetzt werden.

G. Zusammenfassung

Die hardwarenahe Systemsoftware (Firmware) und das Betriebssystem (Operating System) sorgen für die Steuerung und Überwachung des gesamten Hardwarebetriebs (Betriebsmittelverwaltung, Auftragsverwaltung, Benutzerverwaltung, Dateiverwaltung) eines Computers.

Das Betriebssystem selbst besteht aus einem Kern (Kernel), der permanent im Arbeitsspeicher läuft, und vielen Dienstprogrammen, die aus Gründen der effizienten Speichernutzung erst bei Bedarf (nach Aufruf) in den Arbeitsspeicher nachgeladen werden.

Aufgaben von Betriebssystemen sind dabei die Speicherverwaltung mit der Realisierung effizienter Auslagerungsstrategien, die optimierte Nutzung und Zuteilung von Systemressourcen wie CPU und Drucker an die anfordernden Prozesse beziehungsweise Programme sowie die Sicherstellung des sicheren und effizienten Zugriffs auf die externen Speichermedien. Speziell der gleichzeitige Zugriff mehrerer anfordernder Prozesse ist durch das Betriebssystem in geeigneter Weise aufzulösen und der korrekten Bearbeitung zuzuführen.

Eine wichtige Erweiterung der Betriebssysteme sind Funktionen zur Vernetzung von Computern zu Computernetzwerken und damit verbundene Dienstprogramme (Netzwerkbetriebssystemfunktionalitäten). Im Zuge der Entwicklung mobiler Geräte werden die automatische Geräteerkennung, Sicherheitskomponenten und Synchronisationsmodule immer wichtiger.

VII. Datenbanken

A. Schichtenmodell

Eine Datenbank ist eine Sammlung von Daten, die für viele Benutzer zugänglich sind und zu verschiedenen Zwecken genutzt werden. Ziel von Datenbanken ist die programmunabhängige Verwaltung von Daten. ANSI/SPARC konzipierte ein 3-Ebenen-Konzept, das sich gegenüber dem zweistufigen Codasyl-Datenbankmodell durchsetzte (Tabelle VII.1).

Die Daten müssen nach ANSI/SPARC in drei unterschiedliche Bereiche unterteilt werden:

- *Die externe Ebene.* Diese Ebene erlaubt eine anwenderorientierte Sicht auf die Daten (Views), die Daten werden logisch so zusammengestellt, dass der Anwender seine Daten für den Zugriff erhält. Benutzer benötigen in der Regel nie den Zugriff auf alle Daten.
- *Die konzeptuelle Ebene.* In dieser Ebene erfolgt der Abbildung der logischen Zusammenhänge zwischen den Daten.
- *Die interne oder physische Ebene.* Hier erfolgen die Organisation und die Strukturierung beziehungsweise die Speicherung der Daten auf den oder die Datenträger (Dateien, Zugriffspfade). Die physische Schicht legt also fest, wie die Daten auf dem Datenträger abgelegt werden und welche Zugriffsmethoden verfügbar sind. Damit soll eine weitest gehende Geräteunabhängigkeit sichergestellt werden. Intern werden somit die Daten einer Datenbank wiederum in Dateien gespeichert.

B. Terminologie

Eine Datenbank ist vereinfacht eine Sammlung einzelner Datentabellen. Eine Datentabelle kann dabei als Abbild einer Datei verstanden werden. Die in den einzelnen Tabellen gespeicherten Daten werden nach bestimmten logischen Modellen abgelegt. Damit können die Daten so eindeutig gespeichert werden, dass während der laufenden Bearbeitung (Einfügen, Ändern, Löschen) einzelner Datenbestände keine logischen Fehler wie Doppelspeicherung oder Löschen wichtiger Referenzwerte entstehen. Für den Aufbau

Tabelle VII.1 Gegenüberstellung des ANSI/SPARC- und des Codasyl-Datenbankmodells

	Gliederungsebenen	Leitungsfunktion
ANSI/SPARC	Externe Ebene Konzeptuelle Ebene Interne Ebene	Datenbankadministrator
Codasyl	Sub-Schemata Schema	Datenadministrator

dieser logischen Modelle sind im Weiteren elementare Begriffsbestimmungen angeführt.

Relation. Eine Relation ist eine Tabelle, in der in zweidimensionaler Anordnung (Zeilen und Spalten) Datenelemente erfasst sind. Man unterteilt dabei in

- Bestandsrelation: Diese bildet eine Objektklasse mit identischen Merkmalen (Feldern) ab;
- Beziehungsrelation: Diese schafft eine Beziehung zwischen zwei verschiedenen Bestandsrelationen.

Struktur einer relationalen Datenbank. Eine Datenbank verwaltet logisch zusammengehörige Daten, die in einzelnen Datenfeldern gespeichert sind (Abb. VII.1).

Datenbankmanagementsystem (DBMS). Ein DBMS ist jene Software, welche die von den Programmen verlangten Datenzugriffe wie Lesen, Ändern, Einfügen und Löschen auf die Datenbank ausführt, im Hintergrund die für die Ausführung der Zugriffswünsche notwendigen Operationen auf der physischen Ebene veranlasst und auch dafür sorgt, dass die Daten wie in der im externen Schema festgelegten Form an das Programm zurückgeliefert werden.

Relationale Datenbank. Eine relationale Datenbank ist eine aus verschiedenen Relationen (Bestands- und Beziehungsrelationen) aufgebaute Datenbank.

Relationales Datenbankmanagementsystem (RDBMS). Unter einem RDBMS wird ein DBMS verstanden, das die Interaktion mit den *Relationen* und die Manipulation der darin gespeicherten Daten ermöglicht.

Tupel. Ein Tupel ist *ein* Datensatz. Ein Datensatz wird in einer einzelnen Zeile in der Relation gespeichert. Dieser enthält alle auf ein Objekt bezogenen Werte.

Attribut. Ein Attribut ist eine Eigenschaft, mit der ein Objekt beschrieben wird; üblicherweise wird ein Objekt durch mehrere Attribute beschrieben. Diese Attribute stellen die einzelnen Spalten in der Relation dar. Die Attribute können gleiche und unterschiedliche Datentypen haben.

Domäne. Unter einer Domäne wird die Menge der (möglichen) Feldwerte eines Attributs definiert.

Feldwerte. Die Feldwerte sind die Ausprägungen eines Attributes und werden auch als *Merkmalsausprägungen* bezeichnet.

Funktionale Abhängigkeit. Sei A_1 eine Teilmenge der Attribute einer Relation R. Eine zweite Menge A_2 von Attributen von R heißt funktional abhängig von A_1 ($A_1 \rightarrow A_2$ (R)), wenn für alle Tupel von R gilt: gleiche Werte von A_1 implizieren gleiche Werte von A_2.

Mehrwertige Abhängigkeiten. Sei R ein Relationenschema mit drei Teilmengen von Attributen A_1, A_2, A_3 derart, dass die Attribute von R vollständig partitioniert sind. A_2 heißt dann mehrwertig abhängig von A_1 ($A_1 \rightarrow\rightarrow A_2$), wenn in allen Relationen zu R zu jedem Eintrag in A_1 eine Menge von Werten in A_2 vorkommt, die unabhängig von A_3 ist.

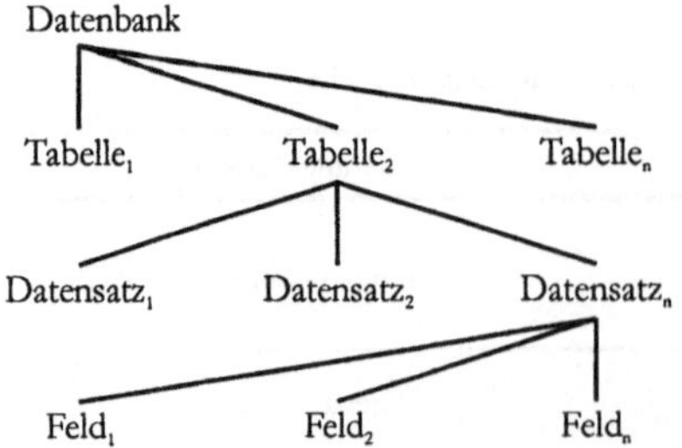

Abbildung VII.1 Struktur einer Datenbank (eine Tabelle kann dabei auch ein eigene Datei sein)

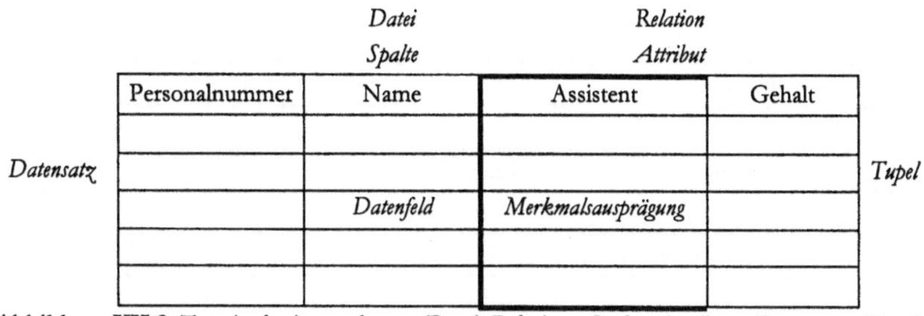

		Datei *Spalte*	*Relation* *Attribut*		
	Personalnummer	Name	Assistent	Gehalt	
Datensatz					*Tupel*
		Datenfeld	*Merkmalsausprägung*		

Abbildung VII.2 Terminologiezuordnung Datei–Relation, Spalte–Attribut, Datensatz–Tupel, Datenfeld–Merkmalsausprägung

Schlüssel. Ein Schlüssel dient der eindeutigen Identifikation eines Tupels und der Herstellung von Beziehungen zwischen verschiedenen Relationen. Der Schlüssel muss einen eindeutigen Wert haben, was konkret heißt, dass jede Merkmalsausprägung eines Schlüssels (Schlüsselattributes) unterschiedlich von den anderen sein muss. Das Attribut, dessen Merkmalsausprägungen die Tupel eindeutig auszeichnen, nennt man Schlüsselattribut. Ein Schlüssel kann sich auch aus mehreren Attributen zusammensetzen.

Das Schlüsselkonzept. Ein Schlüssel ist eine Menge von Attributen (also eines oder mehrere), die eine Datenzeile (Tupel) einer Tabelle eindeutig identifiziert (Abb. VII.2). Ein Schlüsselkandidat ist ein Schlüssel mit der minimalen Anzahl von möglichen Attributen. Eine Relation kann daher mehrere Schlüsselkandidaten haben. Ein Schlüsselattribut ist ein Attribut, das Teil mindestens eines Schlüsselkandidaten ist. Alle anderen Attribute sind Nicht-Schlüsselattribute.

Primärschlüssel. Ein Primärschlüssel ist ein beliebig ausgewählter Schlüsselkandidat, der zur eindeutigen Identifizierung jeder Zeile benutzt wird. Besteht der Primärschlüssel aus mehreren Attributen – falls ein Attribut zur eindeutigen Identifizierung nicht ausreicht –, wird er als zusammengesetzter Primärschlüssel bezeichnet und ist gegenüber den Nichtschlüsselattributen wiederum eindeutig (Eindeutigkeitsprinzip). Wenn der Primärschlüssel mehrere Attribute enthält, dann gibt es keine Teilmenge von Attributen des Primärschlüssels, von der alle anderen Attribute funktional abhängig sind (Minimalprinzip).

Fremdschlüssel. Ein Fremdschlüssel einer Relation ist ein Datenfeld (Attribut), das nicht Primärschlüssel dieser Tabelle, aber Schlüsselfeld einer anderen Tabelle ist.

C. Struktur einer relationalen Datenbank

1. Relationen

a. Bestandsrelationen

Der Aufbau einer Bestandsrelation erfolgt durch die Aneinanderreihung der Attribute, die das gewünschte Objekt beschreiben (Tabelle VII.2).

b. Beziehungsrelationen

Wenn mehr Objekte in den Tabellen abgebildet werden und diese zur weiteren Bearbeitung in Beziehung zueinander gesetzt werden, so ist darauf Rücksicht zu nehmen, ob

Tabelle VII.2 Bestandsrelationen

Gerätenummer	Firma	Ort	Umsatz
910	Braun	Ulm	175.000
911	Siemens	Erlangen	100.000
912	Philips	Eindhoven	125.000
913	General Electrics	Wien	110.000
914	Medtronic	Wien	185.000

diese Beziehungen eindeutig zueinander oder mehrfach zueinander auftreten, wie zum Beispiel:

- 1:1 (Beispiel: Krankenhaus – Erhalter)
- 1:n (Beispiel: Krankenhaus – Abteilungen)
- m:n (Beispiel: Krankenhäuser – Patienten)

Die Verknüpfung der Relationen für die Verbindung der Attribute wird über die Schlüsselfelder hergestellt, wobei das Schlüsselfeld der einen Relation als Fremdschlüssel in die andere aufgenommen (bei 1:1- und 1:n-Beziehungen) wird oder eine eigene Beziehungsrelation gebildet wird, in der die Schlüsselfelder aller betroffenen Ausgangsrelationen Fremdschlüssel in dieser neuen Relation sind. Diese Beziehungsrelation erhält entweder ein eigenes Schlüsselfeld, oder aber die beiden Fremdschlüssel bilden gemeinsam den „zusammengesetzten Schlüssel".

1:1-Beziehung. Einem Datensatz einer Tabelle ist genau ein Datensatz einer anderen Tabelle zugeordnet.

1:n-Beziehung. Ein Gerät ist einer Gerätegruppe zuordenbar. Das heißt, es gibt n Geräte, die einer (1) Gerätegruppe zuordenbar sind (Tabelle VII.4).

Zur Realisierung der Beziehung zwischen den Relationen „Geräte" und „Geräte-

Tabelle VII.3 Beispiel m:n-Verknüpfung.
Verschiedene Verkäufer können verschiedene Geräte verkaufen

Verkäufer	m:n	Gerät
Personalnummer		Gerätenummer
Name		Bezeichnung
Vorname		...
....		

Tabelle VII.4 Aufbau von Beziehungen zwischen Relationen

Relation „Geräte"

Geräte_Nr	Bezeichnung	Produkt	*Geräte_Gr_Nr*
910	Light LX-2	Beamer	M900
911	CT-9002i	Tomograph	M810
912	ERGO 409°	Ergometer	M820

Relation „Gerätegruppe"

Geräte_Gr_Nr	Bezeichnung	Lagerort
M900	Infrastruktur	I00
M810	Diagnostik	D01
M820	Therapie	T09

gruppe" wird der Schlüssel „Geräte_Gr_Nr" der Relation „Gerätegruppe" als Fremdschlüssel in die Relation „Geräte" aufgenommen.

m:n-Beziehungen. Für die Umsetzung einer m:n-Beziehung zwischen zwei Relationen muss ausgehend von zwei einzelnen Relationen eine zusätzliche, neue Relation, eine Beziehungsrelation, hergestellt werden (Tabelle VII.3). Diese kann über die Verknüpfungsattribute hinaus noch weitere Attribute enthalten.

Als Beispiel kann die Verknüpfung der Bestandsrelationen „Kunden" und „Geräte" zur Verwaltung von Auftragseingängen gesehen werden (Tabelle VII.5). Soll der Auftragseingang registriert werden, ist zu berücksichtigen, dass ein Kunde verschiedene Artikel ordern kann, ein Artikel aber auch von verschiedenen Kunden bestellt werden kann. Um Mehrfacheintragungen zu vermeiden, wird eine dritte Relation, „Auftrag", gebildet, die eine Beziehungsrelation (im Gegensatz zu den Bestandsrelationen „Kunde" und „Artikel") darstellt.

Die Fremdschlüssel „Kundennummer" und „Gerätenummer" bilden für den Geschäftsfall Bestellung eine Beziehung zueinander. Diese wird in der neuen Relation (Beziehungsrelation) sichtbar und bildet nun einen Schlüssel zur Identifikation eines Tupels, der sich aus den Attributen, die in Beziehung zueinander stehen, zusammensetzt.

Zwischen den vorhandenen Bestandsrelationen „Kunde" und „Geräte" und der Beziehungsrelation „Bestellung" besteht jeweils eine 1:n- beziehungsweise 1:m-Beziehung. So können komplexe Zusammenhänge grundsätzlich modelliert werden. Die Relationen

Tabelle VII.5 Relationen zur Verknüpfung

Relation Kunden

Kundennr.	Firma	Adresse	Rabatt	Weitere Attribute
70010	AKH Wien	Wien	25 %	...
70011	Radiologie Mayr	Klagenfurt	14 %	
70012	Labor Müller	Innsbruck	10 %	
70013	KH Melk	Melk	25 %	
70014	Dr. Schmidt	Bern	30 %	

Relation Geräte

Gerätenr.	Einheit	Lagerbestd.	Verk.-Preis
910	1 Stück	2	3.000
920	10 Stück	100	20
921	1 Stück	500	200
105	1 Stück	1000	25

Relation Auftrag

Kundennr.	Gerätenr.	Menge	Bestelldatum	Wert
70011	922	100	1.2.1995	1234,5
70012	707	500	9.3.1994	9987,0
70014	910	1	7.2.1996	8675,5
70015	801	140	3.2.2003	3443,0

müssen in ihrem Aufbau jedoch mathematischen Grundprinzipien folgen, um die gespeicherten Datenobjekte inhaltlich und logisch korrekt bearbeiten (einfügen, ändern, löschen) zu können.

2. Das unnormalisierte Relationenmodell

Probleme, die bei der Anwendung eines unnormalisierten Relationenmodells (erstmaliges Aneinanderreihen von Attributen in einer Tabelle) entstehen, sind:

- Die Mehrfachspeicherung von Attributwerten bedingt einen erhöhten Aufwand bei Änderungen oder Inkonsistenzen: Änderungsaufwand, inkonsistente Attributwerte.
- Neuerfassungen von Datensätzen sind erst möglich, wenn der Schlüssel eines Datensatzes vorliegt: Unvollständiges Einfügen.
- Löschen von Datensätzen kann dazu führen, dass Informationsverluste eintreten: Löschen mit Informationsverlust.
- Dekomposition: Beim natürlichen Verbund von Relationen können informationsverlierende oder informationserhaltende Zusammenführungen erfolgen.

3. Beispiele von Anomalien in einer unnormalisierten Relation

Ausgangspunkt ist meist die unnormalisierte beziehungsweise eine einzige umfassende Relation. Diese enthält vorerst unstrukturiert alle Merkmale bzw. Attribute der Objekte, die in die Datenbank aufgenommen werden sollen. Man erkennt sehr rasch, dass die abzubildende Datenwelt unterschiedlich in Tabellen organisiert werden kann. Diese unterschiedlichen Entwürfe müssen dabei keineswegs gleichwertig sein. Vielmehr können bei ungeschickter Tabellendefinition unerwünschte Fälle auftreten, die man als Anomalien bezeichnet und die man unbedingt vermeiden muss. Die Lösung für dieses Problem liefert die Normalformenlehre, die diejenigen Regeln formalisiert, die durch intuitive Entscheidungen umsichtiger Datenbankentwickler bereits vorher bestimmt wurden. Die verschiedenen „unerwünschten Effekte“ lassen sich in Lösch-, Einfüge- und Änderungs-Anomalien systematisieren (Abb. VII.3):

- Lösch-Anomalie: Sollte es nur einen Eintrag für den Lektor Sokoloff geben, so wird mit dem Kurs 150 auch der Lektor aus der Datenbank gelöscht.
- Einfüge-Anomalie: Ein neuer Lektor kann erst eingetragen werden, wenn sein Kurs bekannt ist.
- Änderungsanomalie: Das Ändern der Telefonnummer kann zu Inkonsistenzen führen, wenn nach der Änderung dieselbe Person mit unterschiedlichen Telefonnummern in der Datenbank steht.

4. Normalformen

Die Normalisierung ist ein schrittweiser Umformprozess, in dem Abhängigkeiten in Form von Baum- oder Netzstrukturen in zweidimensionale Tabellenformen überführt werden. Die Tabellen müssen dabei so aufgebaut werden, dass einerseits kein Informationsverlust bezüglich der Beziehungen zwischen den Daten auftritt, andererseits Datenfelder nur einmalig gespeichert werden.

Lehrveranstaltungen						
LVA	*Bezeichnung*	*Semester*	*LVA-Leiter K.-Bez.*	*LVA-Nachname*	*LVA-Vorname*	*LVA-Telefon*
110	Informatik-Einführung	1	MZ	Zauner	Martin	7148554
112	Robotertechnik I	1	RT	Kopacek	Peter	3397631
113	Projektmanagement	3	SE	Schuster	Erwin	7148599
150	Medizinisches Englisch	1	SS	Sokoloff	Stephan	4788497
111	Praktische Informatik	2	MZ	Zauner	Martin	3397631

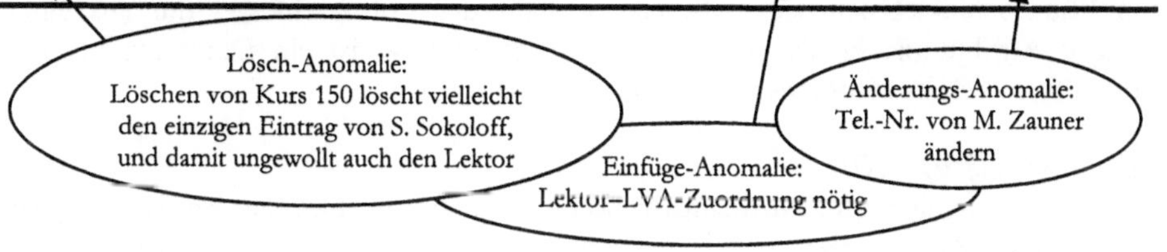

Lösch-Anomalie:
Löschen von Kurs 150 löscht vielleicht den einzigen Eintrag von S. Sokoloff, und damit ungewollt auch den Lektor

Einfüge-Anomalie:
Lektor–LVA-Zuordnung nötig

Änderungs-Anomalie:
Tel.-Nr. von M. Zauner ändern

Abbildung VII.3 Lösch-, Einfüge- und Änderungs-Anomalien am Beispiel einer nicht normalisierten Tabelle

Das Ziel des *Relationenmodells* ist es, *Redundanzen* und *Anomalien* bei der Abbildung von Daten, Objekten und Beziehungen in Relationen zu vermeiden. Die *Normalformenlehre* bestimmt dabei, welche Abhängigkeiten zwischen den Attributen einer Relation zulässig sind.

Eine Relation entspricht einer bestimmten Normalform, wenn sie keine Abhängigkeiten aufweist, die darin nicht zulässig sind. Insgesamt sind derzeit fünf Normalformen definiert. Wenn eine Normalform in eine andere Normalform überführt werden muss, geschieht das meist durch Teilung der Relation. Die Normalisierung erfolgt dazu in mehreren Schritten, wobei in der Praxis bei einfachen bis mittleren Datenbankkomplexitäten die ersten drei Normalformen zu den wichtigsten Schritten zählen.

- Unnormalisierte Ausgangsrelationen
- Erste Normalform (1NF)
- Zweite Normalform (2NF)
- Dritte Normalform (3NF)
- Boyce-Codd-Normalform (BCNF)
- Vierte Normalform (4NF)
- Fünfte Normalform (5NF)

a. Erste Normalform (1NF)

In der ersten Normalform werden Hierarchien beseitigt und mehrwertige Attribute aufgelöst, sodass sichergestellt wird, dass jedes Attribut atomar (nicht weiter teilbar) ist. So wären zum Beispiel die Attributwerte („Erwin Schuster", „Daniela Steininger") nicht atomar, da sie vollständige Namen enthalten, die in mehrere Attribute, nämlich Vorname und Nachname aufgeteilt werden können. Abhilfe erfolgt, in dem Attribute mit nicht-atomaren Attributwerten in mehrere einzelne Attribute aufgeteilt werden.

b. Zweite Normalform (2NF)

Eine Relation ist in der zweiten Normalform, wenn sie in der ersten Normalform ist und jedes Nicht-Schlüsselattribut von jedem Schlüsselkandidaten voll funktional abhängig ist. Ein Attribut A_2 ist von einem anderen Attribut A_1 funktional abhängig, wenn es zu jedem Attribut A_1 genau ein abhängiges Attribut A_2 gibt. Voll funktional abhängig bedeutet, dass das Nicht-Schlüsselattribut nicht nur von einem Teil der Attribute eines zusammengesetzten Schlüsselkandidaten funktional abhängig ist, sondern von allen Teilen.

Abhilfe beim Verstoß gegen die zweite Normalform erhält man, wenn die Datenfelder, die von einem Schlüsselkandidaten (hier nur der Primärschlüssel) nicht vollständig funktional abhängig sind, in weiteren Tabellen untergebracht werden. Der Teil des Schlüsselkandidaten, von dem ein ausgelagertes Datenfeld funktional abhängig ist, wird nun Primärschlüssel der neuen Tabelle. Besteht der Primärschlüssel nur aus einem einzigen Attribut (ist er also nicht zusammengesetzt), so ist ein Datensatz in erster Normalform bereits automatisch in zweiter Normalform.

c. Dritte Normalform (3NF)

Eine Relation ist in dritter Normalform, wenn sie in zweiter Normalform ist und wenn die transitive Abhängigkeit aller Nichtschlüsselattribute von Schlüsselattributen, das heißt, die Abhängigkeit vom Schlüsselattribut über ein anderes Attribut hinweg, beseitigt ist.

Transitive Abhängigkeiten. Seien X, Y und Z Attribute. Ist Y von X funktional abhängig und Z von Y, so ist Z von X funktional abhängig. Diese Abhängigkeit ist somit transitiv. Die Abhängigkeiten werden innerhalb der Relation so aufgelöst, dass die transitiv abhängigen Datenfelder nun in weitere Tabellen ausgelagert werden. Dieser Schritt ist möglich, da sie nicht direkt vom Schlüsselkandidaten abhängen, sondern nur indirekt.

Die weiteren Normalformen, die Boyce-Codd-Normalform, die vierte Normalform und die fünfte Normalform werden speziell bei großen Datenbankmodellen benötigt. Für kleine Anwendungen kann mit der Umsetzung der dritten Normalform in der Regel ein einigermaßen korrektes Datenmodell entworfen werden.

d. Boyce-Codd-Normalform (BCNF)

Eine Relation ist in Boyce-Codd-Normalform, wenn jeder Determinant ein Schlüsselkandidat ist. Ein Determinant ist eine Attributmenge, von der ein anderes Attribut vollständig funktional abhängig ist.

Die Boyce-Codd-Normalform ist eine Verbesserung der dritten Normalform in dem Sinne, dass kein Teil eines (zusammengesetzten) Schlüsselkandidaten funktional abhängig ist von einem Teil eines anderen Schlüsselkandidaten. Jede Relation in BCNF ist auch in dritter Normalform. Relevant wird die Unterscheidung dann, wenn es mehrere Schlüsselkandidaten mit überlappenden Attributen gibt.

e. Vierte Normalform (4NF)

Eine Relation ist in vierter Normalform, wenn sie in Boyce-Codd-Normalform ist und keine mehrwertigen Abhängigkeiten enthält.

Mehrwertige Abhängigkeit. Probleme mit mehrwertigen Abhängigkeiten entstehen dann, wenn es mehrere mehrwertige Abhängigkeiten innerhalb einer Relation gibt. Besteht eine Relation aus höchstens zwei Attributen, welche eine mehrwertige Abhängigkeit haben, so nennt man diese trivial.

f. Fünfte Normalform (5NF)
Eine Relation ist in fünfter Normalform, wenn sie in vierter Normalform ist und die abgebildeten Daten nicht in einfacheren Relationen dargestellt werden können, deren Primärschlüssel unterschiedlich sind. Das heißt in anderen Worten, eine weitere Zerlegung der Relationen würde zu Informationsverlusten führen. Ziel der fünften Normalform ist somit die informationserhaltende Dekomposition von Relationen der vierten Normalform.

5. Beispiel für die Normalisierung bis zur dritten Normalform

Ein Unternehmen besteht aus verschiedenen Abteilungen, die eine Abteilungsnummer und einen Abteilungsnamen besitzen. Das Unternehmen produziert verschiedene Geräteteile, die von mehreren Angestellten bearbeitet werden. Jeder dieser Angestellten hat eine Personalnummer und einen Personalnamen und wird den Geräteteilen und Geräteteilnummern zugeordnet. Weiters ist bekannt, wie lange ein Angestellter an den verschiedenen Geräteteilen arbeitet.

Die Personaltabelle (Tabelle VII.6) ist zwar sehr verständlich, stellt jedoch keine Relation in der ersten Normalform dar, da die Werkstücknummer, der Werkstückname und die Werkzeit keine einfachen Attribute sind. Um diese Tabelle in die erste Normalform zu bringen, muss sie umgeschrieben werden.

Die ersten Normalform (Tabelle VII.7) zeigt, dass die Relation Redundanzen enthält. Der Personalname ist aus der Personalnummer bestimmbar (= abhängig) und müsste eigentlich nicht für jedes Produkt wiederholt werden. Das kostet Platz und Arbeitsauf-

Tabelle VII.6 Personaltabelle

Pers.-Nr.	*Pers.-Name*	*Abt.-Nr.*	*Abt.-Name*	*Geräteteil-Nr.*	*Geräteteil-Name*	*Werkzeit*
101	Huber	1	Halle 1	31, 32	Welle, Rad	120, 40
102	Reiter	2	Halle 2	33	Blech	10
103	Ulrich	2	Halle 2	31, 32, 33	Welle, Rad, Blech	20, 40, 30
104	Presing	1	Halle 1	31, 33	Welle, Blech	60, 20

Tabelle VII.7 Personal–Geräteteil-Relation in der 1. Normalform

Pers.-Nr.	*Pers.-Name*	*Abteil.-Nr.*	*Abt.-Name*	*Geräteteil-Nr.*	*Geräteteil-Name*	*Werkzeit*
101	Huber	1	Halle 1	31	Welle	120
101	Huber	1	Halle 1	32	Rad	40
102	Reiter	2	Halle 2	33	Blech	10
103	Ulrich	2	Halle 2	31	Welle	20
103	Ulrich	2	Halle 2	32	Rad	40
103	Ulrich	2	Halle 2	33	Blech	30
104	Presing	1	Halle 1	31	Welle	60
104	Presing	1	Halle 1	33	Blech	20

wand. Bei dieser Relation muss bei der Bearbeitung auf die logische Richtigkeit der Ergebnisse geachtet werden. Ändert ein Angestellter seinen Namen, so wird die Relation widersprüchlich, wenn die Namensänderung nur bei einem Tupel (z.B. in der ersten Zeile obiger Relation) ausgeführt wird. Bei Änderung des Personalnamens müssen in diesem Fall alle Zeilen mit diesem Personalnamen gelesen werden und der Name geändert werden.

Das Problem liegt offensichtlich darin, dass die Relation gleichzeitig verschiedenartige Sachverhalte beschreibt, die sich unabhängig voneinander und zu unterschiedlichen Zeitpunkten ändern können. Es ist daher dann eine Zusammenfassung von Attributen innerhalb einer Relation anzustreben, wenn diese ein bestimmtes Objekt beschreiben und keine inneren Abhängigkeiten zwischen Attributen auftreten.

Die zweite Normalform. Eine Relation befindet sich in der 2. Normalform, wenn sie in 1. Normalform ist und jedes nicht zum Identifikationsschlüssel gehörige Attribut voll von diesem abhängt. Die 2. Normalform erzwingt damit eine erste Gruppierung der Attribute in einer Relation nach Sachgebieten und eliminiert dadurch Redundanzen. Die 2. Normalform verlangt daher: In Relationen mit einem (Kombinations)schlüssel muss jedes nicht dazugehörige Feld vom gesamten Kombinationsschlüssel bestimmbar sein. Eine Relation ist also genau dann in 2. Normalform, wenn jedes Nichtschlüsselattribut vom Schlüssel voll funktional abhängig ist.

Felder, die nur von einem Teil des (Kombinations)schlüssels abhängen, also partiell funktional abhängig sind, verstoßen gegen diese Regel und werden mit diesem separat

Tabelle VII.8 a) Personaltabelle

(Schlüssel)				
Pers.-Nr.	*Gebäude*	*Pers.-Name*	*Abteil.-Nr.*	*Abteil.-Name*
101	A	Huber	1	Abteilung 1
102	B	Reiter	2	Abteilung 2
103	B	Ulrich	2	Abteilung 2
104	C	Maier	3	Abteilung 3
105	A	Preising	1	Abteilung 1

b) Geräteteiltabelle

(Schlüssel)	
Geräteteil-Nr.	*Geräteteil-Name*
31	Welle
32	Rad
33	Blech

Tabelle VII.9 Relation Geräteteilzugehörigkeit

(Schlüssel)		
Pers.-Nr.	*Geräteteil-Nr.*	*Werkzeit*
101	31	120
101	32	40
102	33	10
103	31	20
103	32	40
103	33	30
104	31	60
104	33	20

gespeichert. Ein Schlüsselattribut ist Teil des Schlüssels bzw. Kombinationsschlüssels. Wird der Wert eines Schlüsselattributes geändert, so ändert man den Wert des gesamten Schlüssels und bestimmt damit ein anderes Entity (Datensatz). Ändert man hingegen den Wert eines Nichtschlüsselattributes, so bleiben die Werte der Schlüsselattribute davon unberührt.

Für den zweiten Normalisierungsschritt ist die Relation deshalb in die Relationen Personaltabelle und Geräteteiltabelle (Tabelle VII.8 a und b) aufzuspalten. Man sieht, dass die Darstellung der Inhalte einfacher und transparenter ist, jedoch die 2. Normalform nicht ausreicht, um Anomalien grundsätzlich auszuschließen.

Das beschriebene Modell zeigt nun die reale Welt mit 3 Firmengebäuden. In Gebäude A ist Abteilung 1, in Gebäude B ist Abteilung 2 untergebracht. Abteilung 1 befindet sich in Gebäude A, Abteilung 2 in Gebäude B, Abteilung 3 in Gebäude C. Folgende

Tabelle VII.10 a) Personaltabelle

(Schlüssel)		
Pers.-Nr.	*Pers.-Name*	*Abteil.-Nr.*
101	Huber	1
102	Reiter	2
103	Ulrich	2
104	Peising	1

b) Geräteteiltabelle

(Schlüssel)	
Geräteteil-Nr.	*Geräteteil-Name*
31	Welle
32	Rad
33	Blech

Tabelle VII.11 a) Abteilungstabelle

(Schlüssel)		
Abteil.-Nr.	*Abteil.-Name*	*Gebäude*
1	Abteilung 1	A
2	Abteilung 2	B

b) Gebäudetabelle

(Schlüssel)	
Gebäude	*Gebäudename*
A	Gebäude A
B	Gebäude B
C	Gebäude C

Tabelle VII.12 Geräteteilebearbeitungszeit

(Schlüssel)		
Pers.-Nr.	*Geräteteil-Nr.*	*Werkzeit*
101	31	120
101	32	40
102	33	10
103	31	20
103	32	10
103	33	30
104	31	60
104	33	20

Mutationsanomalien können bei der Bearbeitung auftreten:
- Update Anomaly: Beim Ändern des Abeilungsnamens müssen mehrere Einträge mitgeändert werden.
- Deletion Anomaly: Beim Löschen der Abteilung 3 wird das Gebäude C mitgelöscht.
- Insertion Anomaly: Wird ein neues Gebäude gebaut und steht zwar der künftige Mitarbeiter, aber noch nicht der Name der Abteilung fest, so kann der Mitarbeiter noch nicht in die Datenbank aufgenommen werden.

Die Gesamtheit der drei Relationen hat den gleichen Informationsgehalt wie die Personal–Geräteteil-Relation. Die Verbindung dieser Relation erfolgt programmtechnisch mittels korrespondierender Attribute, so genannter globaler Attribute.

Die Relationen Personal und Werkstückbearbeitungszeit sind über das in beiden Relationen vorkommende Attribut „Pers.-Nr." verbunden (Tabelle VII.9). Daraus ergibt sich, dass zwischen den Attributen, die über eine Relation hinaus von Bedeutung sind, und solchen, die nur innerhalb einer Relation eine Rolle spielen, zu unterscheiden ist.

Nunmehr enthalten die Relationen Geräteteiltabelle und Geräteteilbearbeitungszeit keine innere Redundanz mehr. In der Relation Personaltabelle dagegen ist für jeden Angestellten der Abteilungsname gespeichert, obwohl sich dieser Name bereits aus der Abteilungsnummer ergibt. In dieser Relation sind also zwei Konzepte (Personal, Abteilung) vereint. Beschreibt hingegen jede Relation nur ein Konzept, so sind keine „transitiven" Abhängigkeiten von einem Schlüssel vorhanden und die Relation würde sich für diesen Fall in dritter Normalform befinden.

Die dritte Normalform. Eine Relation befindet sich in der 3. Normalform, wenn sie in der 2. Normalform ist und kein Nichtschlüsselattribut von einem Schlüssel transitiv abhängt. Das heißt, es handelt sich um eine Erweiterung der 2. Normalform, da kein Nichtschlüsselattribut von einem anderen Nichtschlüsselattribut funktional abhängen darf. Während die 2. Normalform Abhängigkeiten der Attribute von Teilen des (Kombinations)schlüssels beseitigt, beseitigt die 3. Normalform Abhängigkeiten innerhalb der Nichtschlüsselfelder.

Somit legt die 3. Normalform fest: Felder, die nicht Teil des Schlüssels sind, dürfen nicht untereinander abhängig sein; ist dies der Fall, so müssen sie in eigenen (getrennten) Relationen gespeichert werden.

Die drei Tabellen Personaltabelle, Werkstücktabelle, Werkstückzugehörigkeit (Tabelle VII.8 a, b und VII.9) sind zwar in der zweiten, nicht jedoch in der dritten Normalform, weil das Attribut „Abteil.-Name" über das Attribut „Abt.-Nr." transitiv vom Schlüssel „Gebäude" abhängt (oder umgekehrt auch „Abteil.-Nr." über „Abt.-Name").

Die Aufspaltung der Relation Personaltabelle liefert zwei Relationen, in der 3. Normalform ergeben sich somit insgesamt für dieses Beispiel fünf Tabellen (Tabellen VII.10 bis VII.12). In diesem Fall ist eine Abteilung in genau einem Gebäude vorhanden und nicht über mehrere Gebäude verteilt.

6. Merkmale von relationalen Datenbanksystemen

a. Referentielle Integrität (Beziehungsintegrität)

Jede Merkmalsausprägung eines Fremdschlüssels muss auch als Wert des zugehörigen Primärschlüssels vorhanden sein. Anderenfalls würde es Werte eines Attributes in einer Relation geben, die in der zugehörigen Tabelle nicht vorkommen. Damit wären die zugeordneten Tupel nicht identifizierbar. Aus dieser Forderung ergeben sich referentielle Integritätsbedingungen für bestimmte Vorgänge.

Einfügen oder Ändern eines Wertes des Fremdschlüssels. Der Vorgang muss zuerst in dem zugehörigen Primärschlüssel-Feld durchgeführt werden. Ist dies nicht möglich, muss die Anforderung zurückgewiesen werden.

Löschen eines Wertes des Primärschlüssels, für den es einen Fremdschlüssel gibt. In diesem Fall würde die Merkmalsausprägung in der Relation mit dem Primärschlüssel gelöscht werden, während die Merkmalsausprägung in der Relation mit dem Fremdschlüssel erhalten bliebe. Mögliche Reaktionen sind: die Löschanweisung kann zurückgewiesen werden, oder alle entsprechenden Datensätze, bei denen der Wert eines Fremdschlüssels mit dem gelöschten Wert des Primärschlüssels übereinstimmt, werden komplett gelöscht, oder alle entsprechenden Werte des Fremdschlüssels, die mit dem gelöschten Wert des Primärschlüssel übereinstimmen, werden durch einen Null-Wert oder einen voreingestellten Wert (Default) ersetzt.

b. Vollständigkeitsintegrität (Entity Integrity, Existential Integrity).
Ein Primärschlüssel muss eindeutig sein und darf insbesondere keinen Nullwert enthalten. Die Wahrung der Integrität ist
- durch spezielle Routinen (Integritätsbedingungen, Trigger) zu gewährleisten;
- bei Auftreten inkorrekter Zustände durch geeignete Techniken aufzuzeigen (zum Beispiel durch „Logging") und zu beheben (zum Beispiel durch „Recovery-Prozeduren").

Eingaben, die zu inhaltlichen Fehlern führen (Inkonsistenzen), sind alleine oder gemeinsam mit dem Anwendungsprogramm zu entdecken, aufzuzeigen und anzuweisen.

c. Zugriff auf Daten durch einen oder mehrere Anwender
Das Datenbankmanagementsystem (DBMS) muss auch den gleichzeitigen Zugriff mehrerer Benutzer auf dieselben Datenbestände synchronisieren. Dies erfolgt unter Zuhilfenahme von Sperr- oder Locking-Mechanismen, die datenbankseitig mittels temporärer Sperren von Tabellen, Datensätzen oder Datenfeldern (je nach Sicherheitsstufe) als auch programmseitig mit dem logischen Zusammenfassen von Programmanweisung in *Transaktionen* erfolgt.

d. Systematische Behandlung von Nullwerten
Nullwerte stellen in Attributen, die nicht Teil eines Primärschlüssels sind, fehlende Information dar und werden durchgängig gleich, insbesondere unabhängig vom Datentyp des Attributes, behandelt. Sowohl numerische als auch nicht-numerische Datenfelder werden somit mit dem NULL-Wert aufgefüllt.

e. Struktur einer relationalen Datenbank
Die Datenbankstruktur wird in derselben logischen Struktur wie die Daten gespeichert, also in Tabellen. Dazu muss die Struktur aller Tabellen in einer eigenen Tabelle (dem Katalog) zugänglich sein. Eine Änderung im Katalog bewirkt automatisch eine Änderung in der Datenbankstruktur.

f. Aktualisieren von Views
Alle Views, die theoretisch aktualisiert werden können, sollen auch vom System aktualisiert werden. Insbesondere, wenn es sich um die Behandlung von Prozessdaten handelt,

also Werten, die aktuell berechnet werden. An dieser Stelle sei betont, dass es sich bei diesen Daten nicht um Daten aus „technischen Prozessumgebungen (EKG-Grenzwertüberschreitung)“ handelt, sondern dass diese Daten aus dem Prozess der Datenbanktransaktion heraus bestimmt und neu gerechnet werden, wie das Personalalter.

g. Physikalische Unabhängigkeit
Der Zugriff auf die Daten durch den Benutzer muss unabhängig davon sein, wie die Daten gespeichert werden oder wie physikalisch auf sie zugegriffen wird. Dies bedeutet, dass Anwendungen nur auf die logische Seite des Systems zugreifen dürfen.

h. Logische Unabhängigkeit der Daten
Anwendungen und Zugriffe dürfen sich logisch nicht ändern, wenn Tabellen so geändert werden, dass alle Informationen erhalten bleiben (zum Beispiel beim Aufspalten einer Tabelle in zwei Tabellen).

i. Verteilung der Daten
Anwendungen für eine nicht-verteilte Datenbank dürfen sich beim Übergang zu einer verteilten Datenbank logisch nicht ändern.

j. Die Abfragesprache für relationale Datenbanken
Mithilfe der Datenmanipulationssprache formuliert der Benutzer einen Befehl für das System (dieser Befehl kann auch von einem Anwendungsprogramm kommen). Neben dem Verarbeitungsprozess (Überführung des Befehls in die physische Abarbeitungsfolge und Rücklieferung der Ergebnisse in die externe Sicht) übernimmt das DBMS auch den Schutz vor nicht autorisierten Zugriffen. Das DBMS verwaltet dazu die vom Datenbankadministrator festgelegten Zugriffsrechte einzelner Anwender und ermöglicht die Eingrenzung der Zugriffe auf bestimmte Daten aus dem Gesamtdatenbestand. Die Eingrenzung kann generell sein, das heißt, die Daten stehen dem Programm zu keiner Bearbeitung zur Verfügung, oder eingeschränkt, d.h., Daten stehen dem Programm zum Beispiel für einen lesenden Zugriff, jedoch nicht für einen schreibenden Zugriff zur Verfügung. Die wichtigsten Rechte zur Bearbeitung von Daten sind das Erzeugen von Relationen; Lesen von Daten bestimmter Tabellen; Einfügen (Schreiben, Ändern) von Daten bestimmter Tabellen und Löschen von Daten, Attributen und Tabellen.

Ein RDBMS enthält dazu mindestens eine befehlsgesteuerte Abfragesprache, die folgende Funktionen unterstützt:

- Datendefinition;
- Definition von Views (logische Sichten der Datenbank, die der Benutzer aus den Attributen der Basistabellen erstellt und mit den gewohnten Operatoren manipulieren kann);
- Definition von Integritätsbedingungen;
- Definition von Transaktionen;
- Eine Transaktion ist eine Folge von Befehlen, die eine Datenbank von einem konsistenten Zustand in einen anderen überführt. Eine Transaktion muss entweder vollständig durchgeführt oder, bei einem Abbruch, vollständig zurückgesetzt werden;
- Definition von Berechtigungen.

Alle abzubildenden Daten müssen in Tabellen dargestellt werden und zumindest mit folgenden Operationen bearbeitet werden können.

- *Selektion.* Alle Zeilen der Ausgangstabelle, die eine bestimmte Bedingung erfüllen, werden in eine Ereignistabelle kopiert.
- *Verbund von Tabellen* (Join). Zwei Tabellen mit mindestens einem gemeinsamen Attribut (Feldnamen) werden verbunden.
- *Projektion.* Die Ergebnistabelle enthält alle Spalten der Ausgangstabelle, die eine bestimmte Bedingung erfüllen.

k. Unterlaufen der Abfragesprache

Unterstützt ein relationales Datenbanksystem neben der High-Level-Abfragesprache eine Low-Level-Abfragesprache, so darf diese die Integritätsbedingungen der High-Level-Sprache nicht unterlaufen.

Beispiel. Die Low-Level-Abfragesprache darf nicht direkt auf die physikalischen Eigenschaften der gespeicherten Daten zugreifen.

7. Praktische Aspekte beim Einsatz relationaler Datenbanksysteme

Eine Datenbank soll verhindern, dass sich jeder Benutzer mit der inneren Organisation des Datenbestandes befassen muss, dass jeder Benutzer unkontrolliert an die Datenbestände gelangen kann und damit die Integrität der Daten gefährden kann, und gleichzeitig ermöglichen, dass für die Organisation der Daten günstigere Voraussetzungen geschaffen werden, wobei diese Organisation bei Bedarf intern geändert werden kann, ohne dass dies der Benutzer merkt.

Um diese Ziele zu erreichen, ist eine strikte Trennung der Daten von den Programmen einzuhalten. Die Daten werden im Datenbanksystem nach zentralen Ordnungsregeln gespeichert, eine zentrale Stelle ist für die Speicherung und Ausgabe zuständig und jeder Benutzer erhält nur Zugang zu den Daten, die er zur Bearbeitung benötigt. Damit ergeben sich folgende Vorteile:

- Keine ungewollte Redundanz von Attributen.
- Eindeutigkeit in den Relationen.
- Keine Speicherung von Prozessdaten (Prozess hier im Sinne der Datenbank), diese werden aktuell berechnet. Datenfelder, die aus anderen Feldern berechnet werden können, sollten nicht gespeichert werden. Diese Felder können jederzeit neu berechnet werden. Sie werden daher normalerweise nicht in die Tabelle aufgenommen, sondern in so genannten Formularen mit berechnet. In der Handhabung unterscheiden sie sich nicht von den regulären Attributen. Als Beispiel seien die Attribute Geburtsdatum und Alter angeführt. Da mit dem Geburtsdatum das Alter berechnet werden kann, macht es keinen Sinn, das Alter explizit als Wert zu speichern, besonders auch deshalb, weil der Wert selbst vom Tag der Speicherung abhängt und damit zum Zeitpunkt des (späteren) Lesens falsch ist. Eine Zwischenspeicherung macht in der Praxis aber dann Sinn, wenn aus Gründen von Rechen- oder Ladezeiten (ausgelagerte Daten auf Datensicherungsmedien) im Falle von zum Beispiel langen Berichtszeiträumen Mittelwerte oder kumulierte Werte in der Datenbank zwischengespeichert bleiben, die dann in die Gesamtauswertungen einfließen, anstatt bei jeder Auswertung auf die Detaildaten rückgreifen und diese neu berechnen zu müssen.
- Zusammenfassung aller sonst mehrfach nötigen Funktionen für die Datendefinition, Datenorganisation und Datenintegrität.

- Verwaltung von Zugriffsberechtigungen.
- Einheitliches Datenkonzept.
- Zentrale Datensicherungen.
- Programmweiterentwicklungen unabhängig von der Art der Datenspeicherung.
- Benutzer sind nicht mit der internen Speicherung der Daten belastet.
- Benutzer können nicht unkontrolliert an die Datenbestände gelangen.
- Daten können physisch neu organisiert werden, ohne dass es der Benutzer in seinen Programmen bemerkt.

Die einstigen Regeln des relationalen Modells wurden von Codd (1990) auf 333 Regeln – unterschiedlicher Wichtigkeit – erweitert. Damit wird die Relationalität einer Datenbank bis ins letzte Detail festgeschrieben.

In der Praxis muss berücksichtigt werden, dass einige Hersteller ihre Datenbank bereits als relational bezeichnen, wenn sie Teile der wichtigsten Kriterien erfüllt.

8. Verteilte Datenbanken

Unter verteilten Datenbanken versteht man dislozierte Datenbanken (Abb. VII.4), deren Inhalte entweder zu bestimmten Zeitpunkten oder permanent, also bei jeder Veränderung eines Bewegungs- oder Stammdatums in allen betroffenen Tabellen aktualisiert werden müssen.

Das Prinzip der Datenverteilung beziehungsweise des Datenabgleichs nennt man Replikation. In einigen, meist großen Datenbankmanagementsystemen, werden Methoden der Replikation mitangeboten und sind somit Bestandteil der Fähigkeit beziehungsweise Mächtigkeit der Datenbank. Sie können in die Modellierung des Gesamtsystems

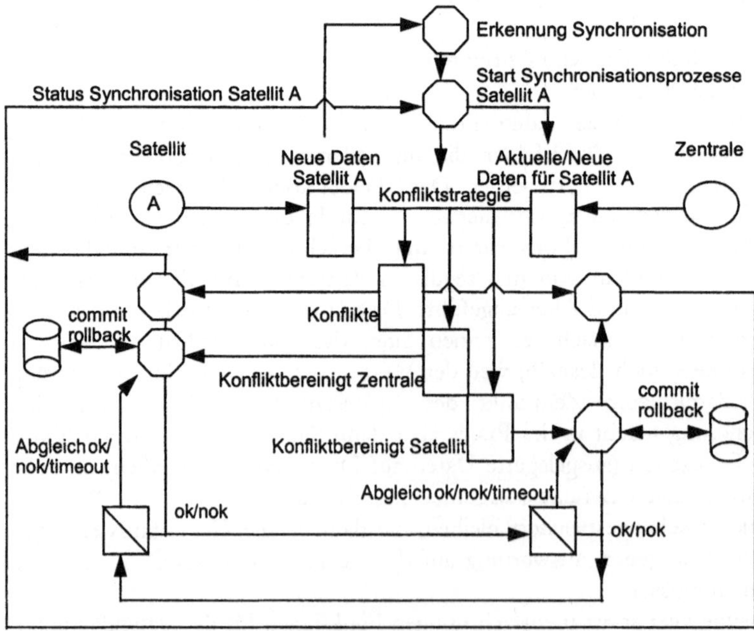

Abbildung VII.4 Einfaches Replikationskonzept verteilter Datenbanken

mit einbezogen werden.

Muss man Datenbestände mehrerer Datenbanken aus Programmen heraus replizieren, ist eine sehr sorgfältige Modellierung des Gesamtdatenmodells notwendig. Praktische Probleme dabei sind:

- Daten in verteilten Datenbanktabellen sind aus Performance- und Verfügbarkeitsgründen teilweise redundant gespeichert;
- Daten ändern sich zu unterschiedlichen Zeitpunkten und sind daher nicht immer gleich aktuell. Die gilt auch für Schlüsselattribute!
  - Die automatisierte, organisatorische Sicherstellung eindeutiger Nummernkreise in den verteilten Datenbanktabellen schützt vor Integritätsfehlern.
  - Zeitstempel (timestamps) dokumentieren den Zeitpunkt von Änderungen für das Festhalten der letzten, gültigen Einträge – es müssen aber Vorkehrungen für die älteren Einträge und deren Eliminationsprozeduren getroffen werden.

9. Datenbankarchitekturen

Neben den relationale Datenbanken gibt es auch die Modelle der hierarchischen, der Netzwerk-, der pseudorelationalen und der objektorientierten Datenbanken.

Das *hierarchische Modell* ist das älteste Modell. Durch die streng hierarchische Abbildung der Daten sind äußerst schnelle Zugriffe zum Beispiel beim Suchen möglich. Anderseits ist die Pflege des Datenmodells sehr zeitintensiv und fehleranfällig. Grundsätzlich sind im hierarchischen Modell die Verbindungen als Baumstruktur (1:n) realisiert.

Im *Netzwerkdatenbankmodell* werden Daten als Knoten und deren Beziehungen als Kanten zwischen den Knoten modelliert. Im Unterscheid zum hierarchischen Modell, dem eine Baumstruktur (und damit gerichtete Graphen) zugrunde liegt, erfordert das Netzwerk keine Richtung in der Beziehung zwischen den Knoten. Ein Baum ist praktisch gesehen ein Spezialfall eines Netzwerkes. Zwei Knoten heißen benachbart, wenn sie durch eine Kante verbunden sind. Andererseits enthält eine Kante einen Knoten, wenn sie diesen Knoten berührt. Ein Zyklus ist ein Pfad, der am selben Knoten beginnt und endet. Für gewöhnlich ist ein Baum ein Netzwerk ohne Zyklen.

Die zugrunde liegende Datenstruktur *pseudorelationaler Datenbanken* sind einfache lineare Dateien, wobei vor den Zugriffen auf die Dateiinhalte die Verbindungen zwischen den Daten aufgebaut und gemeinsam verwaltet werden müssen. Die technische Umsetzung dazu erfolgt mittels Verbindungstabellen und Zeigern zwischen den Tabellen.

Objektorientierte Datenbanken. Die Vorteile, die mit dem Konzept der Datenkapselung und Vererbung im Umfeld der objektorientierten Programmierung erzielt wurden, sollen auch bei den Datenbanken Einzug halten.

In der Praxis bieten aber die relationalen Datenbanken eine beachtliche Zahl an Funktionalitäten wie zum Beispiel das Ablegen von Triggern (automatischen Programmfunktionalitäten, die bei bestimmten Variablenzuständen ausgeführt werden) und ganzen Prozeduren, sodass die reinen objektorientierten Datenbanken in der Praxis nur langsam Fuß fassen.

10. Die Abfragesprache SQL

„Structured English Query Language" (SEQUEL) (Chamberlin u.a., 1974) war die erste Abfragesprache für relationale Datenbanken. Nach mehreren Überarbeitungen hat sich daraus die weit verbreitete Abfragesprache SQL (Structured Query Language) entwickelt.

Die *Abfragen* selbst sind meist hinter den Bildschirmmasken der Software implementiert, sodass der Anwender in der Regel von der manuellen Eingabe der Abfragen entbunden ist. Für den Entwickler stellt die Erstellung der Abfragen bei zunehmender Komplexität des konzeptionellen Modells rasch eine Herausforderung dar.

Eine Tabelle kann mehrere Indizes haben. Ein Index kann dabei sowohl auf eine oder mehrere Spalten referenzieren. Damit ist eine zusätzliche logische Schlüsselstruktur möglich, welche einen schnellen Zugriff auf die Datensätze erlaubt.

Tabelle VII.13 Produkttabelle

Produktnummer	Produktname	Lieferort	Produktionsgruppe
123	Gewindeteil 23	Wien	1
257	Gewindeteil 57	Steyr	2
347	Gewindeteil 47	Linz	3
455	Gewindeteil 55	Wien	4

Tabelle VII.14 Abfrageergebnis 1

Produktnr.	Produktname	Produktionsort	Produktionsgruppe
123	Gewindeteil 23	Wien	1
257	Gewindeteil 57	Steyr	2
347	Gewindeteil 47	Linz	3
455	Gewindeteil 55	Wien	4

Tabelle VII.15 Abfrageergebnis 2

Produktnr.	Produktname	Produktionsort	Produktionsgruppe
123	Gewindeteil 23	Wien	1

Tabelle VII.16 Abfrageergebnis 3

Produktnummer	Produktname
123	Gewindeteil 23
257	Gewindeteil 57
347	Gewindeteil 47
455	Gewindeteil 55

Als „Basistabelle" wird die physische Tabelle bezeichnet. Eine „logische Sicht" heißt „Sicht" (View) und wird aus einer oder mehreren Basistabellen gewonnen. Wenn eine Abfrage auf eine Sicht Bezug nimmt, wird die Information über die Sicht aus dem Katalog in die Basistabellen abgebildet, in der die benötigten Daten derzeit gespeichert werden.

Alle Abfragebefehle, die mit „Wähle", „Zeige" und „Verbinde" bezeichnet werden, werden im SQL mit dem Befehl SELECT ausgeführt. Zum Aufrufen der Produkttabelle (Tabelle VII.13) würde man folgenden Befehl (Abfrage 1, Tabelle VII.14) eingeben:

```
SELECT * FROM PRODUKT
```

Dies bedeutet: Zeige alle (*) Spalten der Produkttabelle. Das Ergebnis sieht exakt wie die Produkttabelle aus. Will man nun einen einzigen Datensatz durch Angabe des Wertes aus einer eindeutigen Spalte sehen, beispielsweise „Finde den Datensatz mit der Produktnummer 123", würde man folgenden Befehl eingeben (Abfrage 2, Tabelle VII.15):

```
SELECT * FROM PRODUKT WHERE PRODUKTNUMMER = 123
```

Das WHERE-Satzglied dient zur Begrenzung des horizontalen Ausschnitts aus der Tabelle, sodass nur auf eine Untermenge der Datensätze zugriffen wird. In diesem Fall ist die Spalte, deren Wert angegeben wird, eine Spalte mit einmaligen Werten, sodass nur ein Datensatz abgerufen wird. Eine einfache Zeige-Operation, beispielsweise „Zeige die Produktnummer und den Produktnamen aller Produkte" würde folgendermaßen aussehen (Abfrage 3, Tabelle VII.16).

Tabelle VII.17 Produktbeschreibungstabelle

Produktvolumen	Produktgröße	Produktgewicht
100	160	45
150	170	52
200	180	55
250	190	45
300	200	45
350	210	70
400	220	75
500	200	30

Tabelle VII.18 a) Abfrageergebnis 4

Produktvolumen	Produktgröße	Produktgewicht
150	170	52
200	180	55
350	210	70
400	220	75

b) Abfrageergebnis 5

Produktvolumen	Produktgröße	Produktgewicht
100	160	*45*
250	190	*45*
300	200	*45*
150	170	*52*
200	180	*55*

```
SELECT PRODUKTNUMMER, PRODUKTNAME FROM PRODUKT
```

Als Kombination einer Auswahl und einer Projektion mit der Tabelle „Produktbeschreibungstabelle" (Tabelle VII.17) könnte man zum Beispiel folgenden Befehl (Abfrage 4, Tabelle VII.18 a) verwenden.

```
SELECT PRODUKTVOLUMEN, PRODUKTGRÖSSE
FROM PRODUKTBESCHREIBUNG
WHERE PRODUKTGEWICHT > 50
```

Will man ausgewählte Datensätze durch einen Bereich für die Spaltenwerte begrenzen, gibt man folgenden Befehl (Abfrage 5, Tabelle VII. 18 b) ein:

```
SELECT *
FROM PRODUKTBESCHREIBUNG
WHERE PRODUKTGEWICHT BETWEEN 40 AND 60
ORDER BY PRODUKTGEWICHT
```

Tabelle VII.19 Produkttabelle

Produktnr.	Produktname	Produktionsort	Produktionsgruppe
123	Gewindeteil 23	Wien	1
257	Gewindeteil 57	Steyr	2
347	Gewindeteil 47	Linz	3
455	Gewindeteil 55	Wien	4
999	Gewindeteil 99	Salzburg	5

Tabelle VII.20 Herstellertabelle

Produktnr.	Hersteller Nummer	Herstellername	Lieferort
123	1004	Eichinger	Wien
123	2345	Trauner	Wien
257	4532	Hauser	Steyr
347	1978	Kappl	Linz
455	4602	Fichner	Wien
455	3008	Müller	Wien

Tabelle VII.21 Abfrageergebnis 6

Produkt-Nr.	*Produktname*	*Lieferort*	*Produktgruppe*	*Produkt-Nr.*	*Herstellernummer*	*Herstellername*	*Lieferort*
123	Gewindeteil 23	Wien	1	123	1004	Eichinger	Wien
123	Gewindeteil 23	Wien	1	123	2345	Trauner	Wien
...	...	...	...	...	...	...	...
455	Gewindeteil 55	Wien	4	455	4602	Fichtner	Wien
455	Gewindeteil 55	Wien	4	455	3008	Müller	Wien

Ausgangspunkt für Abfragen in mehreren Relationen sind die Tabellen „Produkttabelle“ (Tabelle VII.19) und „Hersteller“ (Tabelle VII.20).

Mit dem Befehl (Abfrage 6, Tabelle VII.21)

```
SELECT PRODUKT.*, HERSTELLER.*
FROM PRODUKT, HERSTELLER
WHERE PRODUKT.PRODUKTNUMMER = HERSTELLLER.PRODUKTNR
```

erhält man Tabelle VII.21, die eine Liste der Zulieferteile mit Detailinformationen bietet.

Der Ausdruck „FROM PRODUKT, HERSTELLER“ zeigt an, dass in diesem Befehl zwei Tabellen (Tabelle „Produkt“ und Tabelle „Hersteller“) einbezogen werden. Mit dem Ausdruck „WHERE PRODUKT.PRODUKTNUMMER = HERSTELLER. PRODUKTNR“ wird definiert, dass bei Tabellen die Verbindungsspalte die Spalte mit der Produktnummer ist und nur die Zeilen ausgewählt werden, bei welchen die Produktnummer in beiden Tabellen aufscheint.

Bei steigender Komplexität der Zusammenhänge zwischen den Relationen steigt der Grad der Verschachtelung in den SQL-Statements sehr rasch an.

11. Übersicht über Datenbanksysteme

Ein Auszug heute verfügbarer Datenbanksysteme: MS Access, db++, DB2, Informix, mySQL, Oracle, ProgressRDBMS, Sesam SQL, Supra. Zu verteilten und Client/Server-Datenbanksysteme zählen auszugsweise: Adabas, SQL Server 2000, 4th Dimension, SQLBase, Sybase.

12. Links zu Medizinischen Datenbanken

Wissensdatenbanken (Tabelle VII.22) bieten dem Anwender meist eine graphische Benutzeroberfläche, komfortable Suchmaschinen und ein hypertextgeführtes Dialogsystem zur Datenmaniplulation wie zum Beispiel der Datensuche. Für den Anwender bleibt die SQL-Schnittstelle in der Regel verborgen, sie ist Programmteil des Anwendungsprogrammes.

D. Zusammenfassung

Der Einsatz von Datenbanken erlaubt die logische Trennung der Datenhaltung zwischen Benutzersicht und physischer Datenspeicherung. In der Praxis hat sich für den breiten

Tabelle VII.22 Medizinische Datenbanken aus unterschiedlichen Fachbereichen (Auszug)

Fachbereich	Datenbank
Medizin	Medline, Rehadat und andere
Onkologie	Mitelman Database, CCRIS und andere
Labor	Chemfinder, Cebet und andere
Health Care / Ethics	Dare, Euroethics und andere
Bilddatenbanken	The Visible Human Project, The whole brain atlas und andere

Einsatz die Nutzung von relationalen Datenbanken beziehungsweise Datenbankmanagementsystemen bewährt. Die Daten müssen dazu in einem konzeptuellen Modell abgebildet werden. Dieses muss nach den Regeln der Normalisierung aufgebaut sein, wobei sich in der Praxis die dritte und die vierte Normalform etabliert haben. Unter Anwendung der Normalisierungsregeln kann man Anomalien, die aus dem laufenden Betrieb heraus entstehen, vermeiden und im Weiteren die Konsistenz der abgebildeten Daten sicherstellen.

Datenbankkonzepte können logisch und physisch zentral, logisch zentral und physisch dezentral oder logisch und physisch dezentral aufgebaut sein.

Bei verteilten Datenbanken muss das Datenbankmanagementsystem (automatisch) oder das Programm (automatisch oder explizit) den korrekten Datenabgleich sicherstellen.

In großen Systemen wird oft mit bewussten Redundanzen zur Performancesteigerung oder Möglichkeiten eines Offline-Betriebs gearbeitet.

VIII. System- und Einsatzplanung

A. Der systemtechnische Planungsprozess

Der systemtechnische Planungsprozess stellt die strukturierte Entwicklung und Einführung komplexer Projekte sicher (Abb. VIII.1). Die wesentlichen Zielerreichungsmerkmale sind Zuverlässigkeit, Sicherheit, Ergonomie, Wiederverwendbarkeit, Adäquatheit in komplexen, verteilten mobilen und innovativen Umgebungen (Heinrich und Burgholzer 1995).

Die evolutionäre Vorgehensweise sichert durch das iterative, schrittweise Vorgehen, Aufgaben zu strukturieren und in einem geordneten Arbeitsprozess umzusetzen. Die Planungsmorphologie zeigt, dass in den einzelnen Umsetzungsphasen einzelne Aktivitäten wiederholt werden, diese jedoch den Phasen zugeordnet bleiben müssen und Erkenntnisse daraus, so sie andere Projektierungsphasen betreffen, ausschließlich geordnet in andere Projektteile übergeführt werden dürfen.

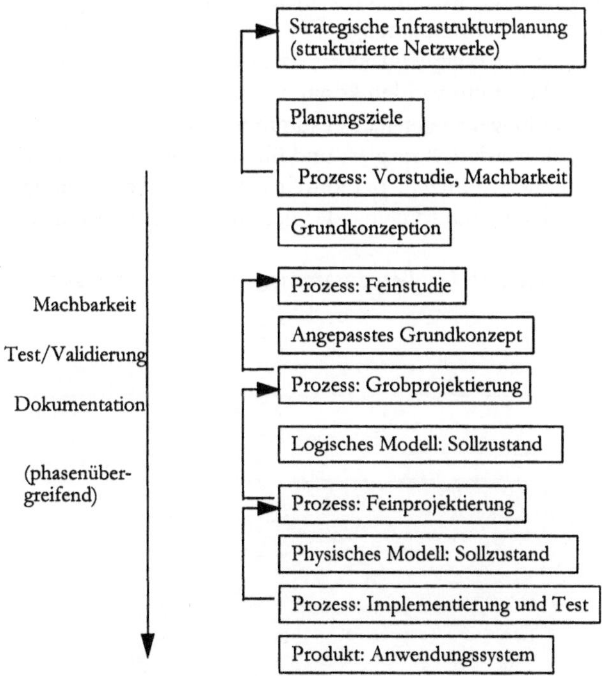

Abbildung VIII.1 Planungsprozess, einfaches Strukturmodell

1. Evolutionäre Vorgehensweise

Die Entwicklung mittlerer und großer Informatiksysteme ist durch kurze Innovationszyklen und starke wirtschaftliche Einflüsse geprägt. Die sorgfältige Projektplanung und Projektabgrenzung wird zunehmend zum Erfolgsfaktor werden.

2. Aktivitätenorientierte Planungsmorphologie

Die *einzelnen* Systemphasen beinhalten jeweils eine vollständige Abarbeitung der Projektphasen von der Zustandsanalyse bis zur Auswahlentscheidung beziehungsweise Ausführungsplanung (Tabelle VIII.1). Da das Ende einer Phase und der Beginn der nachfolgenden Phase zeitlich auseinander liegen können, ist eine Zustandsanalyse zu Phasenbeginn in der Praxis unumgänglich.

B. Wirtschaftlichkeit

Die Wirtschaftlichkeitsanalyse umfasst
- die Analyse der Kostenstruktur (Planungskosten und Betriebskosten);
- die Analyse der Nutzenstruktur (Rationalisierungsmaßnahmen, Verbesserung der Wettbewerbsfähigkeit und Wirtschaftlichkeit);
- die Analyse der Beziehungszusammenhänge zwischen Kosten und Nutzen;
- Wirtschaftlichkeitsrechnung (Investitionsrechnungen).

Sie kann erst nach erfolgter Planung der wichtigsten Projektressourcen durchgeführt werden (z.B. Personal-, Betriebsmittel-, Terminplanung). Die Wirtschaftlichkeitsanalyse wird speziell im Bereich der Prognose der *Nutzen* unsicher, da diese meist erst nach der Implementierung des Systems genau bestimmt werden können. Prognosen der *Kosten* für Planung und Betrieb des Systems sind hingegen genauer bestimmbar. Die Wirtschaftlichkeitsanalyse muss daher permanent aktualisiert, korrigiert und überprüft werden. Speziell im Technologiebereich ist der potentielle Nutzen, der durch ein neues Anwendungssystem realisiert werden kann, von der Durchdringung der gesamten Organisation mit Technologiewissen abhängig.

Die *Kostenstruktur* setzt sich aus folgenden Größen zusammen, wobei anzumerken ist,

Tabelle VIII.1 Planungsmorphologie

Phasen	Zustandsanalyse	Problemdefinition	Konzeptentwurf	Konzeptanalyse	Bewertung	Auswahlentscheidung	Ausarbeitung	Ausführungsplanung
Programmstudie								
Systemvorstudie								
Systemhauptstudie								
Systemerstellung								
Systemeinführung								
Systembetrieb								
Systemwechsel								

dass diese Einflussgrößen auch die Gesamtkosten bestimmen. Sie stehen damit mit anderen Kostenarten in Beziehung, ohne erkennen zu lassen, ob das Gesamtkostenniveau zu hoch ist, und beziehen sich auf die

- Personalkosten,
- Betriebsmittelkosten,
- Netzkosten,
- Sachkosten,
- Beratungskosten.

Der Nutzen aus der Sicht der beteiligten Anwender lässt sich in folgende Bereiche gliedern:

- ablauforganisatorischer Nutzen,
- kostenorientierter Nutzen,
- mitarbeiterorientierter Motivationsnutzen,
- strategischer Wettbewerbsnutzen.

Die *Nutzenstruktur* setzt sich analog zu den Kostenstrukturen aus drei verschiedenen Nutzenarten (Nutzenfaktoren) zusammen:

- direkt monetär messbarer Nutzen: Technikunterstützung führt zu Kostensenkung, wenn durch geringere Technikkosten höhere Personalkosten, Betriebsmittelkosten und Sachkosten ersetzt werden. *Messverfahren:* Gegenüberstellung von Vergangenheitswerten der Kostenrechnung und den geplanten Kosten.
- indirekt monetär messbarer Nutzen: Kostenreduktion, zum Beispiel die Reduzierung der Lagerhaltungs- und Dispositionskosten durch Einsatz technischer Systeme, oder Produktivitätssteigerung: durch Steigerung der Produktivität können Kostensteigerungen vermieden werden (kürzere Durchlaufzeiten, Erschließung neuer Märkte). *Messverfahren:* Mengenmessungen.
- nicht-monetär messbarer Nutzen: Bessere Entscheidungsqualität, Beratungsqualität durch bessere Information vor Ort. *Messverfahren*: Nutzenschätzung.

Die Analyse der Beziehungszusammenhänge dient dazu, mittels spezieller Kennzahlen die inneren Zusammenhänge der Kosten- und Nutzenstrukturen unabhängiger darzustellen, um Schwachstellen transparent zu machen und Maßnahmen zur Verbesserung der Wirtschaftlichkeit ansetzen zu können.

C. Entscheidungsfindung – Nutzwertanalyse

Die Nutzwertanalyse ist eine Methode zur Entscheidungsfindung für qualitative Entscheidungsmodelle. Für die Entscheidungsfindung werden einem Zielsystem (Ausschreibung, Anforderungskatalog) und den damit verbundenen Bereichen gewichtete Kriterien zugeordnet. Die Alternativen werden mit dem Zielsystem verglichen und der Grad der Zielerreichung bestimmt. Als Ergebnis wird ein gewichteter Zielerreichungsgrad, der Nutzwertwertvektor berechnet und einer Entscheidungsregel zugeführt. Eine in der Praxis gängige Anwendung für den Einsatz der Nutzwertanalyse sind Beschaffungsvorgänge und Ausschreibungen.

Die vier Schritte der Nutzwertanalyse sind: Ermittlung des Zielsystems, Ermittlung der Zielerträge, Ermittlung der Zielwerte und die Durchführung der Wertsynthese (Gegenüberstellung und Bewertung) (Abb. VIII.2). Sie werden durch die Bestimmung der optimalen Handlungsalternative abgeschlossen.

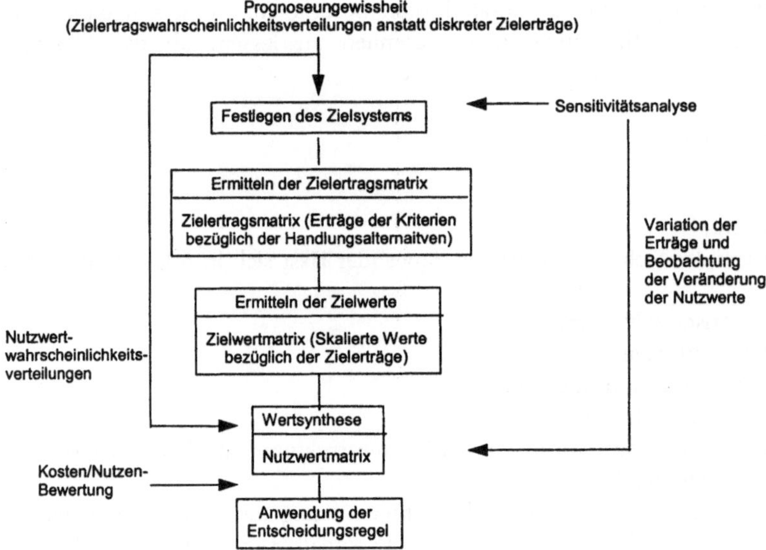

Abbildung VIII.2 Ablauf der Nutzwertanalyse

1. Ermittlung des Zielsystems

Das Zielsystem beschreibt in Form eines Handlungsbaumes die zu erfüllenden Kriterienbereiche (Teilziele) und Kriterien der gewünschten (optimalen) Lösung. Die Wurzel des Zielsystems (zu erreichende Lösung) speist disjunkte Teilbäume, die selbst wieder unterteilt sein können (Abb. VIII.3). Je mehr Hierarchien entstehen, umso präziser wird das Zielsystem beschrieben. Der zunehmenden Präzision steht die zunehmende Anzahl der zu erreichenden Teilziele entgegen. Der Systemplaner muss also die geeignete Präzisionstiefe zur Beschreibung der Zielkriterien finden. Geeignet als Kriterien sind Teilziele dann, wenn einer Handlungsalternative ein messbarer (quantitativ oder

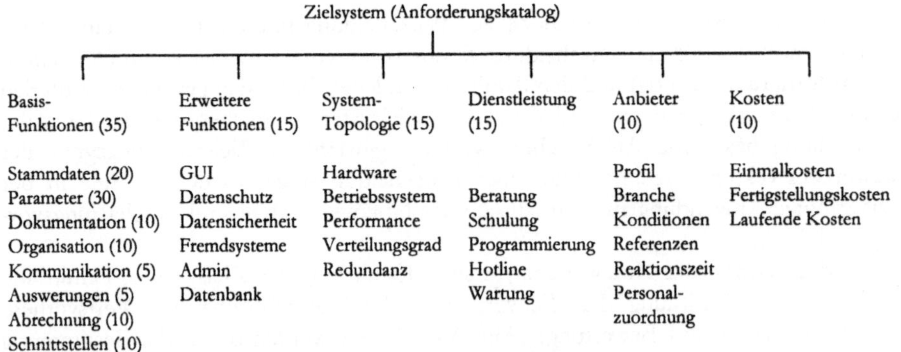

Abbildung VIII.3 Gliederung eines Anforderungskataloges mit Beispielgewichtungen (in Klammern) für die Kriterien. Kriterienbestimmung nach der Methode des paarweisen Vergleiches

qualitativ) Zielertrag bezüglich eines betreffenden Kriteriums eindeutig zugeordnet werden kann.

2. Erstellung des Kriterienkataloges

Der Kriterienkatalog stellt einen Schwerpunkt des Auswahlvorganges dar. Der Anwender muss dabei, *vor* dem Versenden der Ausschreibungsunterlagen (Objektivität, Sicherheit vor Manipulation), festlegen, welche Kriterien für die Bewertung der eingehenden Anbote angewandt werden. Kriterienkataloge entstehen daher in der Regel gemeinsam mit der Erstellung des Pflichtenheftes.

Grundsätzlich werden die Kriterien in die Gruppen der systemtechnischen, anwendungsspezifischen und anbieterbezogenen Kriterien eingeteilt. Die Hauptkriterien dazu sind: Funktionenabdeckung, Systemtopologie, anbieterbezogene Kriterien und Preis (je nach Struktur der Gegenüberstellung).

Beispielhaft können beim Hauptkriterium der anbieterbezogenen Kriterien Unterkriterien einfließen, wie Unterstützung bei der Einführung, Schulung, Wartung, Nähe zum Unternehmen, Anzahl der Mitarbeiter, die bei Lieferanten für diesen Aufgabenbereich zuständig sind, Anzahl der Installationen, die von der *angebotenen* Version bereits in Österreich existieren, sowie Referenzadressen.

Kriterien werden in k/o-Kriterien, Muss-Kriterien und Wunsch-Kriterien unterteilt. Die Nichterfüllung eines k/o-Kriteriums führt zum Ausschluss des Anbotes. Muss-Kriterien müssen erfüllt sein beziehungsweise haben ein sehr hohes Gewicht, der Grad der Erfüllung ist mitzuerfassen. Wunschkriterien können vorhanden sein – sie sind dann direkt in die Bewertung mit aufzunehmen, wenn zwei oder mehrere Anbote aufgrund der Musskriterien exakt die gleichen Ergebnisse liefern würden. Die Kriterien selbst werden wiederum nach Prioritäten gewichtet, was oftmals schwierig zu realisieren ist, wenn diese nur qualitativ bestimmbar sind. Ein Kriterienbereich soll dabei höchstens zehn Unterkriterien umfassen.

Jedes Kriterium hat innerhalb seiner Kategorie (Hauptkriterium, Unterkriterium) eine bestimmte Wertigkeit, sein Kriteriengewicht. Eine methodische Berechnung der Kriteriengewichte sei im Folgenden vorgestellt.

Die Beziehungen zwischen zwei Kriterien werden festgelegt und sind nachfolgend dargestellt. Die Summe der Kriteriengewichte in der Kriterienbeziehungsrelation (A–B) muss immer gleich sein – in diesem Beispiel ist sie immer 10 (Tabelle VIII.2).

Tabelle VIII.2 Darstellung der Kriterienbeziehung

Kriterienbeziehung A –B	Kriterium (A)	Kriterium (B)
A ist sehr viel wichtiger als B	9	1
A ist viel wichtiger als B	7	3
A ist wichtiger als B	6	4
A und B sind gleichwichtig	5	5
A ist weniger wichtig als B	4	6
A ist viel weniger wichtig als B	3	7
A ist sehr viel weniger wichtig als B	1	9

Tabelle VIII.3 Gewichtungsberechnung der Kriterien nach der Methode des paarweisen Vergleiches

Kriterien (n = 3)	Kriterium 1	Kriterium 2	Kriterium 3	Absolute Punkte	Relative Punkte
1 Anwenderbezogene Kriterien (z.B. GUI)	–	9	5	14	47%
2 Systemtechnische Kriterien (z.B. Datenbank)	1	–	4	5	17%
3 Anbieterbezogene Kriterien (z.B. Standort)	5	6	–	11	36%
Summe der Punkte = 5 · n · (n – 1)				30	100%

Die Gewichtung der einzelnen Kriterien wird in der Kriterienmatrix berechnet. Es wird dabei jedes Kriterium mit allen anderen gegenübergestellt (Tabelle VIII.3).

Kriterienkataloge mit den in Beziehung stehenden Kriteriengewichten sind interne Dokumente. Sie sollen dem Anbieter nicht bekannt gegeben werden. Die Kriterien sind keine Leistungsmerkmale. Leistungsmerkmale werden den Kriterien zugeordnet.

3. Ermittlung der Zielerträge

Im nächsten Schritt werden für jede Handlungsalternative (das sind zum Beispiel die eingehenden Angebote) für alle Kriterien des Zielsystems (Anforderungskatalog) die Zielerträge (Deckung des Angebots mit den Anforderungen) ermittelt und zugeordnet (Tabelle VIII.4). Ein Zielertrag beschreibt die messbare Konsequenz einer Handlungsalternative (z.B. Aufwand, Akzeptanz) bezüglich eines bestimmten Kriteriums. Die Beschreibung des *Zielertrages* erfolgt *alphanumerisch* und ohne Berücksichtigung einer Reihung.

Tabelle VIII.4 Beispielhafte Ersterfassung der Zielerträge, bereits möglichst mit numerischen Werten

Kriterium	Gewicht	Beschreibung	Punkte	Angebot 1	Angebot 2	Angebot 3
1. Basis-	20	1.1 Stammdaten			nein	
funktionen	–5	1.1.1 Import	10	10		8
(35)	–10	1.1.2 Sicherung	10	0		10
	–...	1.1.3 Änderungen	10	10		9
	...	1.2 ...				
...						
2. Dienst-	5	2.1. Beratung			–	
leistungen	–4	2.1.1. inhouse	10	10		10
(15)	–1	2.1.2 beim Lieferanten	10	10		10
	2	2.2 ...				
	8	2.3 Programmierung				
	–5	2.3.1. Datenbank	10	10		9
	–3	2.3.2. Individualsoftware	10	10		fast ganz
	100%			Gewichtete Summe 1	Gewichtete Summe 2	Gewichtete Summe 3

4. Ermittlung der Zielwerte und Bestimmung des Skalenniveaus

Die in der Zielertragsmatrix ermittelten Ergebnisse werden nun einer vergleichbaren Werteskala zugeordnet und in der Zielwertmatrix zusammengefasst. Durch die Zuordnung der Zielerträge zu einer Werteskala entstehen Zielwerte. Ein Zielwert w_{ij} bildet durch seinen numerischen Wert den Teilnutzen des Kriteriums k_j für eine Handlungsalternative A_i. Die Skalierung ordnet nun die alphanumerischen Zielerträge Zahlenwerten zu und macht diese dadurch vergleichbar. Der Systemplaner muss in dieser Phase genau entscheiden, welche Skalierung und Detaillierung er einsetzt, da bei der Zuordnung zur numerischen Skala Information über die Beziehung zwischen den Zielertragswerten von Kriterien verloren gehen kann (Heinrich und Burgholzer 1995).

Als Skalenniveaus stehen zur Verfügung die

- nominale Skala,
- ordinale Skala,
- kardinale Skala.

Beim Einsatz der *nominalen* Skala werden Wertkategorien erstellt und danach die Zielerträge den Wertkategorien zugeordnet. Die Wertkategorien können aus zwei oder mehreren Ausprägungen bestehen (z.B. Kriterium erfüllt, Kriterium nicht erfüllt). Die nominale Werteskala ist leicht handhabbar, der Informationsgehalt jedoch gering. Geeignet ist die nominale Skala für die Vorauswahl für Handlungsalternativen.

Das *ordinale* Skalenniveau ordnet den Zielerträgen eine Rangreihe *n*-ter Ordnung bei *n* Handlungsalternativen zu. Die zugeordnete Rangordnung erfolgt entweder nach

- Rangordnungsverfahren oder
- vollständigem Paarvergleich.

Im Rangordnungsverfahren werden alle n Handlungsalternativen gleichzeitig betrachtet und der Rangordnung zugeordnet, d.h., jede Handlungsalternative wird mit einem Wert der Rangordnung bewertet. Die Methode des vollständigen Paarvergleiches gibt immer zwei Alternativen zur Bewertung vor. Die Rangordnung gibt nur die Information, ob der Zielwert einer Handlungsalternative gegenüber der anderen kleiner, gleich oder größer ist. Der so errechnete Zielwert und damit das Bewertungsniveau sind unabhängig vom definierten Zielertragsniveau. Ergebnisse, die auf der Berechnung ordinaler Skalen basieren, sind daher schärfer als die nominaler Skalierungen und sind für die Vergleichbarkeit von Handlungsalternativen geeigneter.

Im *kardinalen* Skalenniveau werden den Zielerträgen anhand einer quantitativ gemessenen Werteskala Zielwerte zugeordnet. Somit ist der Informationsgehalt kardinal skalierter Aussagen (Entscheidungen) am höchsten.

5. Durchführung der Wertsynthese

An dieser Stelle sind die definierten Zielerträge der Kriterien des Zielsystems in jeder Handlungsalternative an Hand eines Skalenniveaus vergleichbaren Zielwerten zugeordnet. Für den Vergleich der Zielwerte ist eine Entscheidungsregel zu definieren, welche aus den einzelnen Teilnutzen der Handlungsalternativen den Nutzwert errechnet (Tabelle VIII.5).

Die Rangordnungssummenregel wird wegen ihrer einfachen und transparenten Methodik häufig eingesetzt. Der Nutzen N_i der Handlungsalternative A_i errechnet sich mit der Rangordnungssummenregel:

Tabelle VIII.5 Entscheidungsregeln in der Nutzwertanalyse

Nominale Zielwerte	Ordinale Zielwerte	Kardinale Zielwerte
Simon-Regel (Befriedigende Lösung): Alle Wertdimensionen der Handlungsalternative liefern befriedigende Zielwerte	Majoritätsregel: Die Handlungsalternative ist allen anderen in mehr Wertdimensionen überlegen als unterlegen.	Additionsregel: (intervallfixierte Zielwertskala) Additionsregel (absolut fixierte Zielwertskala)
Regel der Befriedigung der großen Zahl: Anzahl der befriedigenden Zielwerte ist größer als bei allen anderen Handlungsalternativen. (Achtung: kardinale Eigenschaften werden den Zielwerten zugeordnet!)	Vorzugs-/Häufigkeitsregel (Varianten: Copeland-, Austin-Slight- und Thurestone Regel): Die Handlungsalternative wird gegenüber allen anderen in mehr Wertdimensionen bevorzugt.	Multiplikationsregel (punktfixierte Zielwertskala)
Regel der lexikographischen Ordnung: Die Bewertung des wichtigsten Kriteriums entscheidet. Bei gleichwertigen Ergebnissen wird das zweitwichtigste Kriterium (mind. drei Klassen!) beigezogen, usw.	Rangordnungssummenregel: Die Summe der Zielwerte und deren Gewichtung ist kleiner/größer als die der anderen Handlungsalternativen (Voraussetzung: äquidistante Nutzendistanzen in der Rangordnung)	Spieltheorie (Maximin-Regel, Maximax-Regel)

$$\text{Nutzen der Alternative } A_i \ (N_i) := \sum w_{ij} \cdot g_j, \text{ für } j := 1, m,$$

wobei w_{ij} der Zielwert des Kriteriums k_j bezüglich der Handlungsalternative A_i und g_j das Gewicht des Kriteriums k_j bezüglich des Zielsystems und m die Anzahl der Kriterien ist (Abb. VIII.4). Bei der Rangordnungssummenregel ist diejenige Handlungsalternative zu bevorzugen, deren Nutzen kleiner oder größer ist als die der anderer Alternativen. Kleiner dann, wenn bei der Zielwertezuordnung die „besten" Handlungsalternativen die kleinsten Zielwerte zugeordnet bekamen. Ansonsten ist der Nutzwertvektor mit der höchsten Punktesumme auszuwählen.

a. Ergebnis der Nutzwertanalyse und Ermittlung der optimalen Handlungsalternative

Ergebnis der Nutzwertanalyse ist die eindeutige und vollständige Ordnung der Handlungsalternativen nach dem Nutzwert N_i. Die optimale Handlungsalternative ist die, deren Nutzwert „maximal" ist.

b. Sensitivitätsanalyse

Die Aussagen der Nutzwertanalyse sind auf den Zielerträgen, des Skalenniveaus, den Kriteriengewichten und Entscheidungsregeln aufgebaut. Um Schwankungen der Wertsynthese bezüglich der Berechnungsparameter zu erkennen, können die Ergebnisse der Nutzwertanalyse mit weiterführenden Methoden untersucht werden.

Die *Sensitivitäts- oder Empfindlichkeitsanalyse* zeigt die Veränderung des Gesamtnutzens, wenn einzelne oder mehrere Berechnungsparameter verändert werden. Je stabiler der Gesamtnutzen bezüglich der Handlungsalternative bei Veränderungen der Berechnungsparameter bleibt, umso geringer ist das Entscheidungsrisiko.

c. Einfluss der Kosten auf die Bewertung

Kosten werden entweder als Kriterium mit einem definierten Gewicht eingebracht oder es wird zuerst der Nutzwertvektor berechnet und danach die Kosten in Relation gesetzt.

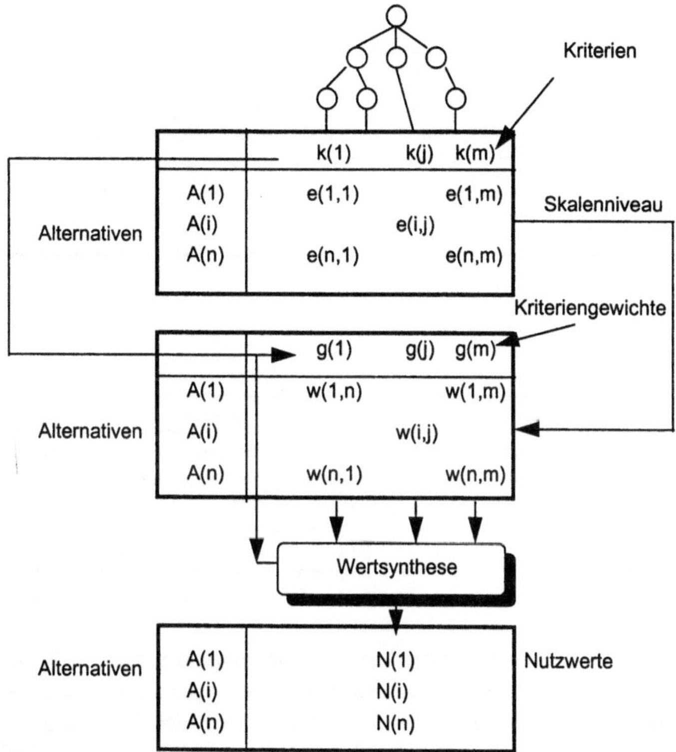

Abbildung VIII.4 Detaillierter Ablauf der Nutzwertanalyse

Bei der zweiten Variante muss der Entscheider jedoch darauf achten, dass der Quotient relativ nicht mehr erkennen lässt, ob eine umfassende Lösung teuer war oder eine Minimallösung sehr billig. Jedenfalls ist klarzustellen, welche Kosten einmalig sind und welche Kosten wiederkehrend auftreten um die Gesamtkosten im Sinne des Product-life-cycle aufzuzeigen.

D. Einsatz von Standards

1. Offene Systeme

Offene Systeme basieren auf öffentlich festgelegten, also frei zugänglichen, Schnittstellen. Grundsätzliches Ziel ist die Sicherung der Interoperabilität, Portabilität und Skalierbarkeit von Systemen.

Offene Systeme bauen grundsätzlich auf den Einsatz von Standards auf (Tabelle VIII.6). Standards sind international und national definiert und stehen jedem Anwender gleichartig und gleichwertig zur Verfügung. Da Standardisierungsvorgänge laufend erfolgen, gilt es auch bei Standards verschiedene Gruppen zu unterscheiden (Tabelle VIII.7) (Kofler 1996).

Tabelle VIII.6 Vorteile von Standards

Anwendervorteile	Anbietervorteile
Herstellerunabhängigkeit bezogen auf Hardware-komponenten. Breiteres Angebot und Nachbeschaffungsmöglichkeit. Langfristige Realisierbarkeit. Einfache Portierbarkeit und weitgehende Austauschbarkeit der Daten.	Späterer Einstieg in Projekte möglich. Unterschiedliche Strukturen verbessern die Chancen. Erleichtern von Bietergemeinschaften.

Tabelle VIII.7 Kategorien von Standards

De-jure-Standards	De-facto-Standards	Herstellerfestlegungen
von einer ISO Teilorganisation approbiert öffentliche Ausarbeitung und Verabschiedung ISO, IEEE, EN, DIN, ÖNORM	öffentliche Ausarbeitung und Verabschiedung allgemein zugänglich X/Open, Unix, RCFs, X-Windows	breite Unterstützung relevanter Unternehmen offen für weitere beitretende Firmen weitgehend öffentlich zugänglich dokumentiert Beispiel. PC-Cards wie vormals PCMCIA.

Eine veröffentlichte Schnittstelle eines Produktes ist kein Standard. Standards sind frei von Copyrights. Der Einsatz von Standards bringt für die Systementwicklung die Vorteile der klaren Definition der Schnittstellen, Überprüfbarkeit der Erfüllung und weitgehende Stabilität. Als Nachteile sind zu sehen, dass die Entwicklung der Standards in der Regel langsamer erfolgt als die technologische Entwicklung, Interpretationen möglich sind, die zu Kompromisslösungen führen können, und die Anführung von unterstützten Standards in Produkten genau geprüft werden muss.

2. Gremien

Mit offenen Systemen beschäftigen sich drei Gremien, deren Arbeiten unmittelbar bei der Beschaffung und Entwicklung von IT-Systemen genutzt werden können.

a. EPHOS – The European Procedurement Handbook for Open Systems
EPHOS ist das relevante Rahmenwerk zur Beschaffung offener Systeme in der Europäischen Union. Es bietet Richtlinien für das öffentliche Beschaffungswesen in den Mitgliedsstaaten der EU und für die zentralen Stellen der EU bei der Beschaffung von Systemen und Dienstleistungen in der Informationstechnologie und Telekommunikation.

b. X/OPEN
X/Open wurde im Jahre 1984 als Initiative europäischer IT-Hersteller gegründet.

Ziel war es, ein Umfeld für portable Anwendungen (CAE – Common Application Environment, Abb. VIII.5) zu definieren. X/Open ist kein Gremium, das Standards definiert. Es übernimmt formale und informale Standards, die zur Erreichung besserer Portabilität präzisiert werden.

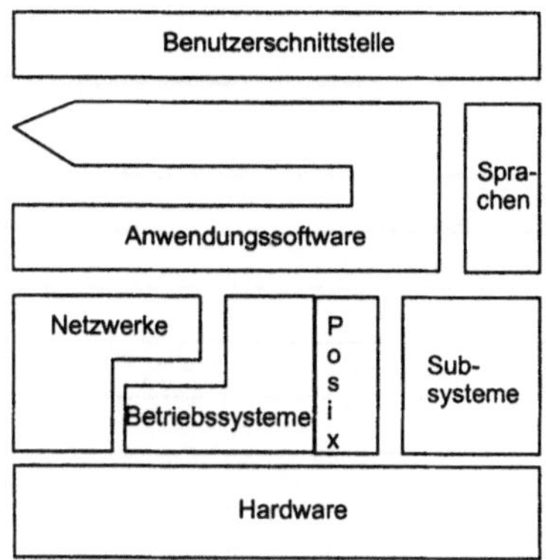

Abbildung VIII.5 Das X/Open Common Applications Environment – CAE

c. POSIX – Portable Operating System Interface on Unix
Die POSIX-Arbeitsgruppe (Abb. VIII.6) definiert innerhalb von IEEE (P1003) Ergebnisse von Formalisierungsprozessen, die als ISO-Normen verabschiedet werden. Tabelle VIII.8 gibt einen Auszug aus den POSIX-Standardisierungsbestrebungen: POSIX Standards System Interfaces, POSIX Standards Shell and Utilities, POSIX System Administration, POSIX OSE (Open System Environment) Guide, POSIX Test Methods.

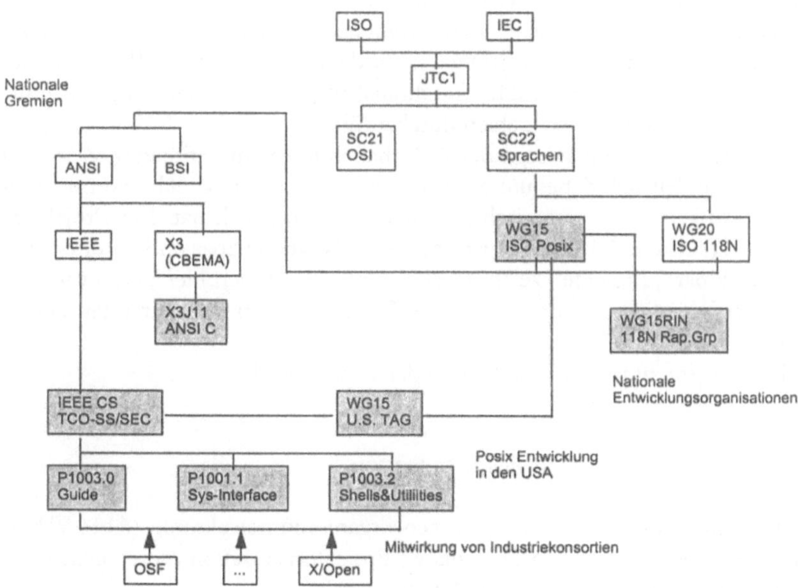

Abbildung VIII.6 Zusammenhang von POSIX, JTC1 und WG15

Tabelle VIII.8 Auszug aus POSIX-Standards

POSIX-Projektnummer	Beschreibung
P1003.1a	System API extensions
P1003.2	Shell and Utilities (IEEE 1003.2-1992)
P1003.3	Test methods (IEEE 1003-1992)
P1003.1b	Real time extensions (IEEE1003.1b-1993)
P1003.1c	Thread extensions
P1003.1e	Security (API extensions)
P1387.3	User Management
P1003.13	Real time profiles
P1003.14	Supercomputing Profiles
P1003.2d	Batch extensions
P1003.16	C-binding to language independend API
P1003.21	Real time distributed systems
P1003.22	Distributed Security Framework Guide

E. Projektmanagement

Ein *Projekt* ist nach DIN 69901 ein zielgerichtetes, klar definiertes, zeitlich begrenztes, durch Größe, Bedeutung, Komplexität, Neuartigkeit und Einmaligkeit, Kosten und Risiko aus dem üblichen Geschehen einer Organisation herausragendes Vorhaben.

Das *Projektmanagement* legt die Ziele, Randbedingungen, Meilensteine und Projektanforderungen fest und ernennt den Projektleiter, der die Aufgabe hat, das Projekt in der vorgegebenen Zeitspanne erfolgreich, d.h., funktionell und inhaltlich korrekt, und ohne Abweichungen von den Planungskennzahlen durchzuführen.

Ein Projekt ist also ein sachlich begrenztes Vorhaben in einem definierten Zeit- und Kostenrahmen. Es handelt sich dabei um ein Vorhaben, das eine inhaltlich und organisatorisch komplexe Aufgabe von strategischer Bedeutung zum Inhalt hat. Ein Projekt ist inhaltlich, terminlich, kostenmäßig und organisatorisch klar abgrenzbar und von Routineaufgaben unterscheidbar. „Projekte" zeichnen sich häufig durch den Neuigkeitswert und Einzigartigkeit ihrer inhaltlichen Aufgabe aus. Der Projektmanager kann ein oder mehrere Projekte leiten.

Das Projektmanagement umfasst die Phasen der Tabelle VIII.9.

1. Projektorganisation

Projekte sind innerhalb bestimmter Unternehmensorganisationsstrukturen (Abb. VIII.7) eingebettet. Im Sinne des Projektmanagements ist Projektorganisation meist nicht ident mit den Abteilungsorganisationen in Unternehmen.

Tabelle VIII.9 Phasen des Projektmanagements

Phase	Merkmale
Anlaufphase (Startphase)	Prüfung der Projektvoraussetzungen Auswahl des Schlüsselpersonals Projektorganisation formen Projektlenkungsausschuss, Projektarbeitsgruppe, Personalvertretung Projektaufgabe definieren und abgrenzen
Organisationsphase	Teamaufbau und -strukturierung Einbinden in die Unternehmensorganisation Projektgesamtplanung Informationssystem festlegen
Definitionsphase	Erfassen und Abstimmen der Interessenslagen der Beteiligten Detaillierte Projektaufgaben festlegen Projektrichtlinien festlegen Projektorganisation umsetzen (Sitzungen, Teams)
Projektabwicklungsphase	Planung der Leistungserbringung Zuteilung der Aufgaben und deren Zuständigkeiten Überwachung der Leistungserbringung Steuerung der Leistungserbringung
Projektauslaufphase	Formeller Projektanschluss mit Abnahmen Projektevaluierung und Wissenssicherung Abbau der Projektorganisation und Rückführung der Mitarbeiter in die Unternehmensorganisation Planung von Projekt-Folge-Phasen

Organisationsstrukturen müssen jeweils spezifisch betrachtet werden, so ist im Krankenhausumfeld in Erweiterung zu den klassischen Strukturen zum Beispiel eine stark arbeitsteilige Organisation und kollegiale Leitung (Verwaltung, Medizin, Pflege) existent.

Projekte müssen für den Zeitraum ihrer Existenz eine Organisation haben (Tabelle VIII.10). Während die *reine Projektorganisation* eine vollständige Projektzuordnung der Mitarbeiter vorsieht, ist bei der *Matrixprojektorganisation* der fachliche und administrative personelle Zuständigkeitsbereich getrennt. Bei der *Projekteinflussorganisation* kann über Abteilungs- und Hierarchieebenen hinweg, auch außerhalb der Linie, auf das Projekt Einfluss genommen werden.

Die Wahl der angemessenen Projektorganisationsstruktur richtet sich nach der Ausprägung der projektbeeinflussenden Kriterien. Diese treten in der Praxis nicht singulär, sondern, in unterschiedlichen Intensitäten ausgeprägt, gebündelt auf.

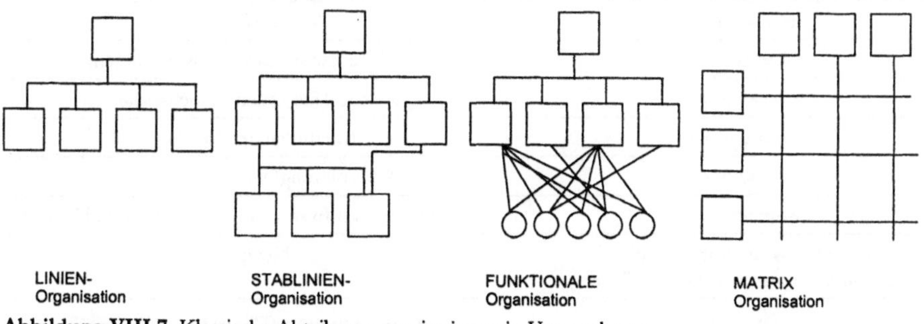

Abbildung VIII.7 Klassische Abteilungsorganisationen in Unternehmen

Tabelle VIII.10 Kriterien für die Wahl der Projektorganisation

Kriterien	*Formen der Projektorganisation*		
	Einfluss-Projektorganisation	Matrix-Projektorganisation	Reine Projektorganisation
Projektrelevanz für das Unternehmen	gering	groß	sehr groß
Projektumfang	gering	groß	sehr groß
Risiko	gering	groß	sehr groß
Technologie	Standard	kompliziert	neu
Zeitdruck	gering	mittel	hoch
Projektdauer	kurz	mittel	lang
Komplexität	gering	mittel	hoch
Einheitlichkeit	mittel	groß	sehr groß
Mitarbeitereinsatz	nebenamtlich	Teilzeit	vollamtlich
Projektleiterpersönlichkeit	wenig relevant	qualifiziert	sehr fähig

2. Projektstrukturplanung

Die Projektstrukturplanung (Tabelle VIII.11) muss die umfassende Betrachtung des Projektinhaltes und seines Umfeldes berücksichtigen. Dazu zählen die gesamte Produktstruktur (vereinbarte Lieferungen) ausgehend von den Anforderungen des Auftraggebers, die Objektstruktur (auch Realisierungsschritte wie Studien, Spezifikationen, Testdaten) und letztendlich die Abbildung der Produkt- und Objektstruktur in umzusetzende Arbeitspakete eines konkreten Projektstrukturplans (PSP). Dieser kann im Weiteren für die Planung anderer Projekte zur Verfügung stehen.

Die Qualität der realisierten Projekte steigt mit der Erfahrung beziehungsweise der Anzahl der bereits in Vergangenheit gleichen oder ähnlichen Arbeitsschritte, der Arbeitspakete. Wenn sich Arbeitsschritte bewähren, können diese in einem Unternehmen sogar als Verfahrensanweisungen (VA) festgelegt werden.

Tabelle VIII.11 Projektstrukturplanung

Projektstrukturelement	*Ergebnis*
Produktstruktur	Was wird geliefert
Objektstruktur	Welche Zwischenergebnisse (Phasen)
Projektstruktur	Welche Tätigkeiten (Arbeitspakete)
Ablaufstruktur	Reihenfolge der Tätigkeiten
Ressourcen	Wer vollbringt womit die Tätigkeit
Aufwandsplan	Mit welchem Aufwand wird die Tätigkeit vollbracht
Ablaufstruktur, Aufwandsplan, Ressourcen (müssen sichergestellt sein)	Netzplan
Netzplan	Wann kann das Ergebnis geliefert werden

Die für das Projekt relevanten Arbeitspakete werden nun im Projektstrukturplan (PSP) zusammengefasst (Abb. VIII.8). Der Projektstrukturplan ist somit neben der Projektzieldefinition das zentrale Element des Projektmanagements. Er wird sowohl in der Projektplanung als auch der Projektsteuerung eingesetzt.

Ein Arbeitsschritt ist eine in sich geschlossene Arbeitsmenge (ein Arbeitspaket) mit

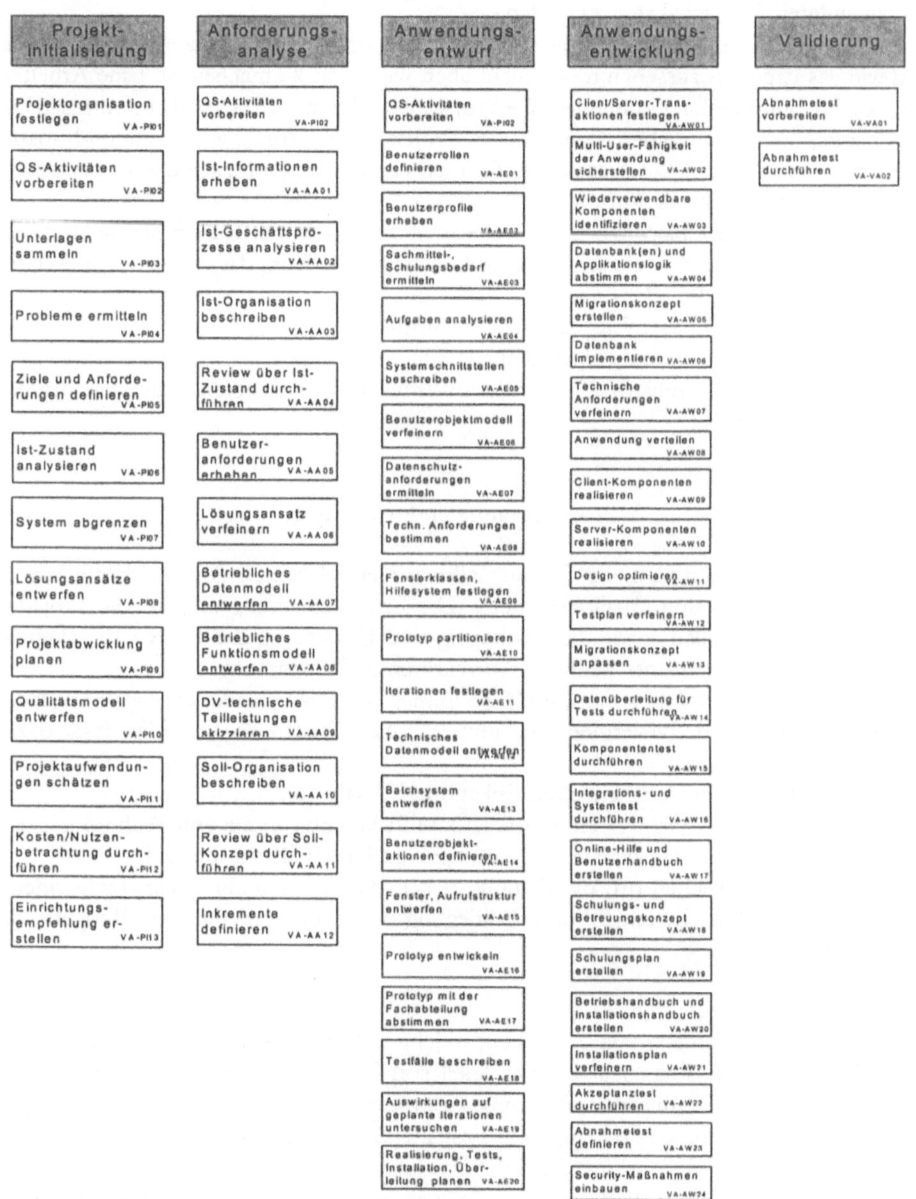

Abbildung VIII.8 Auszug aus Beispiel eines Projektstrukturplan für die ersten fünf Projektphasen einer Softwareentwicklung

einem vorgegebenen, eindeutigen und nachweisbaren Ergebnis, der eindeutig einer organisatorischen Einheit zugeordnet werden kann. Nach DIN 69901 ist das Arbeitspaket definiert als „Teil des Projekts, der im Projektstrukturplan nicht weiter aufgegliedert ist und der auf einer beliebigen Gliederungsebene liegen kann." Da Projektstrukturpläne auch deduktiv (top down) entwickelt werden können, ist die Top-down-Verfeinerung einzelner Arbeitspakete zulässig. Dabei ist immer auf die Abgrenzung und Unabhängigkeit zu anderen Arbeitspaketen zu achten.

Arbeitspakete im Sinne des Projektmanagements definieren inhaltlich, was zu tun ist und wie das Ergebnis aussehen muss, nicht aber, wie etwas zu machen ist. Eine Arbeitspaktbeschreibung umfasst zumindest die Projektbezeichnung, Arbeitspaketnummer (ID) und Name, Verantwortliche, Kostenträger, Projektphase, Voraussetzungen und anzuwendende Richtlinien, Querverweise, Zulieferungen, Statusinformationen, Ergebnis, geplanter und tatsächlicher Aufwand.

Die Grenzen der reinen Arbeitspaketbeschreibungen und der Zusammenstellung der relevanten Arbeitspakete in Projektstrukturpläne bestehen darin, dass keine dynamischen Zusammenhänge des Projektes wie

- vorhergehende und nachfolgende Arbeitsschritte,
- und Termine, Kosten und Kapazitätsbedarfswerte

berücksichtigt sind (Burghardt 2002). Diese werden in den weiteren Planungsschritten ermittelt und behandelt.

3. Projektplanung und -steuerung

Die Projektplanung umfasst die Planung aller projektrelevanten Arbeitsschritte sowie deren Zeit-, Kosten- und Qualitätsplanung. Die Projektsteuerung umfasst die Projektzielerreichungskontrollen sowie die Festlegung und Umsetzung der für die Projektzielerreichung notwendigen Entscheidung, Korrekturen und Anpassungen.

Im technischen Umfeld kommt im Zuge immer kürzer werdender Innovationszyklen der Risikoanalyse und -bewertung eine immer höhere Bedeutung zu. Man fasst dazu zusammen die

- Planungsrisken (unzureichende Spezifikationen, Analysen),
- Realisierungsrisken (schwer prognostizierbare Risken im Einsatz von Technologien),
- Umfeldrisken (neue Gesetze und Änderungen im Unternehmensumfeld).

Projektmanager versuchen oft, die Planungsrisken durch Einbindung von Lieferanten, Abschluss von Versicherungen und Festlegung von außerordentlichen Budgets zu minimieren.

a. Projektplanung

Die Projektplanung umfasst alle Aufgaben, welche notwendig sind, das geplante Vorhaben zeitlich, fachlich, finanziell und personell sorgfältig und vollständig vorzubereiten und eine spätere problemlose Realisierung zu ermöglichen. Es ist dabei zwischen Planungszielen (Unternehmensstrategie) und Projektzielen zu unterscheiden. Speziell in IT-Projekten sind kurze Innovationszyklen der Produkte und hohe Mitarbeiterfluktuation in Unternehmen, sowohl bei Auftraggebern als auch Auftragnehmern, zu berücksichtigen. Diesen Aspekten ist bei der Planung der Ressourcen und der technologischen Komponenten ein besonderer Stellenwert zuzuordnen, um versteckte Probleme und Auswirkungen zum Zeitpunkt ihres Auftretens gegensteuern zu können.

- *Aufgabenplanung*

Die Aufgabenplanung umfasst die Abgrenzung und Beschreibung des Projektes und die Zerlegung in überschaubare Teilaufgaben. Dazu gehört die Festlegung aller Maßnahmen für die Realisierung der Aufgaben. Die Qualität des Entwicklungsprozesses und des Produktes werden stark von den Ergebnissen der Aufgabenplanung beeinflusst. Die Aufgabenplanung ist der wichtigste Schritt vor der Aufwands- und Kostenschätzung sowie der Termin- und Ressourcenplanung. Besonders wichtig dabei ist die Erkennung von Abhängigkeiten zwischen Teilaufgaben beziehungsweise der Gruppierung der abhängigen Teilaufgaben.

- *Aufwandsschätzung*

Die Aufwandsschätzung soll bewusst die unterschiedlichen Ziele eines Projektes gegenüberstellen und transparent machen. Ein wichtiges Ziel ist ja auch, eine vernünftige Kosten/Nutzen-Relation des Projektes zu erwirtschaften. Dabei werden Produktumfang, Produktqualität, Projektlaufzeit und Projektkosten bei einer vorausgesetzten (besser: aus Kalkulationen ähnlicher oder gleichartiger Projekte bekannten) Produktivität der Mitarbeiter gegenübergestellt und bewertet. Die Aufwandsschätzung liefert die Grundlage zur Mitarbeiter- und Ressourcenplanung.

Die Aufwandschätzung ist ein Muss für jedes Projekt und in Software-Projekten darüber hinaus ein permanentes Problem. Speziell innovative Projekte werden regelmäßig bei Zeit und Kosten überschritten. Zu Kostenüberschreitung um mehr als 25 % kommt es bei fast der Hälfte der Projekte schon bei einer Projektgröße von weniger als einem Personenjahr (Tabelle VIII.12).

Methoden der Aufwandsschätzung. Projekt- und situationsbedingt kommen unterschiedliche Methoden zum Einsatz wie die Analogiemethode, das Expertenurteil, die Delphi-Methode, die Relationenmethode, die Prozentsatzmethode, die Top-down-Schätzung, die Bottom-up-Schätzung, die parametrische Schätzgleichung, Gewichtungsmethode, Parkinson-Methode oder die Zuschlagsmethode.

Schwierigkeiten in der Praxis entstehen durch den Erfahrungsgewinn durch das natürliche „Weiterleben" aller betroffenen Komponenten. Dazu zählen das „Lernen" der Anwender (Erkennen der eigentlichen Problematik, Schwierigkeiten bei der Formulierung der Anforderungen, zusätzliche Wünsche u.v.m.), das „Lernen" der Auftragnehmer (Erkennen des eigentlichen Aufgabenumfanges, Erkennen der eigentlichen Kosten) und die Einflüsse aus der realen Umwelt (wie Änderungen in Abrechnungssystemen, Veränderungen der Zielmärkte und Kundengruppen). Die Vermeidung kritischer Situationen wird durch genaue und vollständige Dokumentation und eine iterative, evolutionäre Entwicklung erreicht.

- *Ablauf- und Terminplanung, Netzplantechnik*

Die aus der Aufgabenplanung, -zuordnung und Aufwandschätzung gewonnenen Ergebnisse führen zur Terminplanung: zur Bestimmung des Projektendes, der Pufferzeiten innerhalb und zwischen den Arbeitspaketen sowie dem kritischen Pfad des Projekts. Der

Tabelle VIII.12 Kostenüberschreitung bei DV-Projekten (Schwald 1996)

Projektgröße in Personenjahren	Ausmaß
< 1	47% der Projekte
1 – 5	69% der Projekte
> 10	89% der Projekte

Aktivitätsnummer	Bezeichnung	
Frühester Start – FAZ	Dauer	Frühestes Ende – FEZ
Spätester Start – SAZ	Puffer	Spätestes Ende – SEZ

Abbildung VIII.9 Einfache Netzplanknotenstruktur mit Zeitdauer

kritische Pfad zeigt, welche Arbeitspakete keine Abweichung in ihrer Zeitplanung haben dürfen, ohne dass das Gesamtprojektende verändert würde.

Für die Darstellung der Abläufe unterscheidet man zwischen den *Vorgängen* (beschreiben jeweils ein bestimmtes zeitliches Geschehen mit definiertem Anfang und definiertem Ende) und den *Ereignissen* (beschreiben das Eintreten bestimmter Zustände, also Momente ohne zeitliche Ausdehnung). Der das Ereignis beschreibende Zustand kann natürlich eine bestimmte Zeit bestehen bleiben.

Beispiel. Zustand: Konstruktionsunterlagen des Ergometers liegen vor. Ereignis: Konstruktion ist beendet.

Entsprechend der Darstellung unterscheidet man zwischen vorgangsorientierten, ereignisorientierten oder gemischtorientierten Ablaufplänen, wobei in die Regel die vorgangsorientierten Ansätze gewählt werden. Ablaufpläne sind die Grundlage für die Terminplanung.

Die mathematische Graphentheorie mit den Bausteinen der Knoten (Elementen) und Kanten (Beziehung zwischen Elementen) dient als Grundlage für die Netzplantechnik zur Darstellung der Abläufe und Berechnung der Projekttermine der Ansätze wie CPM, MRP, MRPII, PERT, wobei hervorzuheben sind die

- Ereignis-Knoten-Netzpläne,
- Vorgangs-Pfeil-Netzpläne,
- Vorgangs-Knoten-Netzpläne.

Die Behandlung von Unsicherheiten wie Realisierungswahrscheinlichkeiten wird unter dem Begriff der Entscheidungsnetzplantechnik zusammengefasst:

- Decision-Box-Methode nach Eisner,
- Generalized-Activity-Networks-Methode (GAN) nach Almaghraby,
- Graphical Evaluation and Review Technique (GERT) nach Pritsker.

Abweichend von der bisherigen Annahme einer determinierten Ablaufstruktur (Vorgänge werden mit 100% Wahrscheinlichkeit ausgeführt) enthält die Entscheidungsnetzplantechnik (Abb. VIII.9) auch stochastische Elemente. Auch hier ist festzuhalten, dass in der Regel mit den determinierten Ablaufstrukturen und Netzplänen das Auslangen zu finden ist. In der Praxis zeigt sich vielmehr die Notwendigkeit, die Projektpläne auch

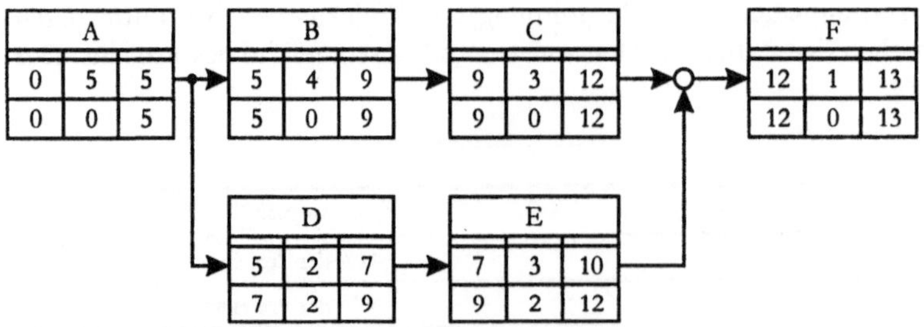

Abbildung VIII.10 Einfache Netzplanstruktur

regelmäßig zu aktualisieren.

Im Weiteren wird eine sehr einfache Methode zur Netzplantechnik erklärt, die die grundsätzliche Terminisierung, die Pufferberechnung und Berechnung des kritischen Pfades (A – B – C – F, Gesamtpuffer = 0) zeigt.

Die Berechnung jedes einzelnen Knotens erfolgt nach den Regeln (Vorwärtsrechnung, Rückwärtsrechnung):

- Frühester Endezeitpunkt (FEZ) = Frühester Anfangszeitpunkt (FAZ) + Dauer, wobei gilt, wenn eine Aktivität mehrere Vorgänger hat, so muss der höchste FEZ-Wert ihrer Vorgänger als FAZ der Aktivität eingetragen werden. Aktivität F z.B. kann also erst beginnen, wenn auch der Vorgänger, der am spätesten endet, abgeschlossen ist.
- Spätester Anfangszeitpunkt (SAZ) = Spätester Endezeitpunkt (SEZ) – Dauer, wobei gilt, wenn mehrere Aktivitäten nur einen Vorgänger haben, so muss dessen spätester Endzeitpunkt gleich sein dem kleinsten (frühesten) SAZ-Wert seiner Nachfolger.
- Gesamtpuffer (GP) = SAZ – FAZ, wobei gilt, dass die Knoten, deren Gesamtpuffer 0 sind, am kritischen Pfad liegen. Zeitverlängerungen in diesen Knoten verursachen eine Projektlaufzeitverlängerung.
- Freier Puffer (FP) = Min (FAZ_j) – FEZ_i, wobei j folgt i. Eine Aktivität besitzt dann einen freien Puffer, wenn ihr frühester Endezeitpunkt kleiner ist als der früheste Anfangszeitpunkt der Nachfolgeaktivität.

Beispiel. Bei den Aktivitäten D und E in unserem Beispiel (Abb. VIII.10) stimmen der jeweils früheste und späteste Termin nicht überein. Dies bedeutet, dass diese Aktivitäten nicht unbedingt an ihren frühesten Terminen starten müssen, sondern auch zum spätesten Termin (SAZ) starten können. Die Termine für Aktivität F bleiben hiervon unberührt und auch die Gesamtdauer des Projektes bleibt unverändert. Aktivität D besitzt einen Puffer von zwei Zeiteinheiten. Wird dieser Puffer für Aktivität D verbraucht, liegt also der Start von D auf dem Zeitpunkt 7 und das Ende auf dem Zeitpunkt 9. Der Nachfolger (Aktivität E) kann nicht mehr zum frühesten Zeitpunkt starten. Sein Puffer ist damit ebenfalls verbraucht. Aktivität D und E haben diesen Puffer gemeinsam. Deshalb wird er Gesamtpuffer (GP) genannt.

Würde dagegen Aktivität E ihren Puffer ausnutzen und erst zum Zeitpunkt 9 starten, so würde ihr Nachfolger F dadurch nicht aus seiner frühesten Lage verdrängt. Aktivität E besitzt daher einen freien Puffer (FP). Eine Aktivität besitzt dann einen freien Puffer, wenn ihr frühester Endzeitpunkt kleiner ist als die frühesten Anfangszeitpunkte ihrer Nachfolger.

- *Personalplanung*

Aus den Arbeitspaketen, den Aufwandsschätzungen und terminlichen Vorgaben wird der Personalbedarfsplan und eventuell der Schulungsplan für Mitarbeiter generiert. Es ist zu beachten, dass – besonders im Zeitalter der schlanken Unternehmensstrukturen (Lean Management) – realistische Verfügbarkeitswerte für Mitarbeiter eingesetzt werden, da meist ein „interner Notbetrieb" auf Grund fehlender Mitarbeiterredundanzen auszuschließen ist. Bei Teilzeit zugeordneten Projektmitarbeitern ist auf Grund des notwendigen Kommunikationsaufwandes in einem Projekt der produktive Projektarbeitsanteil geringer. Der Produktivitätsbeitrag einer Person schwankt je nach Erfahrung und Zuordnung zwischen 60 % und 120 %.

- *Betriebsmittelplanung*

Die den einzelnen Aufgaben zuzuordnenden benötigten Betriebsmittel müssen für die geplanten Zeiten beschafft oder reserviert werden. Zu den Betriebsmitteln zählen Hardware, Softwarelizenzen, Geräte, Räume und externe Mitarbeiter.

Mit dem Zeitpunkt der Bedarfserkennung müssen die Ressourcenanforderungen festgehalten werden, um die projektübergreifende Einsatzmittelauslastung unter Feststellung von Über- und Unterdeckungen (beschränkt verfügbare Kapazitäten) in bestimmten Zeitabschnitten festzustellen. Eine Bedarfsnivellierung bei unveränderter Projektdauer durch zeitliches Verschieben von Vorgängen mit Gesamtpufferzeiten ist nach DIN 69902 durchzuführen.

- *Kostenplanung*

Die Kostenplanung bestimmt die voraussichtlichen Personalkosten und Sachkosten. In IT-Projekten ist dabei die Berücksichtigung von kurzfristigen Preisänderungen notwendig. IT-Projekte umfassen in der Regel einen nicht unerheblichen Teil an „Serviceleistungen" für den Auftraggeber. Dazu zählen kurzfristige „kleine" Änderungswünsche, die zumindest Mehraufwände in der operativen Planung und Dokumentation erfordern. Die Handhabung von größeren Änderungen (= Änderungen von Programmteilen über bestehende Schnittstellen hinaus bzw. Änderung bereits bestehender Programmteile) und deren Kostenbewertung sollte bereits in der Vertragsgestaltung berücksichtigt sein. Weiters ist die laufende Wartung, der Betrieb, die Schulung und der Zukauf aller nicht vorhandenen Softwarelizenzen zu berücksichtigen.

- *Notfallplanung*

Es ist festzulegen, wie im Falle von System- oder Teilsystemausfällen reagiert wird. Dazu zählen die Festlegung von Verantwortlichkeiten (Kostenübernahmen), die Beschaffung von Ersatzkomponenten und die Führung von Formularen für den Zeitpunkt der Nichtverfügbarkeit der EDV sowie die geordnete Wiederaufnahme des Betriebes und Erfassung der Formulardaten.

- *Qualitätsplanung*

Die Qualitätsplanung legt sowohl die Qualitätskriterien als auch die konstruktiven und analytischen Maßnahmen zur präventiven Vermeidung, Erkennung und Behebung von Fehlern fest. Qualitätskriterien sind Benutzerfreundlichkeit, Effizienz, Flexibilität, Funktionsabdeckung, Portabilität, Wartungsfreundlichkeit und Zuverlässigkeit.

- *Berichterstattung und Dokumentationsplanung*

Die Berichterstattung legt die Art und Zeitpunkte der jeweils aktuellen Projektberichte fest. Die Weitergabe an die Betroffenen (Anwender, Entwickler, Projektleiter) und Beteiligten (zusätzlich: Projekt- und Lenkungsausschüsse, Revision) ist zu definieren.

Die Dokumentationsplanung beschreibt, wie Programmdokumentationen, Benutzerhandbücher und die Produktdokumentation gestaltet werden soll (DIN 66230 Programmdokumentation, DIN 66231 Programmentwicklungsdokumentation, DIN 66232 Datendokumentation, DIN 6789 Dokumentationssystematik, Aufbau technischer Erzeugungsdokumentation).

- *Versionen- und Konfigurationsmanagement*

IT-Projekte zeichnen sich heute immer mehr dadurch aus, dass bestehende Programmteile wieder- und weiterverwendet werden (Reusable Software). Bestehende Produkte benötigen einerseits die produktspezifischen Bibliotheken und Strukturen, während diese für weitere Projekte ergänzt und geändert werden. Das Versionenmanagement hat das Ziel, den Aufwand und die Aufgaben für die effiziente Realisierung von Weiterentwick-

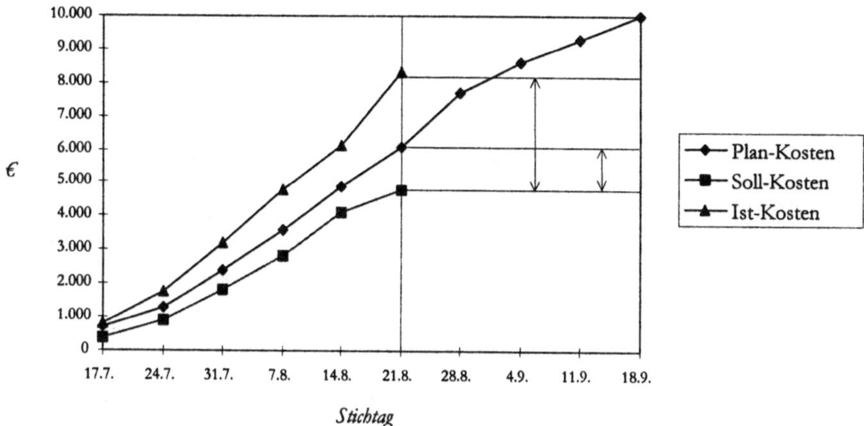

Abbildung VIII.11 Integriertes Projektcontrolling – Projektkosten (Hauptverband der österreichischen Sozialversicherungsträger 1997)

lungen zu planen und die Maßnahmen zur Durchführung festzulegen. Das Konfigurationsmanagement legt fest, welche Konfigurationen innerhalb einzelner Produktversionen notwendig sind, um ein EDV-System in unterschiedlichen Umgebungsbedingungen betreiben zu können.

b. Projektsteuerung

Die Projektsteuerung umfasst grundsätzlich die Umsetzung der in der Planung festgelegten Aktivitäten sowie den permanenten Soll-/Ist-Vergleich zwischen Planung und Realität. Dazu zählen neben der Überwachung der Projektabläufe die Motivation der Mitarbeiter, Sicherung der Kompetenz und Verantwortung einzelner Mitarbeiter und die Ergreifung von Maßnahmen bei Projektplanabweichungen (Reschke u.a. 1989).

Beim integrierten Projektcontrolling werden durch die Betrachtung des Verlaufs der einzelnen Kurven Fehlentwicklungen und Abweichungen deutlich. Am Stichtag unseres Beispiels (Abb. VIII.11), dem 21.8., liegen die Ist-Kosten deutlich über den Plan-Kosten. Dieser Umstand allein sagt noch nichts über den Status des Projekts aus. Wäre das Ist-Ergebnis ebenfalls deutlich über den Plan-Ergebnis, würde das Projekt nach Plan laufen.

Erst durch die Hinzunahme der Soll-Kosten wird die prekäre Kostensituation des Projektes offensichtlich. Die Differenz zwischen Plan-Kosten und Soll-Kosten stellt die Fortschrittsabweichung (Δ F) dar, d.h., die Abweichung des Ist-Ergebnisses vom Plan-Ergebnis. In diesem Fall wurde das geplante Ergebnis deutlich verfehlt.

Noch kritischer wird die Lage, wenn man die Kostenabweichung (Δ K) ermittelt, die sich aus der Differenz der Soll-Kosten und der Ist-Kosten ergibt. Dann kann man feststellen, dass nicht nur das Plan-Ergebnis verfehlt wurde, sondern dafür auch noch wesentlich höhere Kosten als geplant anfielen.

Für ein Projekt, das einen solchen Verlauf zeigt, sind einschneidende Korrekturmaßnahmen zu ergreifen, um die voraussichtliche Dauer- und Kostenüberschreitung in Grenzen zu halten. Das Projektcontrolling setzt sich daher zusammen aus dem

- Termincontrolling,
- Aufwandscontrolling,

– Ergebniscontrolling.

Eine qualifizierte Beurteilung der Gesamtprojektsituation ist nur unter Berücksichtigung aller drei Kriterien möglich!

Beispiel. Informationen einer internen Entwicklung zum Berichtsstichtag

Aktivität:	Codierung eines einfachen Monitoring Systems
Plan-Aufwand gesamt:	50 Wochen
Plan-Kosten gesamt:	50.000,- (50 Wo. x Plan-Kostenrate von 1.000.-/Woche)
Zum Stichtag:	
Plan-Ergebnis:	80%
Plan-Aufwand:	40 Wochen
Plan-Kosten:	40.000,- (40 Wo. x Plan-Kostenrate von 1.000.-/Woche)
Ist-Ergebnis:	70%
Ist-Aufwand:	41 Wochen
Ist-Kosten:	36.900,–
Soll-Kosten-Analyse	
Soll-Kosten:	35.000,– (70% der Plan-Kosten gesamt)
Kostenabweichung	
Ist-Kosten	36.900,–
– Soll-Kosten	35.000,–
Kostenabweichung	+ 1.900,–
Preisabweichung	
Ist-Kosten	36.900,–
– Ist-K. Plan-Kostenrate	41.000,–
Preisabweichung	– 4.100,–
Umfangsabweichung	
Ist-K. Plan-Kostenrate	41.000,–
– Soll-Kosten	35.000,–
Umfangsabweichung	+ 6.000,–

Beispiel. Soll-Ist-Vergleiche im Projektcontrolling (Tabellen VIII.13 und VIII.14).

Tabelle VIII.13 Soll-Ist-Vergleich Aktivitäten

Aktivität	Plan-Ergebnis (bis Stichtag)	Ist-Ergebnis (bis Stichtag)	Plan-Dauer (gesamt)	Plan-Dauer (bis Stichtag)	Soll-Dauer (bis Stichtag)	Ist-Dauer (bis Stichtag)	Δ Dauer (bis Stichtag)	Rest-Dauer	Gesamt-Dauer neu	Δ D
(1)	(2)	(3)	(4)	(5) = (2) · (4)	(6) = (3) · (4)	(7)	(8) = (7) – (6)	(9)	(10) = (7) + (9)	(11) = (10) – (4)
A	*80%*	*60%*	*20*	*16*	*12*	*15*	*+3*	*9*	*24*	*+4*

Tabelle VIII.14 Soll-Ist-Vergleich Kosten

Aktivität	Plan-Ergebnis (bis Stichtag)	Ist-Ergebnis (bis Stichtag)	Plan-Kosten (gesamt)	Plan-Kosten (bis Stichtag)	Soll-Kosten (bis Stichtag)	Ist-Kosten (bis Stichtag)	Δ Kosten (bis Stichtag)	Rest-Kosten	Gesamt-Kosten neu	Δ K
(1)	(2)	(3)	(4)	(5) = (2) · (4)	(6) = (3) · (4)	(7)	(8) = (7) – (6)	(9)	(10) = (7) + (9)	(11) = (10) – (4)
A	80%	60%	100.000	80.000	60.000	65.000	+5.000	42.000	107.000	7.000

F. Betriebliche Einführung

Die betriebliche Einführung umfasst mehrere Schritte zur Sicherstellung des laufenden Betriebs und der schrittweisen Einführung der neuen Systemkomponenten. Technik, Organisation, Personal müssen dazu geordnet für das neue System vorbereitet und mit diesem vertraut gemacht werden. Fehler und Änderungsbedarfe sind mit einzuplanen.

a. Einführungsvorbereitung
- Schulungskonzept eines Kompetenzteams,
- Schulungskonzept der Anwender,
- Freistellung und Zeit- bzw. Kapazitätseinplanung der zu Schulenden,
- Beschaffung und Bereitstellung der Infrastruktur und Fachkräfte,
- Einführungsplan mit Zeitplan, Ressourcenplan und Mitarbeiterliste.

b. Einführung von EDV Komponenten
- Freistellung von Mitarbeitern und Einplanung von Parallelbetrieben einzelner Programme,
- Dokumentation der einzelnen Einführungsschritte mit Fortschrittsbeschreibung und Verantwortlichkeiten,
- Übergabe von EDV-Komponenten (Datum, Mengen, Qualität, Quantität – Teillieferungen),
- Definierte Vorgehensweise zwischen der Übergabe bis zur Abnahme,
- Dokumentation von Sollabweichungen mit Zeitpunkt, Ort und Fehlerbeschreibung,
- Festlegung von Aktivitäten resultierend auf den Sollabweichungen, Ressourcen- und Zeitplan für dieselben,
- Klassifizierung von Sollabweichungen (Fehlerstufe, Beschreibung, Zuordnung einer Dringlichkeitsstufe – Priorität),
- Abnahmebeschreibungen,
- Festhalten entstehender neuer Anforderungen und Zuordnung zu den Stufen Fehlerbehebung, Änderung, Ergänzung.

c. Betrieb von EDV Komponenten
- Benutzer/Programmmatrix definieren,
- Datenschutzkonzept,
- Datensicherheitskonzept mit periodischen Prozeduren (Passwörter),
- Installationskonzept neuer Programme,
- Virenschutz durch Installationskonzept und physischen Schutz,
- Log-File-Dokumentationen,
- Anforderungsbeschreibung neuer Funktionalitäten mit Beschreibung, Dringlichkeit, Schnittstellen,
- Wartung der Hardwarekomponenten, insbesondere Drucker und Netzwerkkomponenten.

d. Neue Anforderungen im laufenden Betrieb
- Während einer Systemeinführung ist dringend darauf zu achten, dass eine organisatorische, fachliche und dokumentarische Abgrenzung zwischen den Aktivitäten und projektbezogenen Mitarbeiterkommunikationen stattfindet und die notwendigen Schnittstellen behandelt werden. Es dürfen keine Inseln, aber auch keine redun-

danten Teilsysteme entworfen werden, außer spezielle Systemeinflüsse fordern dies zwingend.
- Unbeeinflusst von einer Projekteinführung können neue Anforderungen als eigenständige Projekte geführt werden.
- Erstellung des Pflichtenheftes (Lastenheft/Pflichtenheft) mit der Beschreibung der Haupt- und Nebenfunktionen, Schnittstellen, Bildschirmmasken und deren Ablauffolgen, Stammdaten- und Systemparameter, Druckerlisting-Layouts, Sicherungsprozeduren.
- Abnahme des Pflichtenheftes,
- Entscheidung für Make oder Buy,
- Erstellung des Projektplanes.

e. Projektanforderungen Softwareentwicklungsprojekt
- Spezifikation der Hauptmodule, Nebenmodule, Bildschirmmasken, Schnittstellen, usw. basierend auf den Informationen des Pflichtenheftes,
- Design des Datenmodells,
- Änderung und Ergänzung des Datenmodells mit Zeitpunkt der Änderung, Dokumentation, verursachendem Dokument, Verantwortlichem,
- Festlegung der einzusetzenden Bibliotheken,
- Anforderungsbeschreibung neuer Funktionen mit Aufnahmeantrag in bestehende Bibliotheken,
- Programmierrichtlinien,
- Testroutinen für Modultest,
- Integrationstests,
- Ausfalltests (Hard- und Software),
- Dokumentationsgeneratoren für Kommentare und Dokumentationen,
- Standard für Benutzerhandbücher,
- Dokument für Abweichungen von Richtlinien und Standards.

f. Produktentwicklung für Softwareentwicklungsprojekte
- Dokumentation und Einsatz eines Vorgehensmodells,
- Festlegung einzusetzender CASE-Tools oder Dokumentationsgeneratoren,
- Einsatz von Programmierrichtlinien,
- Festlegung „privater" temporärer Entwicklungs- und Versionen-Sicherungen,
- Change-Management-Prozeduren,
- Projektbezogenes Konfigurationsmanagement: Spezifikation der Setup-Funktionen mit Funktionalitäten (Verifizierung, Garbage-Collection, Quick-Optionen),
- Kommentarstrukturen,
- Dokumentationsstandards,
- Benutzerhandbuchstandards.

g. Hardware
- Projektbezogenes Konfigurationsmanagement: Parametrisierung,
- Kompatibilität,
- Prototypen – Wärmeentwicklung, Taktung, Registerbelegungen,
- Frequenzsteuerung,
- Vernetzbarkeit,
- Skalierbarkeit,

- Redundanz,
- Sicherungskonzepte,
- Handbücher.

h. Sicherung und Festlegung von Regeln
- Periodische Datensicherung (täglich, wöchentlich, monatlich rollierend),
- Datenverteilung und Parallelbetrieb,
- Datenrückführung,
- Anweisungen für Shut Down,
- *Sicherheit.*

i. Engpassbeschreibungen
- Reaktionszeiten im Vollbetrieb,
- Reaktionszeiten beim Datenzugriff mehrerer Benutzer,
- CPU-Auslastungen permanent zu hoch,
- Datenspeicherauslastung zu hoch.

j. Organisation
- Beschaffung,
- Schulung/Mitarbeiterevaluierung,
- Wartung/Gewährleistung/Garantie,
- Ablauforganisation.

G. Beispiele

1. Auswahl und Einführung von Krankenhausinformationssystemen

Grundsätzlich ist das Vorhaben als eigenständiges Projekt anzusehen. Man kann von der Regel ausgehen, dass ca. 1/10 der geplanten Gesamtkosten für den Auswahlprozess investiert werden müssen. Im Rahmen der Projektierung werden die Voraussetzungen für klare Entscheidungs- und Berichtsstrukturen sowie Verantwortungen und Kompetenzen geschaffen. Die Projektierung sichert weiters eine genaue Prüfung der Kauf- oder Entwicklungsentscheidung oder eines gemischten Ansatzes. Dazu sind folgende Schritte notwenig: Allgemeine und projektspezifische Vorarbeiten; Projektmanagement installieren und Projektorganisation implementieren; Systemanalyse; Erstellung der Ausschreibung gegebenenfalls unter Anwendung der einschlägigen Normen wie der Ö-Norm A2050; Auswahl; Vertragsgestaltung; Abnahme und Einführung; Betriebsphase.

Systemanalyse. In der Systemanalyse wird festgelegt, welche Teile aus dem realen Umfeld mittels EDV abgebildet werden sollen. Schritte der Systemanalyse sind dazu die Einflussgrößenanalyse, Ausstattungsanalyse, Strukturanalyse, Mengengerüste, Kommunikationsanalyse, Dokumentationsanalyse, Organisationsanalyse, Abrechnungsanalyse und die Schwachstellenanalyse.

In Krankenanstalten muss wegen der komplexen medizinischen Dokumentation und der arbeitsteiligen Organisationsstruktur auf die medizinisch/abrechnungsrelevante und die controllingbezogen/gesetzliche Dokumentation Rücksicht genommen werden. Die Organisationsanalyse muss jedenfalls die Hauptprozesse umfassen, wie die Aufnahme,

Entlassung, Verlegung, Notaufnahme; Auftragskommunikation; Befundungskommunikation und Erstellung; und interne übergreifende Abläufe.

Pflichtenhefterstellung. Im Pflichtenheft werden letztendlich die Soll-Anforderungen des Zielsystems festgelegt. Einflussfaktoren sind die strategischen Projektziele, Abteilungsziele, der Ist-Zustand, die Schwachstellenanalyse, gesetzliche Erfordernisse und die Benutzerwünsche.

Ausschreibung. Die Ausschreibung umfasst zumindest die Kapitel Einleitung, Ausschreibungs-, Angebots- und Vergabebedingungen sowie eine Referenz auf gesetzliche Normen, die Rahmenbedingungen, den Anforderungskatalog, Ist-Formulare und wenn vorhanden Soll-Formulare sowie relevante Anlagen.

Angebotseröffnung und Bewertung. Die übergebenen Angebote werden zeitgleich geöffnet und im Weiteren mit den ausgeschriebenen Leistungsmerkmalen des Anforderungskataloges gegenübergestellt. Es folgt die Bewertung über den Erfüllungsgrad der Angebote sowie die Auswertung unter Berücksichtung der Kriteriengewichte. Die Beurteilung der Kosten sollte die Gesamtkostenstruktur umfassen. Die Nutzwertanalyse ist ein geeignetes Entscheidungsverfahren dazu.

Vertragsgestaltung. Im Weiteren ist der Vertrag zu fixieren, wobei besonders wichtig ist: die Fixierung der Vorgehensweise, Reaktionszeiten und Kosten bei Änderungen und Ergänzungen, die Definition des externen Leistungsangebotes, Rechte, Definition des Einführungsprojektes inklusive Dokumentation und Schulung und die Verantwortlichkeiten.

Abnahme und Einführung. Nach der Abnahmephase erfolgt die Einführung. In der Abnahmephase sind exakte Aufzeichnungen über das Systemverhalten zu führen. Die Einführungsphase erfolgt schrittweise unter Begleitung des Lieferanten.

Betriebsphase. In der frühen Betriebsphase sind die Organisation, Performance, korrekte Nutzung, Benutzerakzeptanz und die Systemfunktionalitäten einer exakten Beobachtung zu unterziehen und wenn notwendig nachzubessern.

2. Schema eines Krankenhausinformationssystems

a. Beispiel eines heterogenen KIS

Ein heterogenes Krankenhausinformationssystem (KIS) (Abb. VIII.12) setzt sich aus Einzelsystemen zusammen, die über Prozesskommunikation, Schnittstellen und Datenbankelemente zusammenwirken, sieht jedoch die grundsätzliche Datenspeicherung in den Einzelapplikationen vor.

Im Kommunikationsserver kommunizieren mehrere Prozessen nach dem Client/Server-Prinzip und den zugrunde liegenden Richtlinien des DICOM und Kommunikationsstandards HL7 (*Health Level 7*) für den Nachrichtenaustausch (Abb. VIII.13). Die Herausforderung beim Aufbau der Kommunikation ist die Zugriffsstruktur auf zentrale Datenbestände wie die Krankengeschichte aufzubauen. In der Krankengeschichte werden Daten der Verwaltungssysteme, der Pflegeinformationssysteme und der medizinischen Leistungssysteme wie Labor, Radiologie und EKG gespeichert. Die anfallenden Daten müssen konsistent sein in Bezug auf den Patienten und seine Aufnahme (Fall), den Zeitpunkt der Erhebung und Speicherung sowie das Retrieval.

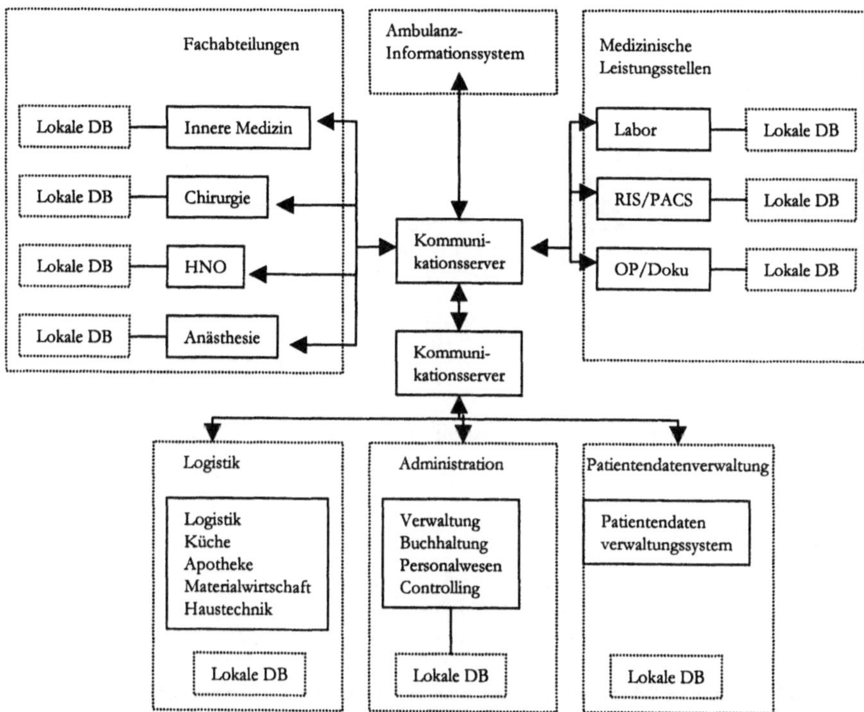

Abbildung VIII.12 Schematischer Ansatz eines heterogenen KIS mit Kommunikationsserver

b. Monolithisches KIS

Ein monolithisches KIS versucht unter Anwendung eines konzeptionellen Datenbankmodells und einer zentralen Datenbank alle Daten zusammenzuführen und zusammenzufassen. Das gesamte KIS ist quasi ein einheitliches Gesamtsystem.

H. Zusammenfassung

Die Systemplanung und Einsatzplanung sichern die Umsetzung der gesamtwirtschaftlichen Betrachtungsweise aus den Sichten der Vorgehensweise, der Projektierung, der Entscheidungsfindung und den fachlichen Komponenten wie den Einsatz von Standards.

Die Wirtschaftlichkeit ist dazu unter der umfassenden Kosten- und Nutzenstruktur und des gesamten Product Life Cycles zu bewerten. Entscheidungen in komplexen Umgebungen können durch Anwendung der Nutzwertanalyse objektiviert und auch für qualitative Modelle strukturiert durchgeführt werden. Das Projektmanagement sichert im Aufbau einer adäquaten Projektorganisation die Umsetzung eines Projektstrukturplanes mit den Werkzeugen der Projektplanung und Projektsteuerung.

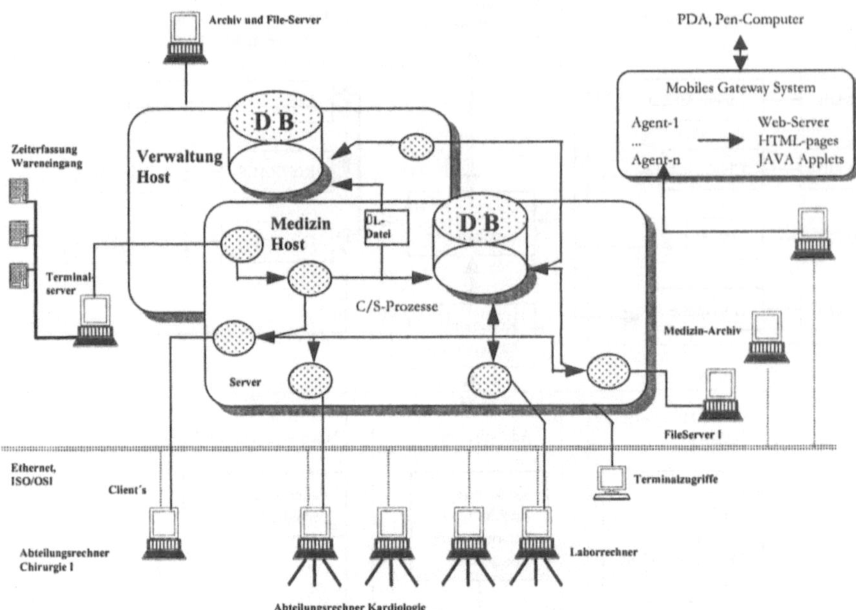

Abbildung VIII.13 Technisches Schema der C/S-Kommunikationsstruktur im Kommunikationsserver

IX. Modellbildung und Simulation

A. Grundlagen

Das Wort Simulation leitet sich vom lateinischen „simulare“, d.h., „nachbilden“, „nachahmen“, „vortäuschen“, ab. Die Definition laut VDI-Richtlinie 3633 lautet:

> *Simulation* ist die Nachbildung eines dynamischen Prozesses, um zu Erkenntnissen zu gelangen, die auf die Wirklichkeit übertragbar sind.

Simulation wird sinnvoll eingesetzt, falls

- technisches und technologisches Neuland beschritten werden soll,
- die Grenzen analytischer Methoden erreicht sind,
- Versuche nicht möglich, zu teuer und zu zeitaufwendig sind.

Die Anwendungsgebiete erstrecken sich auf fast alle Bereiche der Technik. Einige Beispiele dafür sind:

- Fahrzeugentwicklung (Zusammenwirken von Fahrzeug und Fahrbahn, Dynamik bei Unfällen, Antriebsstränge, Hydraulik und Elektrik),
- Energieerzeugung und Verteilung (Kraftwerke, Störfälle, Ausbildung von Bedienpersonal, Ventile und Wärmetauscher, Rohrleitungssysteme),
- Luftfahrt (Flugbahnsimulation, Trainingssimulation, Regelung und Steuerung),
- Entwicklung von mechatronischen Systemen (Schnelldrucker, Magnetbandlesegeräte, Plattenlaufwerke),
- Chemie (Wachstumsprozesse, Diffusionsvorgänge, Prozesssteuerung),
- Medizin (Medikamenteneinfluss auf den menschlichen Körper, Tumorwachstum, Herzschrittmacher, Simulation des Blutkreislaufes),
- Umwelt (Schadstoffeinflüsse auf Pflanzen und Tiere, Wachstumsuntersuchungen, Diffusionsvorgänge).

Ein Simulator sollte alle Eigenschaften des Originalsystems möglichst gut nachbilden. Beispielsweise für die Lageregelung eines Flugzeugs bietet ein Flugsimulator die zeit- und kostengünstigste Möglichkeit zum Studium aller Betriebszustände, unter Umständen bereits im Projektierungsstadium.

Ein Simulator muss nicht unbedingt ein Rechner sein. In der Luftfahrt ist es beispielsweise üblich, ein maßstäblich verkleinertes Modell im Windkanal zu untersuchen. Dieses auf der physikalischen Ähnlichkeit beruhende Simulationsprinzip, bei dem der Simulator (Modell) noch Ähnlichkeit mit dem Original aufweist, wird nicht nur in der Luftfahrt, sondern auch in der Fahrzeug- und Schiffstechnik, in der Antriebstechnik und in der Verfahrenstechnik vor dem Aufbau von Großanlagen angewandt.

Heute wird überwiegend die mathematische Analogie zur Simulation benutzt. Sie beruht darauf, dass das Verhalten des Originalsystems durch mathematische Gleichungen – mathematisches Modell (Differential- und Differenzengleichung, Frequenzgang) –

beschrieben werden kann. Auf dieser abstrakten Beziehung zwischen Original und Modell bauen alle Verfahren der Rechnersimulation auf.

Die bisherigen Beispiele gehörten zur Kategorie der zeitkontinuierlichen Systeme – *kontinuierliche Simulation.* Prozesse der Fertigungsautomatisierung (Stückgutprozesse) sind jedoch durch zeit- oder ereignisabhängige zeitdiskrete Veränderungen der Variablen gekennzeichnet – *diskrete Simulation.* Ein typisches Beispiel sind Warteschlangenprobleme, wie sie beispielsweise in der Fertigungstechnik oder bei Transportsystemen oder bei der Abfertigung von „Kunden" vor einer „Bedienstation" entstehen.

B. Simulationsverfahren und ihr Einsatz

Bei Anwendung der Simulation sollte man sich immer vergegenwärtigen:

- Simulation ist kein Ersatz für die Planung,
- jedes Modell ist nur ein vereinfachtes Abbild der Realität,
- eine Validierung (Überprüfung) ist unbedingt erforderlich,
- Experimentieren ist mehr als Probieren,
- Bilder und Graphiken allein sind keine Ergebnisse.

Die Durchführung einer Simulation besteht grob aus drei Teilen:

Modellierung: Mit vorhandenen Daten, die den Ist- und den Sollzustand eines geplanten Prozesses beschreiben, wird ein mathematisches Modell erstellt. Dieses Modell sollte in der Lage sein, Vorgänge im wirklichen Prozess nachzuvollziehen bzw. Vorgaben für einen geplanten Prozess zu erfüllen.

Experimentieren: In der Folge wird das Modell mit neuen Eingangsdaten versorgt, am Modell können nun verschiedene Experimente durchgeführt werden, die das Verhalten des Modells und somit des Prozesses unter geänderten Bedingungen zeigen.

Interpretation: Die Experimente liefern eine Reihe formaler Ergebnisse. Diese sind nun

Tabelle IX.1 Ablauf einer Simulation

1. Problemformulierung	Eine klare, präzise, aber nicht notwendigerweise quantitative Beschreibung dessen, was gegeben ist und was gesucht wird
2. Mathematische Modellbildung	Umsetzen des Problems in mathematische Ausdrücke (zumeist Gleichungen)
3. Mathematische Umformungen	Transformation der mathematischen Problemstellung in „computergerechte" Form
4. Numerische Analyse	Auswahl eines geeigneten numerischen Algorithmus nach numerischer Analyse als Kompromiss zwischen Genauigkeit und Rechenaufwand
5. Implementierung des Modells	Implementierung des Algorithmus durch ein Computerprogramm.
6. Verifikation des Programms	Überprüfen der Korrektheit der Computerlösungen bezüglich des mathematischen Modells (bzw. der Gleichungen)
7. Validierung des Modells	Überprüfung, ob das implementierte mathematische Modell sich ebenso verhält wie der mit diesem Modell nachgebildete Prozess
8. Identifikation des Modells	Bestimmen von Modellparametern unter Zuhilfenahme von Messdaten
9. Simulation des Modells	Eine Folge von Experimenten mit dem implementierten Modell zur Beantwortung der zu lösenden Fragen
10.Interpretation der Ergebnisse	Übertragung der am Modell gewonnenen Erkenntnisse auf den (nachgebildeten) Prozess

für den tatsächlichen Prozess – zu übertragen – zu interpretieren, wodurch das Simulationsproblem gelöst sein sollte.

Für die Rechnersimulation eines dynamischen Prozesses sind folgende Schritte (Tabelle IX.1) notwendig, die eine Verfeinerung der vorgenannten drei Teile Modellbildung, Experimentieren und Interpretieren darstellen.

Das Erstellen einer Simulation läuft in einer Schleife ab. Wird bei der Validierung festgestellt, dass das Modellverhalten nicht mit dem Prozessverhalten übereinstimmt, so muss das Modell überarbeitet werden.

Zur Simulation finden Digitalrechner oder PCs Verwendung. Die Programmierung erfolgt mittels spezieller Simulationssprachen. Die bekanntesten für zeitkontinuierliche Systeme sind MATLAB/Simulink, DYMOLA und für zeitdiskrete Systeme ARENA, SIMPLEX, TAYLOR-ED.

C. Kontinuierliche Simulation

Simulationssprachen für kontinuierliche Systeme sind heute hoch entwickelte Modellier- und Programmiersprachen. Sie sollen dem Anwender, d.h., dem Ingenieur und Naturwissenschafter ermöglichen, ohne viel Programmieraufwand seine Modelle zu untersuchen. Ihm soll die Entwicklung, Untersuchung und Auswertung seines Modells ohne den ständigen Zwang zum Programmieren mit zugehöriger Fehlersuche ermöglicht werden.

Beispielsweise bieten sich zum rechnergestützten Entwurf von Steuerungen und Regelungen zwei Zugänge an. Auf der einen Seite stehen Simulationssprachen für die kontinuierliche Simulation zur Verfügung, auf der anderen Seite gibt es eine Vielzahl von CADCS (Computer Aided Control System Design) Packages.

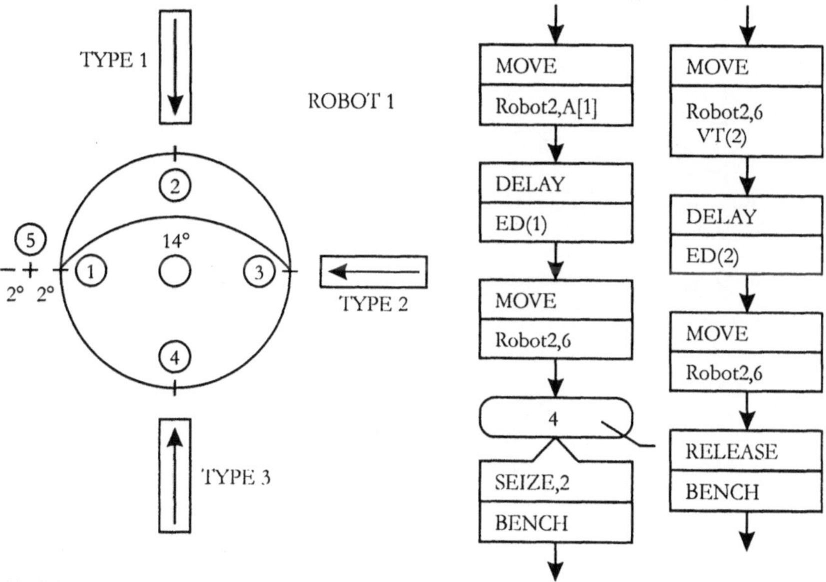

Abbildung IX.1 Diskrete Simulation in SIMAN

D. Diskrete Simulation

Die Haupteinsatzgebiete der diskreten Simulation – Simulation zeitdiskreter Prozesse – sind Fertigungssysteme, Materialflusssysteme, Werkstattsteuerungen und Transportprozesse. Eine Simulation kann nicht alle Probleme lösen. Generell können aber folgende Problemkreise mithilfe der diskreten Simulation unterstützt werden: Dimensionierung der Produktionsmittel, Steuerung der Produktionsmittel, effiziente Planung, intensive Personalschulungen sowie erhöhte Problemeinsicht.

Die diskrete Simulation ist heute zu einem unentbehrlichen Hilfsmittel bei der Planung von Fertigungssystemen – CAM-Systemen – im Rahmen von CIM-Systemen (siehe Abschn. XI.C.8) geworden. Die Auslegung von komplexen Fertigungsstraßen – beispielsweise in der Automobilindustrie –, von roboterbestückten Montagezellen, von fahrerlosen Transportsystemen ist effizient nur mithilfe der diskreten Simulation möglich.

Als Beispiel für eine diskrete Simulation dient eine Roboterzelle, in der drei verschiedene Werkstücke (Type 1,2,3) zugeliefert werden. Der Roboter montiert die Teile und gibt sie einem Roboter in der Nachbarzelle weiter (Abb. IX.1).

E. Zusammenfassung

Die Simulationstechnik hat sich zu einem unentbehrlichen Hilfsmittel des Ingenieurs entwickelt. Mit ihr können bereits im Entwurfsstadium Planungsunzulänglichkeiten erkannt und beseitigt werden. Schwierig ist in den meisten Fällen die Entscheidung, ob sich die Kosten einer Simulation bei der vorliegenden Problemstellung amortisieren.

Das „klassische" Gebiet der kontinuierlichen Simulation ist in letzter Zeit gegenüber dem der diskreten Simulation in den Hintergrund getreten. Ein Grund dafür liegt darin, dass die Produktions- gegenüber der Prozessautomatisierung derzeit und auch in näherer Zukunft industriell mehr gefragt ist.

X. Künstliche Intelligenz

A. Grundlagen

Die Künstliche Intelligenz ist eine relativ junge Wissenschaft, die erst durch die rasante Entwicklung in der Computertechnologie Fuß fassen konnte. Sie hat sich zum Ziel gesetzt, Wissen nicht bloß zu reproduzieren, sondern neues Wissen zu erzeugen. Systeme Künstlicher Intelligenz sollen, ganz nach dem Vorbild des menschlichen Gehirns, ihr Wissen durch Beobachten, Sammeln eigener Erfahrung usw. erlangen. Diese Systeme sind in der Lage, Probleme auch dann zu lösen, wenn das Wissen unsicher oder unvollständig ist.

Expertensysteme (XPS), die eine Untergruppe der wissensbasierten Systeme darstellen, repräsentieren das vertiefte Fachwissen von Experten oder ganzer Expertenteams und sind folglich in der Lage, die Entscheidungen dieser Experten ganz oder zumindest teilweise zu ersetzen.

Das „*Wissen*" eines solchen Systems setzt sich aus *Fakten* und *Erfahrungswerten* zusammen. Die Fakten bilden sich aus Informationen, die allgemein zugänglich, weit verbreitet und von den Fachexperten allgemein anerkannt sind. Die Erfahrungswerte sind zumeist wenig bekannte, schlecht erfassbare Regeln, die ein „richtiges Abwägen" verlangen.

Versuch einer Definition von Intelligenz:

Unter *Intelligenz* wird die Fähigkeit oder das Vermögen verstanden, Zusammenhänge zwischen einer Vielzahl von Faktoren auf kürzestem Wege zu erkennen.

Intelligenz bleibt nach allgemeiner Meinung ausschließlich dem Menschen vorbehalten, Tabelle X.1 versucht eine Gegenüberstellung.

Die Kriterien für Intelligenz sind in den verschiedenen Wissenschaften jedoch unter-

Tabelle X.1 Vergleich Mensch (natürliche Intelligenz) – Rechner (künstliche Intelligenz)

Fähigkeit	Mensch	Rechner
logische Schlüsse ziehen		besser
Merken von Dingen		besser
Muster und Zeichen erkennen	besser	
Abstraktionsvermögen	gleichwertig	
Probleme lösen	gleichwertig	
Zählen und Rechnen		besser
trotz unsicherem Wissen Entscheidungen treffen	besser	
Lernfähig	besser	

Tabelle X.2 Arten des Wissens (Schnupp 1987)

Arten des Wissens	Wissensvermittlung	Anwendung	Herkunft
Informell	Zusehen und Nachahmen	Sprache, Gehen, Tanzen, Sport	Bilder, Ton etc.
Technisch	„Theorie"	Mathematik, Physik, Kybernetik, ...	Gleichungen, Algorithmen *Prozedurales Wissen*
Formal	Erfahrungen, Konkretisierung		Vereinbarung, Heuristik etc. *Deklaratives Wissen*

schiedlich, sodass keine allgemeingültige Definition von „Künstlicher Intelligenz" existiert.

Einige der eben genannten Fähigkeiten werden bereits seit geraumer Zeit von Rechnern nachgebildet bzw. mit Rechnern gelöst. Mit den Methoden der Künstlichen Intelligenz, im Englischen viel treffender als *Artificial Intelligence (AI)* bezeichnet, können heute jedoch schon alle oben genannten Fähigkeiten auf begrenzten Fachgebieten von Computern erreicht werden. Somit muss dem Computer ein gewisser Grad an Intelligenz eingeräumt werden.

„*Künstliche Intelligenz*" besteht aus Softwarepaketen, welche auf der Rechnerhardware implementiert werden.

B. Methoden der Künstlichen Intelligenz

KI-Problemlösungsmethoden sind Suchstrategien. Um das vollständige Überprüfen aller möglichen Kombinationen zu vermeiden, wird die Anzahl der sinnvollen Lösungen eingeschränkt durch

- Wahrscheinlichkeiten der Lösungspfade,
- Default-Werte (Voreinstellungen, die nur bei Bedarf geändert werden),
- Bildung von zu lösenden Teilproblemen.

Das Wissen kann auf unterschiedliche Arten repräsentiert werden (regelorientiert, frameorientiert, objektorientiert).

Die Methoden der KI bauen auf Methoden der Informatik auf, insbesondere auf den Methoden der nichtnumerischen Datenverarbeitung. Auch verwandte Wissenschaften, wie Formale Logik und Diskrete Mathematik (z. B. Graphentheorie) liegen ihr zugrunde. Wir unterscheiden mehrere Methoden:

- *Suche:* Verfahren zur effizienten Auffindung von Lösungen aus einer gegebenen Lösungsmenge.
- *Planen:* Generierung von Aktionsfolgen mit dem Ziel, ein System von einem Ausgangs- in einen gewünschten Zustand überzuführen.
- *Reasoning (Problemlösen* und *Schlussfolgern):* Als Reasoning bezeichnet man die Suche nach Lösungen für eine konkrete Aufgabe unter Zuhilfenahme des zur Verfügung stehenden Wissens. Ausgehend von einer Problemstellung wird das gespeicherte Wissen kombiniert, bis eine Lösung erreicht ist.
- *Lernen* und *Wissenserwerb:* Maschinelles Lernen untersucht Methoden zur Aufnahme neuen Wissens, neuer Fertigkeiten und zur selbstständigen Reorganisation bereits

vorhandenen Wissens. Lernen kann durch Unterweisung, positive und negative Beispiele, Beobachtungen und Entdeckungen erfolgen.
- *Konnektionismus:* Grundidee ist die Nachbildung der Funktionsweise der vernetzten Neuronen im menschlichen Großhirn. Neuronale Netze basieren auf der Annahme, dass intelligentes Verhalten durch die Kooperation einer großen Anzahl von sehr einfachen untereinander hochgradig vernetzten informationsverarbeitenden Einheiten erzielt werden kann.

C. Anwendungsgebiete der Künstlichen Intelligenz

Die Anwendungsgebiete der KI sind vorwiegend Bereiche, bei denen bisher mit den herkömmlichen Methoden der Mathematik und Informatik nur wenige Erfolge erzielt wurden (Abb. X.1).
- *Spiele (Game Playing):* Schach und Dame gehörten zu den ersten Anwendungsgebieten der KI und lieferten wichtige Anstöße zur Entwicklung heuristischer Suchverfahren.
- *Sprachverstehen:* Kommunikation in natürlicher Sprache (Wort und Schrift) mit dem Computer. Probleme liegen nicht nur in der Syntax (Satzbau) und Wortsemantik (Bedeutung der Worte), sondern auch in der Textpragmatik, d.h. dem Zusammenhang über mehrere Sätze hinweg.
- *Wahrnehmung:* Die Forschung beschäftigt sich hier mit dem Problem, die Funktion der menschlichen Sinne nachzuahmen. Schwerpunkte liegen im Sehen (Vision), Hören (Speech Understanding), Sprechen (Speech Synthesis) und Fühlen (Tactile Sensing).
- *Robotik:* Ziel ist der Bau intelligenter Handhabungssysteme. Für die Flexibilität von

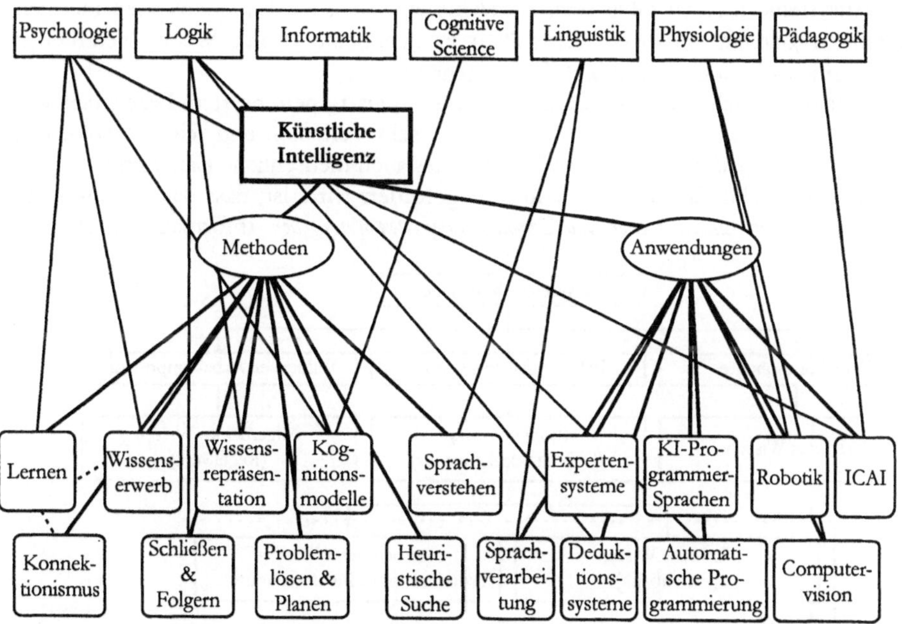

Abbildung X.1 Teilgebiete der KI (Kurbel 1992).
ICAI – Intelligent Computer-Assisted Instruction

Robotern ist neben der Programmierbarkeit besonders ihre Ausstattung mit externen Sensoren wichtig. Mit ihnen können Roboter ihre Umwelt wahrnehmen und auf sie reagieren (siehe Abschn. XI.C.9).

- *Theorembeweisen*: Automatische Herleitung und Verifikation von logischen Formeln.
- *Automatisches Programmieren:* Ausgehend von einer formalen Spezifikation, Beispielen oder einem natürlichsprachlichen Dialog sollen Programme automatisch generiert werden.
- *Expertensysteme (XPS):* Problemlösung mit Hilfe wissensbasierter Methoden und Techniken. Die Integration von Expertensystemen in die Informationsverarbeitung ist der logische Schritt von der Daten- zur Wissensverarbeitung.

D. Expertensysteme

Als *Experte* wird angesehen, wer *Wissen* auf einem großen Gebiet in Form von Fakten und Regeln und außerdem eigene *Erfahrungen*, die im Allgemeinen nicht in der Literatur über das Fachgebiet zu finden sind, erworben hat. Die Erfahrungen bestehen aus Heuristik, Analogien, Beurteilungen aufgrund z.B. individueller Entscheidungskriterien. Erfahrungen und Wissen dieser Art ermöglichen es dem menschlichen Experten, aussichtsreiche Problemlösungsstrategien auszuwählen oder, wenn es sich herausstellt, dass diese nicht funktionieren, zu dem Punkt zurückzugehen, an dem die Strategie versagte, und eine andere Alternative zu suchen.

Ein *Expertensystem (XPS)* ist ein Programm, das sich in irgendeinem, für gewöhnlich kleinen Anwendungsbereich, wie ein Fachmann verhält. Typische Anwendungen beinhalten Aufgaben wie Gebiete der medizinischen Diagnose, Lokalisierung von Fehlversagen von Bauteilen oder die Interpretation von gemessenen Daten. Expertensysteme müssen fähig sein, Probleme zu lösen, die Expertenwissen in einem bestimmten Bereich verlangen. Sie sollten in irgendeiner Form Wissen verarbeiten. Daher werden sie auch *wissensbasierte Systeme* genannt.

Jedoch kann nicht jedes wissensbasierte System als Expertensystem bezeichnet werden. Ein Expertensystem muss auch fähig sein, sein Verhalten und seine *Entscheidungen dem Anwender in irgendeiner Form zu erklären*, wie dies auch menschliche Experten tun.

Eine zusätzliche Fähigkeit, die von XPS gefordert wird, ist, dass das System in der Lage sein soll, *mit Unsicherheiten und Unvollständigkeiten umzugehen.* Informationen über das

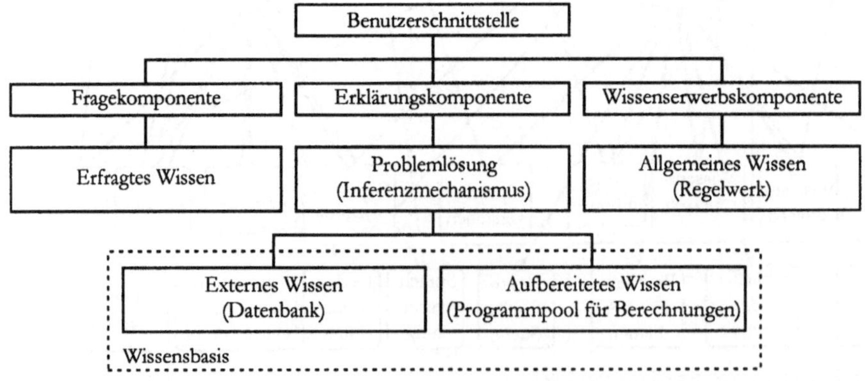

Abbildung X.2 Komponenten eines Expertensystems

zu lösende Problem können unvollständig oder unzuverlässig sein. Zum Beispiel können wir uns im medizinischen Bereich nicht ganz sicher sein, dass der Patient bestimmte Symptome aufweist oder dass gemessene Daten völlig richtig sind; eine Arznei kann einige Probleme verursachen. Dies erfordert probabilistisches Folgern.

Um die Anforderungen an ein Expertensystem zu definieren, muss man zuerst die *Fähigkeiten eines Experten* analysieren. Ein Experte kann Wissen erwerben und „abspeichern". Er wird das Wissen nach Inhalten gliedern. Ferner kann er ein Problem analysieren und so das Problem auch lösen. Hat er eine Lösung gefunden, so kann er diese auch erläutern, wobei er die Fähigkeit haben sollte, die *Vorkenntnisse seines Gegenübers zu berücksichtigen*. Darüber hinaus sollte ein guter Experte erkennen, welche Probleme überhaupt zu seinem Fachgebiet gehören, und in der Lage sein, aus seinen Erfahrungen zu lernen.

Eine *Wissensbasis* enthält das Wissen, das für den Anwendungsbereich spezifisch ist, einschließlich einiger Dinge, wie einfacher Fakten über den Bereich, Regeln, die einfache Beziehungen oder Phänomene im Bereich beschreiben, und möglicherweise auch Verfahren, Heuristiken und Ideen zur Lösung von Problemen in diesem Bereich.

Eine *Inferenzmaschine* weiß, wie das Wissen der Wissensbasis aktiv angewendet wird.

Eine *Benutzerschnittstelle* bewerkstelligt die reibungslose Kommunikation zwischen Anwender und dem System. Sie liefert dem Anwender auch eine Einsicht in den Problemlösungsprozess, der von der Inferenzmaschine ausgeführt wird. Es ist bequem, die Interferenzmaschine zusammen mit der Benutzerschnittstelle als ein Modul, gewöhnlich *Expertensystemshell* („Expert System Shell") oder der Kürze wegen nur *Shell* genannt, anzusehen.

Entsprechend der oben genannten Fähigkeiten eines Experten lässt sich ein Expertensystem in folgende Komponenten zerlegen.

Das Herzstück des Systems ist die *Problemlösungskomponente* (siehe Abb. X.2). Diese ist ein Mechanismus (Inferenzmechanismus), welcher eine Lösung des Problems unter Verwendung der verschiedenen Wissensarten liefert.

Eng verknüpft mit dem Inferenzmechanismus ist natürlich das Wissen und insbesondere dessen Darstellung, die *Wissensrepräsentation.* Das *allgemeine Wissen* ist das Wissen eines oder mehrerer Experten, welches allgemeingültig für das betrachtete Gebiet ist. Da das System auch fähig sein soll, Schlussfolgerungen zu ziehen, wird das allgemeine Wissen nicht nur aus Fakten, sondern hauptsächlich aus Regeln bestehen. Mithilfe dieser Regeln ist es möglich, verschiedenes Wissen bei der Lösungssuche zu verknüpfen. Dies ist auch einer der wesentlichen Punkte, worin sich ein solches System von einer Datenbank unterscheidet.

Von diesem allgemeinen Wissen über das betrachtete Gebiet ist das *erfragte Wissen* zu trennen, Fakten, die für einen speziellen Fall zutreffen und vom Benutzer erfragt werden müssen. Beispielsweise kann eine Bank einen allgemeingültigen Zusammenhang zwischen Bilanzkennzahlen und der Kreditwürdigkeit eines Kunden aufstellen. Dies müsste dann als allgemeines Wissen abgespeichert werden. Die Höhe des gewünschten Kredites muss dagegen vom Kunden erfragt werden und ist dann dem erfragten, spezifischen Wissen zuzuordnen. Fallspezifisches Wissen kann allerdings auch durchaus als externes Wissen in einer Datenbank vorliegen, wie z. B. die Höhe der Bilanzkennzahl.

Verbleiben noch zwei Arten von Wissen, das *externe Wissen* und das *aufbereitete Wissen.* Dies sind zwei Komponenten, die in ein Expertensystem integriert sein können, aber der „konventionellen" Programmierung zugeordnet werden müssen. Fast jeder Experte wird zu seiner Problemlösung nämlich diese Hilfsmittel, also Abfragen von Daten aus einer Datenbank sowie Ergebnisse „herkömmlicher" Programme nutzen. Es erscheint demnach sinnvoll, Schnittstellen zu solchen Modulen zu schaffen. Dadurch ist es möglich, bisher schon genutzte Möglichkeiten der Datenverarbeitung bei der Einführung eines Expertensystems weiter zu nutzen.

Expertensysteme können unterschiedlichen Nutzen haben:

- Experten werden von Standardtätigkeiten entlastet und im kreativen Bereich in ihren Aufgaben unterstützt.
- Sicherung, Vervielfältigung und Verteilung des Wissens von menschlichen Experten, qualifizierte Beratung in Außenstellen, Unterstützung des technischen Kundendienstes.
- Expertensysteme sind für bestimmte Ausbildungszwecke ideal, wenn z.B. Produktinnovation oder Personalfluktuation zu einem konstant hohen Schulungsaufwand führen (Trainings- und Ausbildungssysteme, Vermittlung von Spezialfertigkeiten).
- Bei wachsendem Wissensangebot lassen sich Expertensysteme nicht durch Datenmengen verwirren, z.B. Produktionsplanung und Produktionssteuerung, Diagnose im technischen und medizinischen Bereich.
- Expertensysteme überprüfen gleichermaßen alle Hypothesen, die verfolgt werden können, z.B. Auswahlberatung, Unterstützung, Design und Konstruktionsprozesse.
- Jederzeit und an jeder Stelle können Expertensysteme Auskunft über die erzeugten Lösungsvorschläge geben, weil Expertensysteme ihren vorgeschlagenen Lösungsweg transparent machen.

E. Zusammenfassung

Künstliche Intelligenz (KI) oder „Artificial Intelligence" (AI) versucht die menschliche Intelligenz durch Rechnerprogramme (Software) nachzubilden. Ihre Wurzeln gehen auf die frühen Fünfzigerjahre zurück. Damaliges Ziel war die Entwicklung des „General Problem Solver" (GPS), ein Softwarepaket, das den Menschen bei allen zu treffenden Entscheidungen sowohl des täglichen wie auch des Berufslebens unterstützt oder ihn sogar ersetzt. Rechnersoftware benötigt Hardware – daher ist die Entwicklung der KI eng mit der Entwicklung der Rechnerhardware verbunden.

Somit sind technisch industrielle Anwendungen, unter Berücksichtigung der Wirtschaftlichkeit, erst seit kurzer Zeit möglich. Beispiele dafür sind Fuzzy Methoden sowie neuronale Netze oder als Kombination beider Neurofuzzysysteme, welche bereits im industriellen Einsatz sind.

Von der Ursprungsidee des „General Problem Solvers" sind wir derzeit weit entfernt. Verfügbar sind effiziente KI-Programme für eng abgegrenzte Bereiche wie z.B. Maschinendiagnose, medizinische Diagnose, Layoutplanung, „ims"-Komponenten. Andererseits werden humanoide (menschenähnliche) Roboter entwickelt, welche sich in Teilbereichen bereits sehr „menschlich" verhalten.

XI. Ausgewählte Anwendungen in den Ingenieurwissenschaften

In diesem Kapitel werden ausgewählte Anwendungen der Informations- und Kommunikationstechnik überwiegend in den Ingenieurwissenschaften kurz und verständlich dargestellt.

A. Bildverarbeitung, Bilderkennung

Einer der menschlichen Sinne ist das Sehen. Dabei wird das von Objekten ausgehende Licht aufgenommen und daraus Informationen, die von der Farbe, von Oberflächen, über die Einteilung von Bildbereichen zu Objekten bis hin zur Einschätzung der Stimmungen und Gesichtsausdrücke eines Gesprächspartners reichen, ermittelt. Das bekannteste Bildverarbeitungssystem ist immer noch das menschliche Auge in Verbindung mit der Bildauswertung durch das Gehirn. Deswegen orientieren sich viele technische Bildverarbeitungssysteme am Aufbau und der Funktionsweise des Auges. Die Effizienz von Bildverarbeitungssystemen orientiert sich daher an der Leistungsfähigkeit des biologischen Vorbildes.

In unserem täglichen Leben sind wir direkt oder indirekt mit unterschiedlichen Verfahren oder Ergebnissen der Bildverarbeitung konfrontiert.

Wir begegnen der Bildverarbeitung zum Beispiel beim Einkaufen, wenn die Preise von den Preisschildern automatisch gelesen werden oder der Straßenverkehr automatisch überwacht wird.

Bei der Computergrafik handelt es sich um die Generierung von Bildern in Bereichen wie elektronischen Medien oder Videospiele.

In Zusammenhang mit der Übertragung von Bildern, z.B. über Kabel oder Satellit geht es um die Kompression von Bilddaten, um die enorme Datenmenge in den Griff zu bekommen.

In der Medizin unterstützt die Bildverarbeitung den Arzt bei der Diagnose von Zellpräparaten, Röntgen- bzw. Tomographenbildern (CT – Computerized Tomography, MRT – Magnetic Resonance Tomography, PET – Positron Emission Tomography), der Theragnostik (intraoperative Diagnostik) sowie der Feststellung des Therapiefortschritts.

In der Militärtechnik handelt es sich vor allem um die Identifizierung von Objekten (Flugzeuge, Schiffe, Militärfahrzeuge, Personen usw.). Mithilfe der Bildverarbeitung werden Maschinen in lebensgefährlichen Umgebungen bewegt und gesteuert, wie beispielsweise bei der Landminensuche.

Beim industriellen Einsatz geht es vor allem um die optische Qualitätskontrolle, wie z.B. Erkennung von Schriftzeichen, Vollständigkeitskontrolle von Baugruppen, Messung des Durchmessers von Papiertransportrollen, Führung von Fertigungsprozessen wie Feinpositionierung, Sortierung von Produkten oder Steuerung von Robotern.

1. Informationen in Bildern

Die in Bildern enthaltenen Informationen sind üblicherweise im Licht enthalten. Ein Bildverarbeitungssystem analysiert im Wesentlichen die Lichtintensität und die Lichtfarben, die von Objekten zurückgeschickt werden.

Physikalische Interaktionen eines Lichtstrahles mit seiner Umwelt sind:

- *Reflexion* – bei undurchsichtigen Oberflächen enthält das ausgehende Licht Information über Oberflächeneigenschaften, wie Reflektivität (Farbe), Rauheit (glänzend oder matt) sowie Oberflächenorientierung.
- *Streuung* – bei durchsichtigen Medien können durch die Streuung physikalische Eigenschaften des Mediums oder zum Beispiel die Entfernung der Lichtquelle festgestellt werden.
- *Brechung* – bei Trennflächen optischer Medien hat die Brechung des Lichtes große Bedeutung bei der Bildentstehung.

Im Zusammenhang mit zeitlichen und örtlichen Informationen in Bildern geht es um Information aus der Verteilung von einfallenden Lichtstrahlen. Aus zeitlicher Sicht handelt es sich um Informationen wie Eigenbewegung, Bewegung von Objekten oder Veränderungen der Lichtquellen. Örtliche und zeitliche Verteilungen von Lichtstrahlen stellen die wichtigste visuelle Informationsquelle dar, die das Sehen von Formen und Bewegungen ermöglicht.

2. Informationen aus Bildern

Aus Bildern entnehmbare Informationen sind:

- Farben und Helligkeiten von Oberflächen – Farbe und Helligkeit als Oberflächeneigenschaft soll unabhängig von der Lichtquelle wahrgenommen werden.
- Räumliche Tiefe – es handelt sich in diesem Fall um den Abstand einzelner Punkte vom Beobachter sowie von Oberflächen und Objekten, die aufgrund ebener Bilder erkannt werden sollen.
- Größe und Sehwinkel – um die wirkliche Größe von Objekten bestimmen zu können, muss neben dem Sehwinkel auch deren Abstand bekannt sein. Üblicherweise gilt: die wahrgenommene Größe ist ungefähr der Sehwinkel mal der geschätzten Entfernung.
- Bewegung – Bewegungen sind bestimmte Änderungen im Bild. Hier können drei Fälle unterschieden werden:
  - Im ersten Fall sollen Änderungen nicht als Bewegungen interpretiert werden, beispielsweise bei Verdunklung der Lichtquelle oder dem Absuchen einer Szene mit einem Scheinwerfer.
  - Bei echten Bewegungen werden Bildteile verschoben. Hier ist eine gleichzeitige Auswertung zeitlicher und örtlicher Änderungen im Bild erforderlich.
  - Im letzten Fall handelt es sich um die Eigenbewegung des Beobachters. Hier entstehen großflächige Bewegungsmuster, die Informationen über diese Eigenbewegung, aber auch über die dreidimensionale Struktur der Außenwelt erhalten.
- Objekt- und Mustererkennung – behandelt die Klassifikation von Objekten (Abgrenzung, Ähnlichkeiten) aufgrund einer vorher geleisteten Segmentierung des Bildes und bestimmter Eigenschaften der betrachteten Region, wie z.B. Fläche, Umkreis oder minimaler Radius.

3. Industrielle Bildverarbeitung

In den letzten Jahren hat sich die Bildverarbeitung im Industriebereich aufgrund des Preisverfalls der Hardwarekomponenten durchgesetzt. In Abb. XI.1 ist ein solches industrielles Bildverarbeitungssystem schematisch dargestellt. Als Sensoren für das Bildverarbeitungssystem dienen in der Regel Kameras. Daneben gibt es auch andere Sensoren, wie z.B. Laserabtastsensoren, Ultraschallsensoren oder Scanner und ähnliche. Die Verbindung zwischen den Sensoren (Kameras) und dem Rechner wird meistens durch eine so genannte Framegrabber-Karte hergestellt. Diese wandelt die Kamerasignale in ein digitales Bild um, das vom Rechner weiterverarbeitet werden kann. Bei PCs sind die Framegrabber als Einsteckkarten ausgeführt. Ein Problem besteht noch darin, dass bei digitalen Kameras und Framegrabbern kein einheitlicher Interfacestandard existiert.

Der Erfolg einer Bildverarbeitungsaufgabe hängt im Wesentlichen von der Beleuchtung, der Optik und den Kameras ab. Die richtige Beleuchtung ist eine Grundvoraussetzung für eine optimale Funktion eines Bildverarbeitungssystems. Üblicherweise kommen Beleuchtungen unterschiedlichster Bauformen und Anordnungen zum Einsatz, die auch verschiedene Lichtquellen (Halogenlampen, Leuchtstoffröhren, Leuchtdioden, Laserleuchtdioden) enthalten können.

Man unterscheidet zwei Arten von Beleuchtungen: Auflicht und Durchlicht.

Beim *Auflicht* befindet sich die Beleuchtung auf derselben Seite des Objektes wie die Kamera; beim Durchlicht liegen Beleuchtung und Kamera auf gegenüberliegenden Seiten des Objekts. Die *Durchlichtbeleuchtung* ist vor allem für genaue Vermessungsaufgaben wegen der ausgezeichneten Kontraste geeignet. Sie kann jedoch in der Industrie nur selten angewendet werden.

Im Industriebetrieb muss ein Bildverarbeitungssystem synchron mit dem Produktionsprozess arbeiten. Daher muss sich das Bildverarbeitungssystem von außen steuern

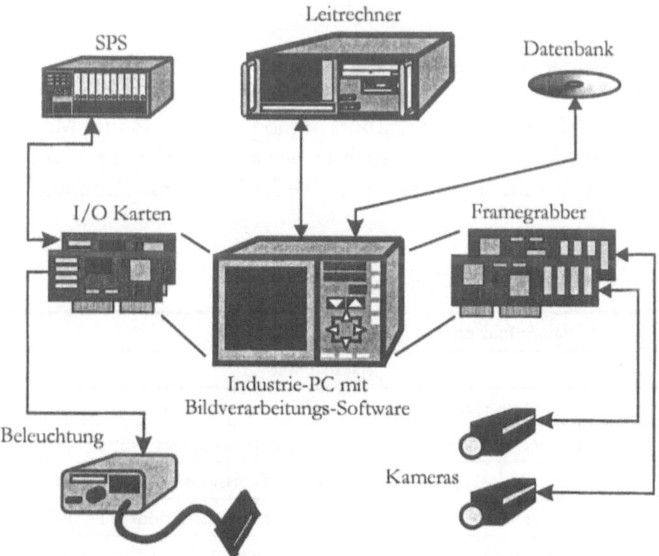

Abbildung XI.1 Industrielles Bildverarbeitungssystem (Dřínek 2003)

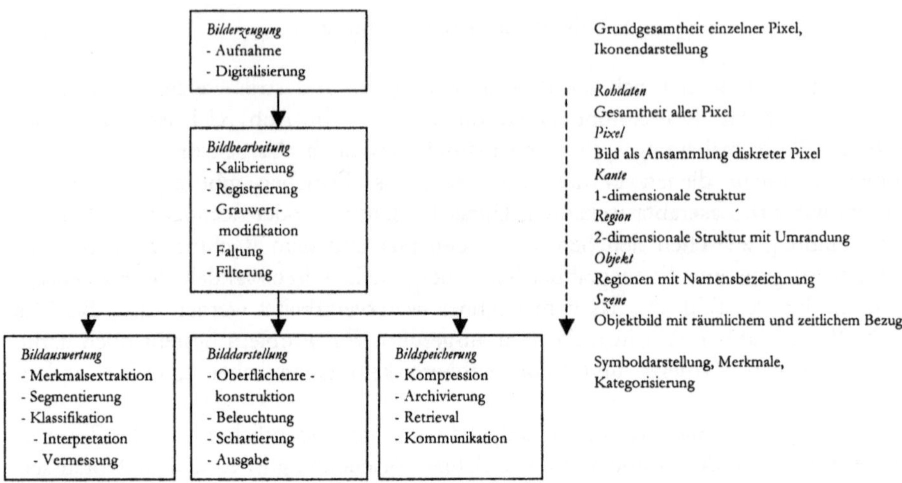

Abbildung XI.2 Stufen der Bildverarbeitung in der Medizin (nach Kramme 2001)

lassen und seine Ergebnisse nach außen schicken können, d.h., es muss in der Lage sein, mit anderen Geräten zu kommunizieren. Daher sind Bildverarbeitungssysteme häufig über Digitalschnittstellen, serielle Schnittstellen oder Bussysteme (z.B. Ethernet, CAN – Controller Area Network) mit speicherprogrammierbaren Steuerungen oder anderen Rechnern verbunden. Das Bildverarbeitungssystem kann auch relevante Daten und Messwerte zur weiteren Auswertung in die Datenbanken speichern.

Bildverarbeitungssysteme laut Abb. XI.1 sind derzeit in großer Anzahl am Markt erhältlich und bieten als externe Sensoren neue Möglichkeiten beispielsweise in der Fertigungsautomatisierung sowie in der Robotertechnik. Weitere Entwicklungen finden sich in der Produktionsautomation oder in der Überwachung von Verkehrsleitsystemen.

4. Bildverarbeitung in der Medizin

Neben den bereits digitalen Verfahren wie der Computertomographie (CT) und Magnetresonanztomographie (MRT) werden zunehmend auch bisher analoge Verfahren wie die Endoskopie durch digitale Aufnahmen ersetzt (Tabelle XI.1). Damit können die

Tabelle XI.1 Digitale bildgebende Verfahren in der Medizin

Digitale bildgebende Verfahren		
Mikroskopie	Makroskopie	
Laser Scanning Mikroskopie	Nichtionisierend	Ionisierend
	Scanning Laser Ophtalmoskopie	Röntgen-Computer-Tomographie
	Video Endoskopie	Positron-Emissions-Tomographie (PET)
	Ultraschall	Single-Photon-Emissions-CT (SPECT)
	Thermographie	Digitale Angiographie (DA)
	Kernspintomographie	Digitale Subtraktionsangiographie (DSA)

modernen Methoden der Bildverarbeitung nun auch für die Medizin genutzt werden.

Die Speicherung der Daten sollte immer unter dem Ziel der Wiederauffindbarkeit erfolgen. Wiederauffindbarkeit hier jedoch nicht nur unter einer Bildbezeichnung, sondern auch nach bestimmten Merkmalsstrukturen.

Zum Thema der medizinischen Bildverarbeitung zählen weiters: die Technik der Bilderzeugung, Bildwahrnehmung, diskrete, signaltheoretische und statistische Modelle, Methoden der Bildtransformation, -segmentierung, -analyse und -klassifikation (Abb. XI.2).

B. Mikro- und Nanosysteme

1. Mikrosystemtechnik

Die Mikrosystemtechnik (MST) beschäftigt sich mit systemtechnischen Methoden und Hilfsmitteln, um mit Mikrotechniken neuartige, miniaturisierte Systemlösungen für die Mess-, Steuerungs- und Regelungstechnik, die Kommunikationstechnik, die Informationstechnik, die Medizintechnik und die Mensch–Maschine-Kommunikation zu entwickeln. Sie strebt eine zielgerichtete Integration wesentlicher Funktionen und eine Miniaturisierung wesentlicher Komponenten an, was auf so genannte Mikrosystemlösungen führt.

Die Technikfelder der Mikrosystemtechnik lassen sich grob einteilen in:

- *Einzeltechniken (Mikrotechniken)*, die als Verfahrenstechnologie zur Herstellung bzw. als Komponenten von Mikrosystemen dienen:
  - *Schichttechniken:* Verfahren zur Herstellung von Schichten – Submonolagen- bis in den Mikrometerbereich; man unterscheidet Dünnfilm- und Dickschichttechnik sowie das Abscheiden aus der flüssigen Phase.
  - *Mikromechanik:* die Mikromechanik umfasst im allgemeinsten Sinne die dreidimensionale Strukturierung von Festkörpern, wobei in mindestens einer Dimension Strukturgrößen im Mikrometerbereich auftreten; Werkstoffe der Mikromechanik sind z.B. einkristallines Silizium, Polysilizium, Quarz und Metalle.
  - *Halbleitertechnik:* Herstellung mikroelektronischer Bauelemente durch gezielte Beeinflussung der Halbleitereigenschaften, Verfahren zur Schichterzeugung und Strukturierung.
  - *Integrierte Optik:* Technik zur Herstellung miniaturisierter planarer optischer Schaltungen, die in Analogie zur Mikroelektronik das Ziel hat, miniaturisierte optische Komponenten wie Koppler, Modulatoren, Schalter auf einem einheitlichen Substrat, wie z.B. Glas, Halbleiter, Lithiumniobat, Polymere, zu vereinen.
  - *Faseroptik:* in der Faseroptik werden optische Signale in lichtleitenden Medien geführt. Man unterscheidet zwei Anwendungsgebiete:
    1. die Kommunikationstechnik (Ausnutzung einer möglichst ungestörten Signalübertragung) und
    2. die Sensorik (Ausnutzung von Änderungen der Übertragungseigenschaften von Lichtwellenleitern zur Erfassung verschiedener physikalischer, chemischer und biochemischer Parameter).

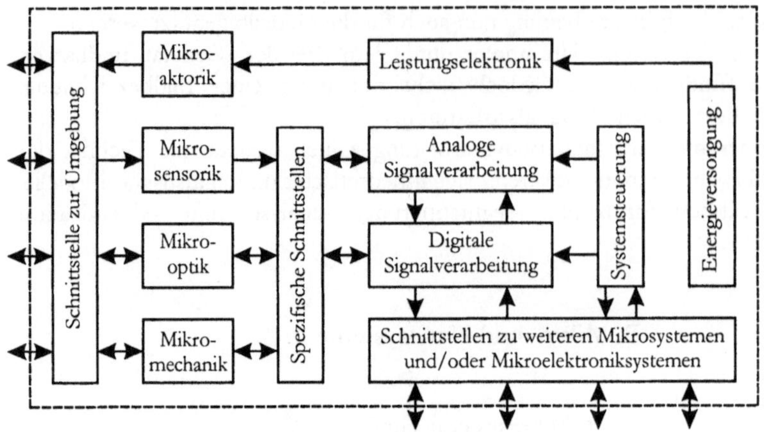

Abbildung XI.3 Prinzipieller Aufbau eines Mikrosystems

  - *Leistungshalbleitermodule:* hybride Bausteine oder monolithisch integrierte Schaltungen zur Steuerung und Regelung elektrischer Leistungen mit einem Leistungsbauelement und Steuer/Logik-Schaltkreiselementen.
  - *Keramiktechniken:* Herstellung und Einsatz von keramischen Materialien für Mikrosysteme bzw. Mikrosystemkomponenten.
  - *Polymerverfahren:* z.B. lichtempfindliche Schichten für die Fotolithographie, Polymerschichten für physikalische und chemische Sensoren, Elastomere für Mikroaktoren.
- *Systemtechniken*, die die Kombination von einzelnen Mikrotechniken zu einem System unterstützen.
- *Techniken der Sensorik und Aktorik*, die, auf Einzel- und Systemtechniken basierend, Problemlösungen für spezifische Anwendungsfelder bieten:
  - *Techniken der physikalischen und (bio-)chemischen Sensorik:* Sensorelemente zur Mes-

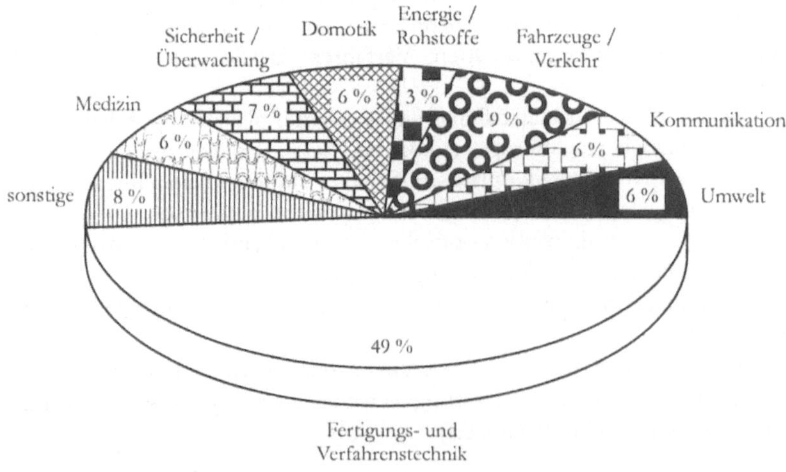

Abbildung XI.4 Einsatzgebiete der MST

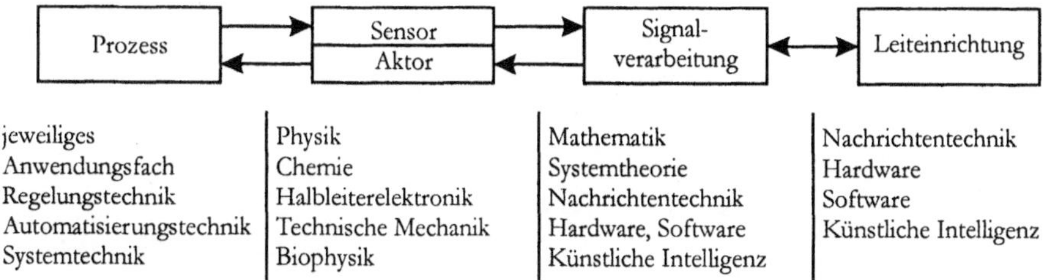

Abbildung XI.5 Basisfächer für Mikrosysteme (Pichler 2003)

sung der physikalischen Größen Druck, Beschleunigung, Temperatur etc. oder chemische Sensorelemente wie Festkörpersensoren, elektrochemische Sensoren u.a.

– *Techniken der Mikroaktorik*: z.B. piezoelektrische Mikroaktoren, magnetostriktive Werkstoffe, elektrorheologische Flüssigkeiten.

Abbildung XI.3 zeigt den prinzipiellen Aufbau eines Mikrosystems als Kombination von Baugruppen mit elektr(on)ischer und nichtelektr(on)ischer Funktionalität:

Das Herzstück des Mikrosystems bildet die analoge und digitale Signalverarbeitung, welche üblicherweise aus Hardware-Elektronik besteht. Über spezifische Schnittstellen erhalten diese beiden Komponenten Informationen über die Umgebung, mittels mikrosensorischer, mikrooptischer und mikromechanischer Sensoren. Das Mikrosystem kann über eine Leistungselektronik und Mikroaktorik auf das zu beeinflussende System über Schnittstellen zugreifen. Die interne Steuerung des Mikrosystems wird durch die Systemsteuerung realisiert. Darüber hinaus besteht eine Schnittstelle zu weiteren Mikrosystemen und/oder mikroelektronischen Systemen.

Mit der Mikrosystemtechnik steht erstmals eine Technologie zur Verfügung, die mehrere bislang nicht direkt bzw. allenfalls über aufwendige Schnittstellen kombinierbare Einzeltechniken integrativ auf einer zuvor nicht realisierbaren miniaturisierten Ebene zusammenführt. Die Schnittstellen zwischen unterschiedlichen digitalen und analogen Prozessen, welche bisher mühsam über Schnittstellen realisiert wurden, wandern in das Produkt. Bisher als nicht integrierbar geltende Bauteile und Baugruppen (z.B. Mechanik, Mikroelektronik, Optik) sind nun in einem System vereinigt.

Zu erwarten ist, dass mit dieser Technik über das bloße Zusammenfügen von Einzeltechniken hinausgehende Nutzeffekte entstehen, deren Anwendungsbereiche heute noch nicht absehbar sind.

Derzeitige Anwendungen der MST finden sich z.B. in der Umwelt- und Sicherheitstechnik, Medizintechnik, Kommunikationstechnik, Automobil- und Verkehrstechnik,

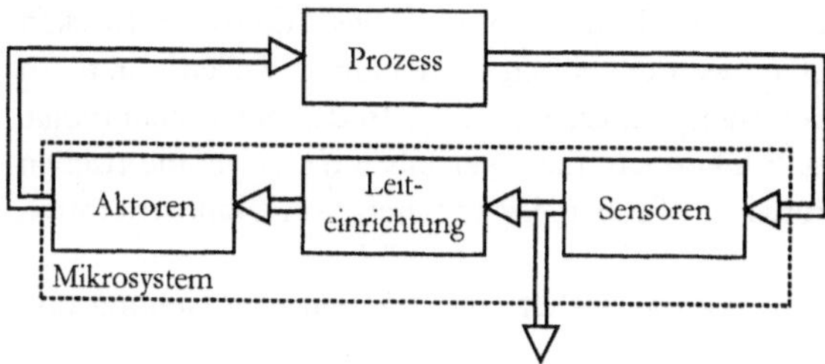

Abbildung XI.6 Mikrosystem als Leiteinrichtung

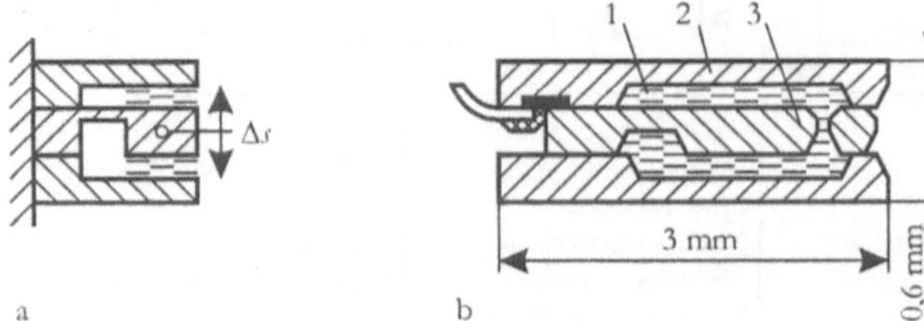

Abbildung XI.7 Mikromechanischer Beschleunigungsaufnehmer mit Flüssigkeitsdämpfung (Osanna u. a. 1999). **a** – Bauform / Prinzip, **b** – Ausführungsbeispiel. *1* – Silikonöl, *2* – Anschlag, *3* – seismische Masse

Rohstoff- und Energietechnik, Fertigungstechnik, Verfahrenstechnik und Haustechnik (Domotik). Die Einsatzgebiete und deren Verteilung sind in Abb. XI.4 dargestellt.

Daraus ergeben sich für Mikrosysteme als interdisplinäre Technologie die in Abb. XI.5 dargestellten Basisfächer.

Mikro- und zukünftig auch Nanosysteme stellen beispielsweise der Automatisierungstechnik neue Bausteine zur Verfügung. Sie erlauben die Realisierung der Stellglieder (Aktoren), der Messwertaufnehmer (Sensoren), der Leiteinrichtungen (Steuerungen, Regelungen) sowie der erforderlichen Schnittstellen auf einem Chip (Abb. XI.6).

Ein Anwendungsbeispiel für ein Mikrosystem ist in Abb. XI.7 dargestellt. Es handelt sich um einen Dämpfer mit Luft- und Flüssigkeitsreibung, welcher auf direkter Fluidreibung an den Grenzflächen sowie dem Strömungswiderstand beim Druckausgleich beruht. Im Teilbild a ist das Funktionsprinzip dargestellt, welches auf Verdrängung und Reibung im Spalt zwischen den Platten beruht. Teilbild b zeigt als Ausführungsbeispiel einen mikromechanischen Beschleunigungsaufnehmer mit Flüssigkeitsdämpfung. Die Abmessungen sind 3 mm × 0,6 mm. Der Beschleunigungsaufnehmer ist mit Silikonöl als Dämpfungsmedium gefüllt.

2. Nanotechnologie

Die Vorsilbe Nano (griechisch Zwerg) charakterisiert einen Größenbereich, der sich in einem milliardsten Teil einer Einheit bewegt. Diese Dimensionen werden durch den Einsatz neuer physikalischer Instrumente und Verfahren auf dem Wege einer weiteren Verkleinerung derzeitiger Mikrosysteme um den Faktor 1000 erreicht.

Der Nanobereich ist jener des Atomaufbaues. Beherrscht man diese Dimensionen – und das wird sehr bald der Fall sein –, können neue Produkte in den Bereichen Energietechnik (Brennstoffzellen, Batterien, Solarzellen, Gasspeicher), Umwelttechnik (Materialkreisläufe, Entsorgung, Reinigung) sowie der Informationstechnik (hochdichte Speicher, leistungsfähige Prozessoren), aber auch der Gesundheit und des Alterns entwickelt werden. Künftige Nanorobots (Naniten) werden punktgenau kranke Zellen zerstören oder Medikamente an bestimmte Stellen transportieren können. In der Nanotechnologie geht es primär um die Nutzung neuer Funktionen, die einerseits auf der geometrischen Größe und andererseits auf den materialspezifischen Eigenheiten von Nanostrukturen basieren.

Zur Entwicklung von Nanosystemen wurden bisher zwei Wege der Forschung und Entwicklung eingeschlagen:

- Man versucht die in der belebten Natur ablaufenden Vorgänge zu verstehen und die gewonnenen Erkenntnisse für technische Fragestellungen zu nutzen. Durch das Verständnis von sich selbst organisierenden Strukturen wurden speziell im Bereich der lebenswissenschaftlichen Forschung und bei der Entwicklung neuer Materialien Fortschritte erzielt.
- Der zweite Zugang ist mehr technischer Art. Unbelebte Strukturen werden durch die Nanotechnologie nachgebildet. Dadurch ist es möglich, Fortschritte auf dem Gebiet der Elektronik, Optoelektronik und Sensorik zu erzielen.

Für die Weiterentwicklung werden beide Wege gemeinsam verfolgt. Den dadurch entstehenden Produkten wird eine mindestens ähnlich bedeutende Entwicklung vorhergesagt, wie sie die Informationstechnik nach der Erfindung des Transistors und der Herstellung integrierter Schaltkreise durchgemacht hat.

Nanopartikel sind Agglomerate von Teilchen, die aus einigen wenigen bis mehreren hundert Atomen oder Molekülen bestehen. Von der Größe her sind sie zwischen Atomen und Molekülen von Festkörpern anzusiedeln. Ihre physikalischen und chemischen Eigenschaften liegen zwischen denen dieser beiden Extreme und sind in weiten Bereichen auch als Funktion der Teilchenzahl, der das Nanopartikel bildenden Einheit gestaltbar. Die Eigenschaften dieser Bauteile aus Nanopartikeln kann durch Zusammensetzen von Atomen und Molekülen vorbestimmt werden.

Eine Anwendung dafür könnte beispielsweise in der Informationstechnik die Entwicklung neuer Chips sein. Derzeit gilt das Moore'sche Gesetz (aufgestellt von Gordon E. Moore, einem Mitbegründer eines Chipweltmarktführers), welches besagt, dass sich die Anzahl der Transistoren pro Flächeneinheit alle 18 Monate verdoppelt. Bleibt diese Entwicklung erhalten, ist man im Jahr 2010 bei Abmessungen von 100 Nanometern angelangt.

Ein namhafter japanischer Speicherhersteller konnte bereits im September 2002 erste Samples eines 2-GBits-NAND-Flash-Speichers vorlegen, die in einem 90-Nanometer-Prozess gefertigt wurden. Derzeit erfolgt die Entwicklung von Feldeffekttransistoren mit einer Gatelänge von nur 10 Nanometern. Eine Anwendung dafür ist in zukünftigen Supercomputern, welche beispielsweise mit Quantenpunktspeichern in der Größe von 20 Nanometern arbeiten sollen.

Nanotubes oder *Nanoröhren* sind ein- oder mehrwandige Kohlenstoffröhrchen mit Dicken von 1–30 Nanometern und extrem guten Werten für Zugfestigkeit sowie Strom- und Wärmeleitfähigkeit. Sie könnten zukünftig für Leiterbahnen, für die Herstellung von Transistoren und Dioden für Speicher, aber auch zur Verstärkung von Keramiken, Metallen und Kunststoffen angewandt werden. Derzeit ist es möglich, solche Nanotubes mit Längen im Millimeterbereich herzustellen. Sie sind je nach Struktur entweder halbleitend wie Silizium oder leiten den elektrischen Strom um 3 Zehnerpotenzen besser als Kupfer. Beim Wärmetransport verdoppeln sie die Wärmeleitfähigkeit des derzeit besten Wärmeleiters Diamant, haben die zwanzigfache Zugfestigkeit von Stahl und sind dennoch biegsam.

Die Nanotechnologie erlaubt auch die Herstellung ultradünner Schichten mit unterschiedlichen Eigenschaften. Durch Aufbau und Verbindung verschiedener Schichten im Nanometerbereich können komplexe Kombinationen von mechanischen, optischen, elektrischen oder chemischen Eigenschaften dreidimensional mit höchster Intergrationsdichte geschaffen werden. Anwendungen könnten die Herstellung von Schaltern, Speichern, Sensoren, Prozessoren, Aktoren, Membranen und Katalysatoren sein.

Eine realisierte Anwendung sind magnetische Speicherelemente, so genannte MRAMs (Magnetic Random Access Memory). Sie bestehen aus dünnen magnetischen Mehrfachschichten im Nanobereich, in denen Datenbits nicht mehr in Kondensatoren, sondern in Minimagneten gespeichert werden. Diese Minimagneten werden durch einen schwachen Stromimpuls umgepolt und der Speicherinhalt wird elektrisch ausgelesen. Der große Vorteil dieser MRAMs ist es, dass ein einmal gespeichertes Informationsbit beliebig lange erhalten bleibt. Dadurch sind sie wesentlich Strom sparender als heutige Speicher, welche viele Male pro Sekunde aufgefrischt werden müssen. Ein solcher Speicher, der sein Gedächtnis behält, würde z.B. die Zeit zum Hochfahren eines PCs beim Einschalten drastisch verkürzen.

Die Nanotechnologie kann auch zur ultrapräzisen Bearbeitung von Oberflächen angewandt werden. Solche Oberflächen sind in der Optik und Feinmechanik beispielsweise bei Optikbeschichtungstechniken sowie Geräteentwicklungen für die Unter-100-Nanometer-Lithographie. Die Ultrapräzisionstechnik beinhaltet alle Bearbeitungsverfahren, bei denen Körper und Oberflächen mit makroskopischen Abmessungen extrem präzise in Form und Glattheit hergestellt werden. Je präziser geglättet und geformt Oberflächen sind, desto bessere optische Eigenschaften weisen sie auf. Derzeit sind, um die Ansprüche der Industrie zu befriedigen, Fertigungstoleranzen im Bereich von 0,1–100 Nanometer erforderlich. Dieses Ziel konnte nur durch die Entwicklung und Einführung von hochpräzisen Fertigungsmethoden bzw. durch den Einsatz hochgenauer Messtechniken mittels neuer Messverfahren erreicht werden. Solche hochpräzise Bauteile sind für hoch entwickelte Geräte für den Alltagsgebrauch, wie beispielsweise Videorecorder oder CD-Player, bzw. in der Sensortechnik und im Kraftfahrzeugbau erforderlich.

Ein einfacher Aktor kann durch Aneinanderbefestigen oder Kleben von scheibenförmigen Magneten auf eine lineare Federvorrichtung und das Umgeben dieses Systems mit einer gleichförmig gewickelten, ringförmigen Zylinderspule konstruiert werden. Der maximale Feldgradient ist in diesem Fall nahe den jeweiligen Enden der Spule, und somit ist es vorteilhaft, je einen Magneten mit entgegengesetzter Polung auf jedes Ende der Spule zu platzieren (die Gradienten sind gleich groß und an jedem Ende entgegengesetzt), siehe Abb. XI.8.

Diese Vorrichtung hat den Vorteil, dass die Kraft auf den Magneten von der Position unabhängig ist und dass es keine mechanische Kopplung gibt, die zu einem Aktor führen würde, der eine Steifigkeit nahe dem Wert null hat.

Ein Nachteil ist, dass die Spule so knapp wie möglich an den Magneten sein sollte. Das ist schwer zu erreichen, ohne dass die Magneten die Spule berühren. Eine nützliche Methode, um das zu prüfen, ist, die Magneten elektrisch von der Spule zu isolieren –

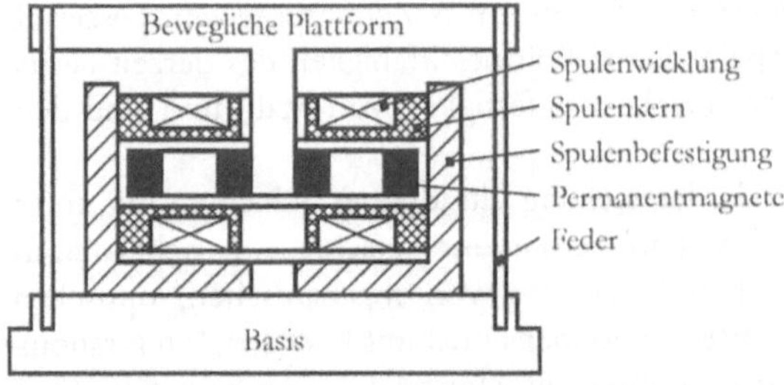

Abbildung XI.8 Eine durch zwei Spulen und vier topfförmige Magnete bewegte lineare Feder (Osanna u. a. 1999)

entsteht ein Kurzschluss, besteht mechanischer Kontakt.

Zusammenfassend kann festgestellt werden, dass der Übergang von der Mikro- zur Nanotechnologie bereits fast vollzogen ist. Die Nanotechnologie eröffnet neue Möglichkeiten in den verschiedensten Anwendungsgebieten. Derzeit sind Forschungsarbeiten auf dem Gebiet der Femtotechnologie (Größenordnungen von 10^{-15} m) im Gange.

C. Automatisierungstechnik

Automatisierungstechnik und hier besonders Steuerungs- und Regelungstechnik beschäftigt sich mit den ingenieurmäßigen Aufgaben des Verständnisses der Analyse und der mathematischen Modelle dynamischer Prozesse. Solche Prozesse findet man sowohl in technischen als auch in nichttechnischen Systemen. Die Aufgabe einer Automatisierungseinrichtung besteht darin, ausgewählte Größen mittels geeigneter Hard- und Software auf bestimmten Werten zu halten. Beispiele für solche Anlagen sind Werkzeugmaschinen, Satelliten, Brauereien oder Halbleiterproduktionsanlagen. Beispiele für nichttechnische Systeme finden sich beispielsweise in den Wirtschaftswissenschaften, in der Politologie, Ökonomie, Ökologie, Biologie oder in der Medizin.

Automatisierungseinrichtungen sind durch die dynamische Wechselwirkung zwischen unterschiedlichen Subsystemen gekennzeichnet.

Automatisierungstechnik ist eine interdisziplinäre system- und informationstechnisch orientierte Ingenieurdisziplin. Dies kann wie folgt unterstrichen werden:

- Steuerungs- und Regelungsprobleme unseres täglichen Lebens werden sowohl durch ingenieur- und naturwissenschaftliche Methoden als auch mit Methoden anderer relevanter Fachgebiete, wie beispielsweise menschliche Aspekte, gelöst – *Interdisziplinarität.*
- Automatisierungsprobleme werden meistens durch Abstraktion gelöst. Konkrete Anwendungen werden so lange abstrahiert, bis man die universellen Methoden der mathematischen System- und Regelungstheorie sowie die bekannten Methoden der Automatisierungstechnik anwenden kann – *Systemorientiertheit.*
- Informationstechnische Aspekte werden mit physikalischen oder energetischen Aspekten zur Lösung von Automatisierungsproblemen herangezogen – *Informationstechnikorientiertheit.*

Derzeit ist eine steigende Anwendung von Konzepten und Methoden der modernen Regelungstheorie festzustellen. Die Automatisierungstechnik begegnet uns auch im täglichen Leben, beispielsweise in Form von CD-ROM-Playern, Automobilen oder Robotern. Methoden der Automatisierungstechnik finden sich zur Erhöhung des Komforts in Haushaltsgeräten und der Sicherheit in modernen Verkehrssystemen und erlauben eine hoch automatisierte Produktion. Die Automatisierungstechnik trägt sowohl zur Erhöhung der Produktqualität als auch zur ökonomischen und ökologischen Optimierung der industriellen Produktion bei.

1. Ein illustratives Beispiel

Abbildung XI.9 zeigt die Situation des Spurhaltens eines Fahrzeuges (Fahrrad, Motorrad oder Auto). Hier ist der einfache Fall des Spurhaltens auf einer geraden Strecke dargestellt. Äußere Einflüsse, wie z.B. Seitenwind, durchdrehende Räder versuchen das

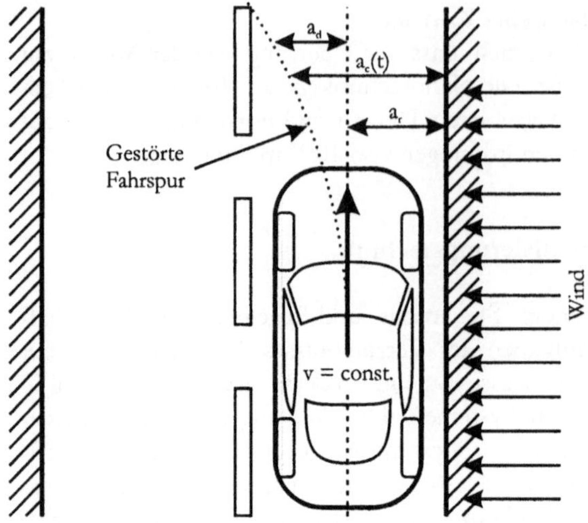

Abbildung XI.9 Spurverfolgung durch manuelle oder automatische Regelung (Schmidt u. a. 2002)

Fahrzeug von der Ideallinie abzubringen. Die Aufgabe des Menschen ist es, das Fahrzeug mit beispielsweise konstanter Geschwindigkeit in einem Abstand a_r zur Fahrbahnbegrenzung zu halten. Die vorerwähnten Störungen führen jedoch zu einer Abweichung a_c, welche zeitabhängig ist. Der Fahrer muss also versuchen, die Differenz $a_d = a_r - a_c$ immer zu kompensieren, d.h. auf null zu halten. Er muss dazu mit seinen Augen immer die Abweichung a_d beobachten und versuchen, sie durch Betätigen des Lenkrades sowie eventuell des Gaspedals zu minimieren – im Idealfall auf null zu halten.

Abbildung XI.10 zeigt das in der Automatisierungstechnik übliche Blockschaltbild für diesen manuellen Regelkreis. Die Augen erfassen den Istwert a_c, vergleichen ihn mit einem Sollwert a_r, bilden die Differenz a_d, aus der der Mensch die Lenkradbewegungen ableitet.

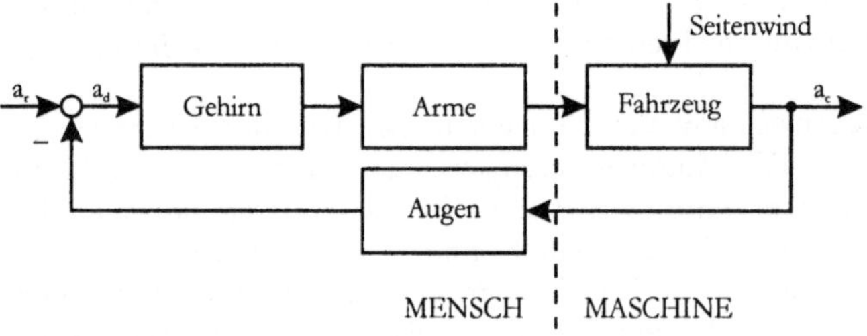

Abbildung XI.10 Manueller Regelkreis

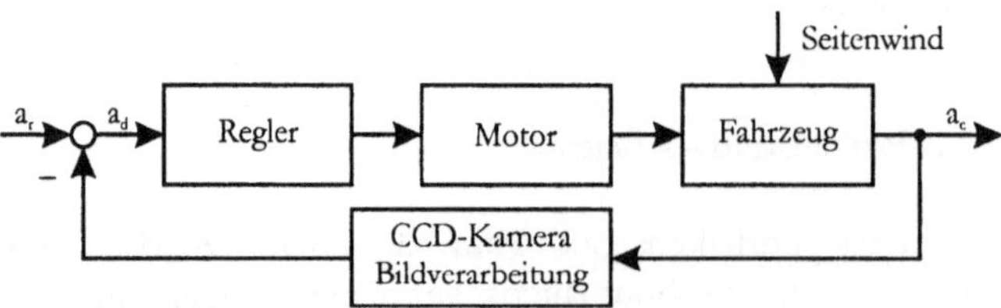

Abbildung XI.11 Regelkreis „Spurhalten“

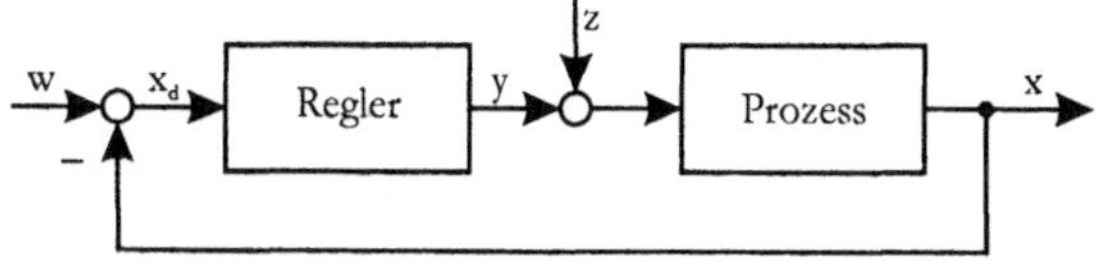

Abbildung XI.12 Einschleifiger Regelkreis

Ersetzt man die menschlichen Augen durch einen Sensor, beispielsweise eine CCD-Kamera, und wertet deren Bilder mit einem Bildverarbeitungssystem aus, ist die Messwertaufnahme automatisiert. Das menschliche Gehirn, welches aus der Differenz $a_r - a_d$ die notwendigen Armbewegungen zur Betätigung des Lenkrades ableitet, wird durch eine Automatisierungseinrichtung (Regler) ersetzt. Die menschlichen Arme und Muskeln können durch elektrische oder hydraulische Einrichtungen zur Bewegung des Lenkrades ersetzt werden. Dadurch ergibt sich das in Abb. XI.11 dargestellt Blockdiagramm eines Automatisierungssystems.

Verallgemeinert man dieses Beispiel, kommt man auf das allgemeine Blockschaltbild eines einschleifigen Regelkreises (Abb. XI.12) mit allen Untersystemen: Der Sollwert oder die Führungsgröße w ist das Ziel, welches die Regelgröße x mit Hilfe des Reglers erreichen soll. Die Aufgabe jedes Regelsystems ist es, die Differenz zwischen tatsächlichem Wert (Istwert) und gewünschtem Wert (Sollwert) $x_d = w - x$ zu jedem Zeitpunkt zu null zu machen. Regeldifferenzen entstehen durch Störgrößen z oder Änderungen von w.

Abbildung XI.13 zeigt die Regelung eines Energiesystems. Der Regler versucht, durch eine Ausgangsgröße u_R (Spannung, Druck, …) mithilfe des Stellgliedes die Regeldifferenz dauernd auf null zu halten. Das dafür erforderliche Stellglied stellt eine Schnittstelle zwischen Niederenergiesystem (Informationstechnik) und Hochenergiesystem (Anlage) dar. Die Zielgröße x_A ist die zu beeinflussende Größe. Störungen z_1, z_2, z_3 sind jene zufälligen Größen, welche die Zielgröße (Regelgröße) beeinflussen. Üblicherweise sind all diese Variablen Zeitfunktionen, z.B. w(t), x(t).

Der eben beschriebene Fall stellt einen der einfachsten dar. In vielen Fällen ist mehr als eine Zielvariable zu erreichen. So wird beispielsweise bei der Klimaregelung durch eine Automatisierungseinrichtung sowohl die Raumtemperatur als auch die relative

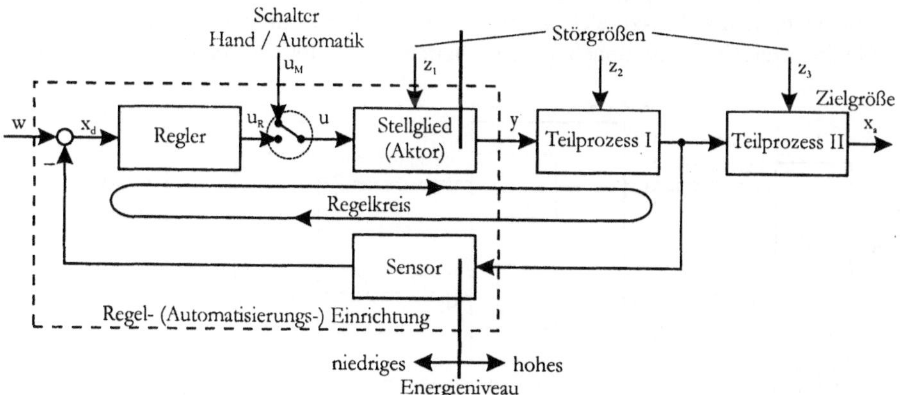

Abbildung XI.13 Regelung eines Energiesystems

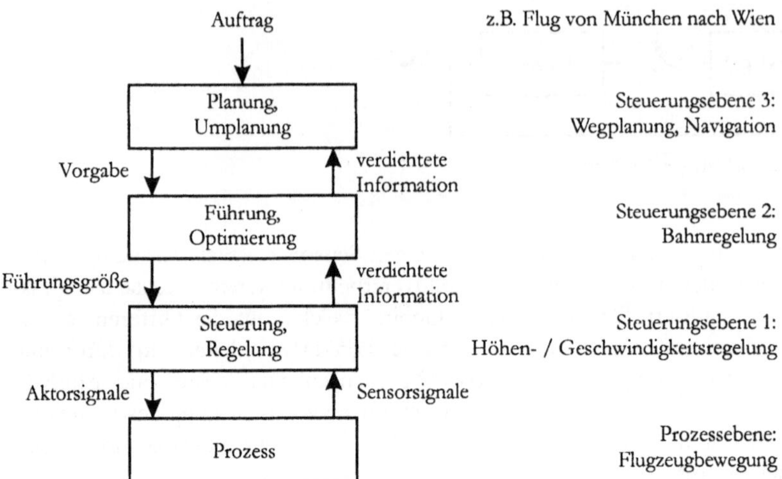

Abbildung XI.14 Schema einer dreischichtigen hierarchischen Steuerungs-/Regelungsstruktur (Schmidt 2000)

Feuchte beeinflusst. Man spricht in diesem Fall von Mehrgrößenregelungen.

Mit den Mitteln der Informationstechnik ist es derzeit möglich, hierarchische Automatisierungsstrukturen zu verwirklichen. Abb. XI.14 zeigt ein hierarchisches Automatisierungssystem mit drei Ebenen. In den Automatisierungsebenen in Abb. XI.14 ist das Beispiel der Regelung eines Flugzeuges dargestellt. Auf der untersten, der Prozessebene erfolgt die Regelung der Flugzeugbewegung. Die nächste Ebene dient der Höhen- und Geschwindigkeitsregelung. Die Sollwerte dafür werden von der nächsten hierarchischen Ebene, in welcher die Flugbahn berechnet wird, vorgegeben, um diese einzuhalten. In der höchsten hierarchischen Ebene erfolgt die übergeordnete Flugbahnplanung und Navigation. Auf der rechten Seite sind die verallgemeinerten Ausdrücke angegeben, welche es erlauben, diese hierarchische Struktur auch auf andere Probleme anzuwenden.

2. Gerätetechnik

Die im Blockdiagramm vorgegebenen Blöcke müssen gerätetechnisch realisiert werden. Früher bediente man sich dazu elektrischer, elektronischer, hydraulischer und pneumatischer Geräte. Derzeit finden üblicherweise Digitalrechner, Prozessoren und Mikrocont-

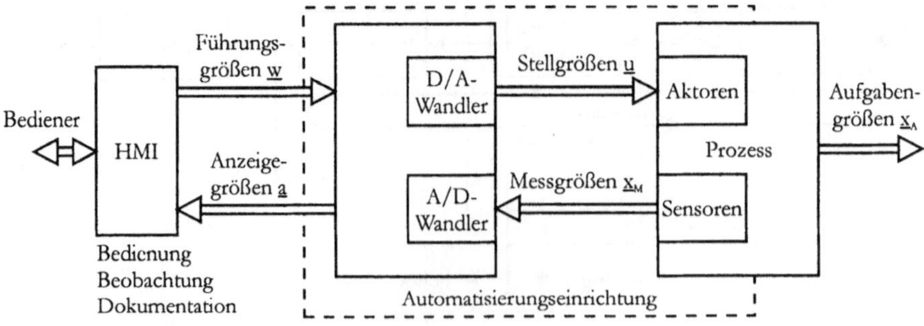

Abbildung XI.15 Implementierung von Regelungs- und Steuerungsfunktionen

roller Verwendung. Dazu müssen die Sensorsignale, welche üblicherweise zeitkontinuierlich analog sind, in zeitkonkrete digitale Sensorsignale umgewandelt werden. Dies geschieht üblicherweise mit so genannten Abtastgliedern (Zeitdiskretisierung) und Analog–digital-Wandlern. Da die Stellglieder üblicherweise zeitkontinuierlich analog sind, müssen die Stellgrößen mittels Digital–analog-Wandler und Haltegliedern wieder in diese Signale umgeformt werden. Abhängig von der Anwendung geschieht die Datenübertragung zwischen der Anlage und dem Rechner über ein Bussystem, beispielsweise Feldbus, oder ein Netzwerk, beispielsweise Internet. Zur Kommunikation des Bedieners mit der Automatisierungseinrichtung sind üblicherweise Mensch-Maschine-Schnittstellen (Human Machine Interfaces – HMI) erforderlich (Abb. XI.15).

3. Regelung in Übertragungsnetzwerken und der Informationstechnik

Betrachtet man als Beispiel ein Übertragungsnetzwerk, in welchem Sprache, Bilder oder Multimedia-Daten übertragen werden, wird klar, dass während des Sendens der Daten der Datenstrom von einer Quelle einem Empfänger übermittelt wird. Eine der Hauptaufgaben der Regelung ist die maximal mögliche Länge der Datenpakete in dem Schalter sicherzustellen. Zwar sollen die Datenpakete möglichst groß sein, das ist aber durch die gegebene maximale Speicherkapazität des Schalters, dessen Überladung zu einem Datenverlust führt, beschränkt. Diese Aufgabe kann durch laufende Beobachtung der Länge der Datenpakete und deren Verlängerung oder Verkürzung gelöst werden.

In jüngster Zeit finden die Ansätze der klassischen Regelungstechnik steigendes Interesse in Software-Engineering oder Software-Systemtechnik. Verwendet man zur Automatisierung Software, hat man etliche Möglichkeiten zur Flexibilitätserhöhung, wie beispielsweise der Realisierung „fortgeschrittener" Regelalgorithmen (adaptive Regler, Dead-beat-Regler, Minimax-Regler).

4. Automatisierungstechnik für nichttechnische Systeme

Sehr frühzeitig versuchte man die Methoden der technischen Regelungen auf nichttechnische Systeme anzuwenden. Beispiele hierfür sind biologische Systeme, welche der Regelung und Stabilisierung des Blutdruckes oder des Blutzuckers dienen. Man sollte sich in Erinnerung rufen, dass ungefähr 90 % aller Funktionen im menschlichen Körper einfache Regelungsfunktionen sind.

Ein weiteres Anwendungsgebiet ist die Konfliktforschung mit regelungstechnischen Mitteln. Jeder der Konfliktpartner hat ein eigenes dynamisches Verhalten, wodurch mit den Mitteln der Regelungstechnik jeder Konflikt auf ein Stabilitätsproblem zurückgeführt werden kann. Konfliktpartner können Einzelpersonen, Personengruppen bis hin zu ganzen Staaten oder Vereinigungen von Staaten sein.

Abbildung XI.16 zeigt das Management eines Betriebes vom regelungstechnischen Standpunkt. Das Topmanagement hat im Wesentlichen Planungs-, Evaluierungs- und Optimierungsfunktionen. Das Topmanagement wird durch das Controlling, welches üblicherweise in einem Betrieb die wirtschaftliche Situation evaluiert, informiert. Das Controlling bereitet Reports und Handlungsvorschläge für das Topmanagement vor. Das mittlere und untere Management hat im Wesentlichen dieselben Funktionen wie das

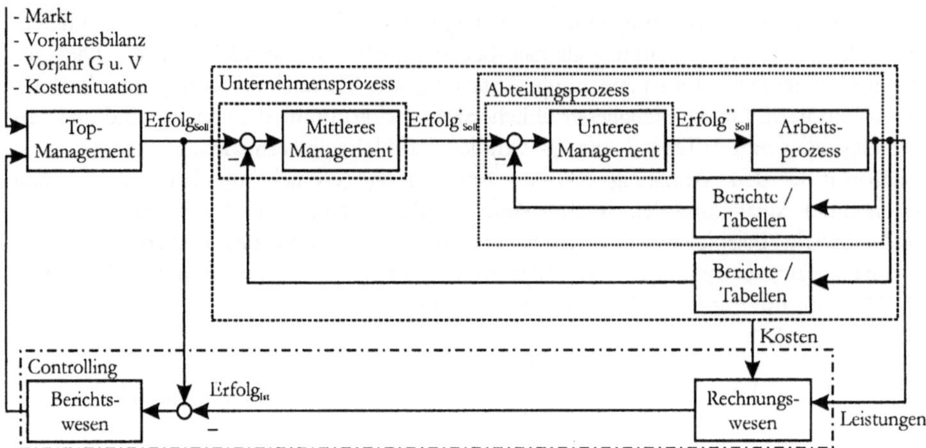

Abbildung XI.16 Management und Controlling eines Unternehmens aus regelungstechnischer Sicht

Topmanagement, indem es Informationen über die Produktionsdaten aus dem Betrieb erhält.

Die genannten Beispiele zeigen den universellen Charakter einer normalen Regelung, welche auf Sensorik (Messtechnik), Informationsverarbeitung und Aktorik (Stelltechnik) beruht.

5. Regelungsprinzipien in der Softwaretechnik

In jüngster Zeit gewinnt die Anwendung von Regelungsprinzipien auch im Bereich von Software Engineering und Softwaretechnik zunehmend an Bedeutung. Im Zusammenhang mit der Robustifizierung von Software spricht man hier von selbststeuernder oder selbstadaptierender Software. Dabei wird das im Rahmen einer bestimmten, z.B. Embedded-System-Anwendung eingesetzte Softwaresystem als Regelstrecke mit durch Trägheit bedingter Dynamik verstanden. Das Verhalten dieses Softwaresystems kann durch Steuergrößen (Aktorfunktionalität) gezielt beeinflusst oder durch Störgrößen aus der Systemumgebung in der Regel unvorhersehbar verändert werden. Eine Regler- oder eine Steuerungssoftware bestimmt nun auf Grund von Kenntnissen über die aktuelle Störsituation bzw. auf der Basis aktueller Soft-Messungen der Regel- oder Aufgabengröße, gekennzeichnet durch die so genannte Quality of Service (QoS) des Softwaresystems (Sensorfunktionalität), Steuereingriffe für die Anwendersoftware so, dass diese wunschgemäß arbeitet (Führungsgröße). Damit liegt auf Software-Ebene eine gemischte Steuerungs- bzw. Regelungsaufgabe vor.

Anwendungen dieser Technik finden sich u.a. bei der Steuerungssoftware autonomer Fahrzeuge, in der Online-Bildverarbeitung, beim Betrieb intelligenter Antennen für den Mobilfunk, beim Datenbank-Management, beim Routing in Kommunikationsnetzen oder bei der Lastverteilung in Rechner- und Prozessornetzen.

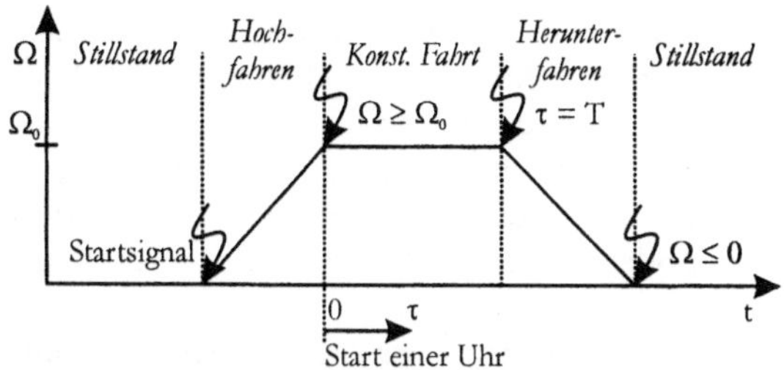

Abbildung XI.17 Zeitlicher Verlauf der Geschwindigkeit eines Rollenprüfstandexperimentes (Schmidt 2000)

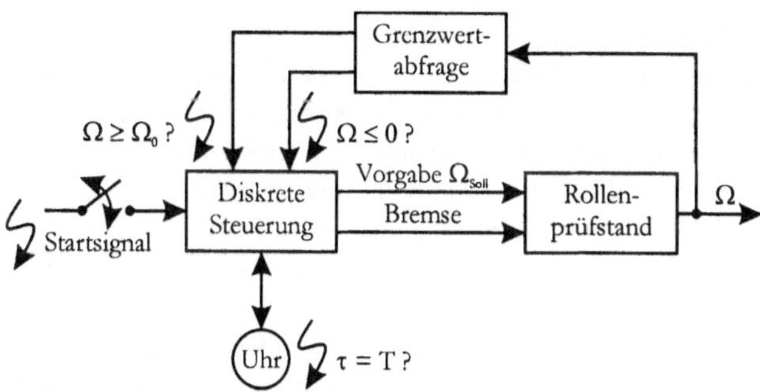

Abbildung XI.18 Blockschaltbild eines ereignisdiskret gesteuerten Rollenprüfstands (Schmidt 2000)

6. Kontinuierliche und diskrete Systeme

Bisher wurden nur die kontinuierlichen Systeme, in welchen sich alle Größen zu jedem beliebigen Zeitpunkt ändern können, besprochen. Im Gegensatz dazu sind zeit- oder ereignisdiskrete Systeme dadurch gekennzeichnet, dass Änderungen nur zu bestimmten Zeitpunkten, welche beispielsweise durch das Eintreten eines bestimmten Ereignisses vorgegeben sind, eintreten können.

Als Beispiel für ein ereignisorientiertes System soll ein Teststand für Automobilmotoren dienen. Die Motortests werden wie folgt ausgeführt: der Bediener betätigt einen Druckknopf, wodurch der Motor vom Stillstand ($\Omega = 0$) auf eine bestimmte Drehzahl ($\Omega = \Omega_0$) hochgefahren wird. Diese Drehzahl muss für eine bestimmte Zeit gehalten werden. Sodann muss der Motor mit der „AUS"-Taste abgeschaltet werden und erreicht nach einer bestimmten Zeit den Stillstand. Die Stellgröße kann sich daher nur zu den Zeitpunkten der Betätigung der Ein- und Ausschalttaste sowie bei Erreichung der Testdrehzahl ändern. Abbildung XI.17 zeigt das Geschwindigkeitsprofil über der Zeit und Abb. XI.18 das Blockschaltbild.

7. Automatisierung in der Medizintechnik

Verfahren und Systeme der modernen Medizintechnik sind im verstärkten Maße durch einen wachsenden Anteil an Steuerungs-, Regelungs-, Automatisierungs- und Autonomiefunktionen sowie den Einsatz von Methoden und Techniken aus dem Bereich der Robotik gekennzeichnet. Automatisierungstechnische Methoden und Verfahren haben eine herausragende Bedeutung, vor allem in solchen medizintechnischen Systemen, die in direkter Wechselwirkung mit dem Patienten oder dem medizinischen Personal stehen. Dies sind zunächst Anwendungen, in denen der Arzt, das Pflegepersonal oder der Patient bei der Durchführung therapeutischer oder pflegerischer Maßnahmen unterstützt werden soll.

Beispiele hierfür sind serielle Roboter wie kartesische oder SCARA-Roboter und parallele Operationsroboter (Kartesischer Roboter: Patient Positioning System; SCARA: Robodoc, CASPAR für Hüftendoprothesen; paralleler Roboter: Otto für Ohrenprothesen), die den Chirurgen bei nicht oder minimal invasiven Eingriffen interaktiv unterstützen und dabei etwa natürliche Zitterbewegungen seiner Hand zu kompensieren vermögen. Im Unterschied zu industriellen Anwendungen sind in der Medizin sowohl der Patient als auch das medizinische Personal im Arbeitsraum des Roboters, sodass dieser in Notfällen leicht und schnell aus dem Arbeitsraum entfernbar sein muss. Die möglichen Anwendungen der Automatisierungstechnik in der Medizin sind in Abb. XI.19 dargestellt. Die Automatisierungstechnik wird auch eingesetzt, um zum Teil lebenswichtige Organfunktionen des Patienten wie künstliche Insulinpumpen temporär oder permanent zu ersetzen. Zunehmende Bedeutung gewinnen multimodale Simulatoren, die in der medizinischen Ausbildung zum Erlernen oder zum Training neuer Behandlungsmethoden sowie für die Planung und Durchführung therapeutischer Interventionen eingesetzt werden (Schmidt u. a. 2002).

Auch die medizinische Laboranalytik ist ohne Automatisierung nicht mehr vorstellbar.

Der Unterschied zwischen der Automatisierungstechnik in rein technischen Anwendungen und der Medizintechnik besteht darin, dass hier häufig eine direkte Interaktion zwischen medizintechnischer Einrichtung, Patient und medizinischem Personal im Vordergrund steht. Daraus resultieren erhöhte Anforderungen an den Grad der Zuverlässigkeit, Sicherheit und Autonomie der entsprechenden Einrichtungen. Da medizintechnische Systeme zum Teil lebenswichtige Funktionen ersetzen oder aufrechterhalten, dürfen sie auch in Ausnahmesituationen weder Patienten noch Personal gefährden. Sie müssen nach Möglichkeit unterstützend wirken, wobei die oberste Kontrolle jedoch stets beim erfahrenen Experten oder beim Patienten bleiben muss.

Beispiele für den Einsatz moderner automatisierungstechnischer und mechatronischer Methoden sind beispielsweise eine Neuroprothese sowie eine multimodale Testumgebung. Kooperativität einer Neuroprothese wird dadurch erreicht, dass die künstlich zu erzeugenden Bewegungsmuster sensorisch erfasst und überwacht werden und dadurch einerseits Bewegungsabsichten des Patienten erkannt, der Patient andererseits von Überwachungsaufgaben befreit ist.

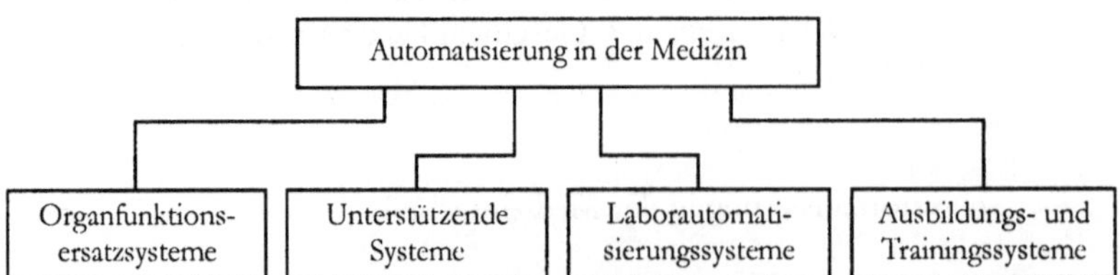

Abbildung XI.19 Klassifikation automatisierungstechnischer Anwendungen in der Medizin (Schmidt u. a. 2002)

Ein weiteres Anwendungsbeispiel ist eine multimodale Trainingsumgebung, welche dem Bediener die Möglichkeit bietet, mit einer künstlichen Repräsentation eines menschlichen Gelenkes zu arbeiten. Damit ist es möglich, eine realitätsnahe Simulation von Berührungseindrücken zu erhalten, wie sie bei unmittelbaren Abtastung und Bewegung von Körperteilen entstehen. Durch den Einsatz einer solchen haptische, visuelle und akustische Sinnesmodalitäten erfassenden Trainingsumgebung wird die medizinische Ausbildung anschaulicher, praxisnäher und intensiver als bisher gestaltet werden.

Ein weiteres Beispiel stellt das Laufen eines humanoiden (menschenähnlichen) zweibeinigen Roboters dar. Hauptziel dabei ist es, einem sehenden, laufenden, humanoiden Roboter flüssiges, autonomes Gehen in einer strukturierten Umwelt mit den unterschiedlichsten Hindernissen beizubringen. Der Roboter nimmt über ein technisches Augenpaar (Sensoren), das aus einer Stereokamera-Anordnung mit Blickrichtungssteuerung besteht, seine Umgebung wahr. Die Bildinformation wird durch schnelle Bildverarbeitungsalgorithmen in einem verteilten Computernetzwerk ausgewertet und die Ergebnisse werden zur Anpassung der Schrittweite und Schrittfrequenz beim Gehen herangezogen. Im Einzelnen werden Methoden zur aufgabenorientierten Blickrichtungsadaption, zur robusten Erkennung und Klassifizierung von Hindernissen, zur echtzeitfähigen Objektverfolgung und Rekonstruktion sowie zur vorausschauenden Schrittsequenzplanung und -ausführung untersucht. Analysen entsprechender menschlicher Verhaltensmuster bei der Koordination beim Sehen und Gehen führen zwangsläufig auf die Entwicklung spezifischer Algorithmen und einer mehrschichtigen Führungs- und Regelungsarchitektur.

8. Fertigungsautomatisierung

Headlines der Fertigungsautomatisierung wie Robotertechnik und rechnergestützte Produktion (Computer Integrated Manufacturing – CIM) hielten erst relativ spät Einzug in Industriebetriebe. Zwar wurde ein durchgehendes CIM-Konzept vom Auftragseingang bis zur Nachkalkulation weltweit nur in den seltensten Fällen realisiert. Üblich sind aber Insellösungen – beispielsweise für Entwurf, Arbeitsvorbereitung, seltener für Qualitätssicherung sowie auf der Produktionsebene NC/CNC-Maschinen, Industrieroboter, fahrerlose Transportsysteme, vollautomatisierte Hochregallager und Ähnliches. Die marktgängige CIM-Software stellt üblicherweise sowohl von der Hard- als auch von der Softwareseite eine größere Investition dar. Es ist daher erforderlich, intelligente, modulare, flexible, „Low-Cost"-CIM-Systeme zu entwickeln.

a. Rechnergestützte Fertigung – „Computer Integrated Manufacturing"

Unter der Bezeichnung „Computer Integrated Manufacturing" (CIM) und „Rechnergestützte Produktion" werden alle Verfahren zusammengefasst, die eine vollständig rechnergestützte Abwicklung (integrierte Informationsverarbeitung) aller betriebswirtschaftlichen und technischen Aufgaben eines Industriebetriebes ermöglichen (Abb. XI.20). Während die Teilbereiche wie Auftragssteuerung, Kalkulation, Materialwirtschaft, Kapazitätsterminierung. Fertigungssteuerung, Betriebsdatenerfassung, Kontrolle und Versand die betriebswirtschaftlichen Aspekte der Integration umfassen, sind Produktentwurf, Konstruktion, NC-Programmierung, Transportsteuerung, Lagersteuerung, Montageerfassung und Qualitätssicherung technische Aufgaben.

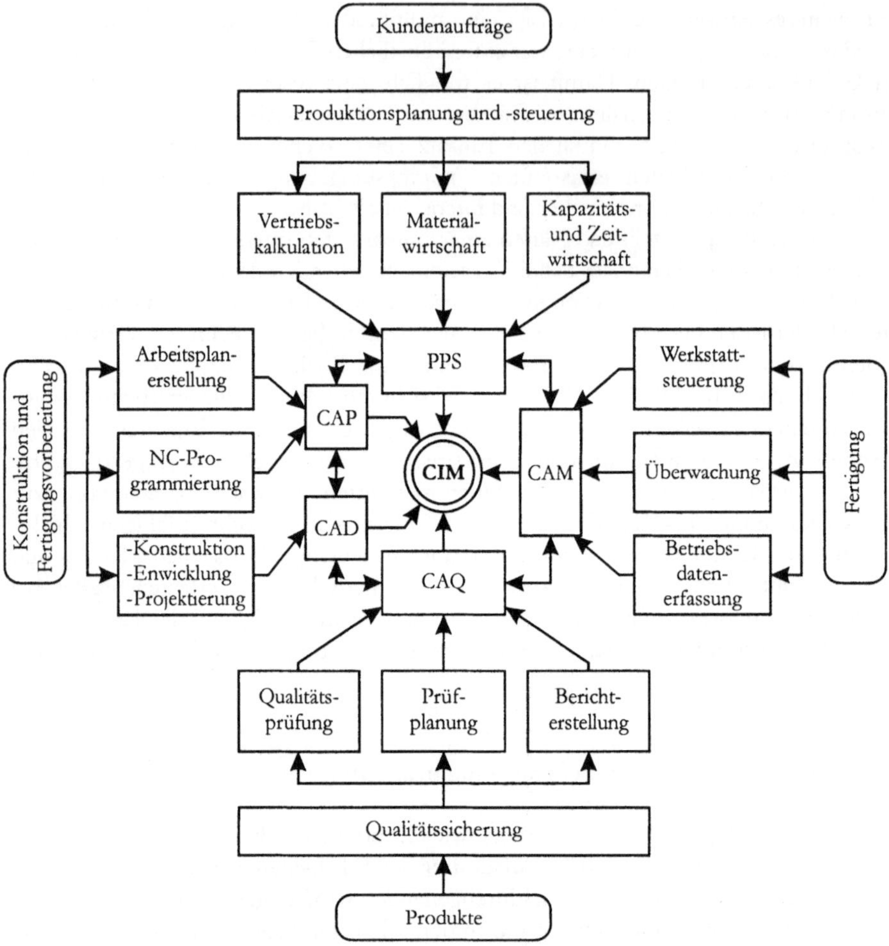

Abbildung XI.20 Zusammenspiel der CIM-Komponenten (Probst 1992)

Die rechnergestützte Produktion gliedert sich demnach in technologisch orientierte Funktionen wie:

- Rechnergestützte Konstruktion (Computer Aided Design – CAD)
- Rechnergestützte Produktionsplanung (Computer Aided Planning – CAP)
- Rechnergestützte Fertigung (Computer Aided Manufacturing – CAM)
- Rechnergestützte Qualitätskontrolle (Computer Aided Quality Control – CAQ / Computer Aided Testing – CAT)

und betriebswirtschaftlich orientierte Funktionen, die sich auf Mengen, Termine und Kapazitäten beziehen:

- Produktionsplanung und -steuerung (PPS).

Charakteristisch für eine CIM-Fabrik ist die gemeinsame Datenbank, die die verschiedenen Teilbereiche untereinander verbindet.

Durch die Realisierung flexibler Fertigungs- und Montagesysteme, verbunden mit der Anwendung neuer, organisatorischer Strukturen, ergeben sich unter anderem folgende Vorteile:

- Durch die hohe Produktivität von Bearbeitungszentren sowie flexiblen Fertigungszellen und -systemen verkleinert sich in der Werkstattfertigung der Maschinenpark.
- Die Komplettbearbeitung von Werkstücken bewirkt eine Verringerung der Anzahl an Arbeitsgängen.
- Kurze Durchlaufzeiten und geringe Durchlaufzeitstreuungen ermöglichen eine zuverlässige Terminplanung und führen dazu, dass sich weniger Aufträge zur gleichen Zeit in der Fertigung befinden.
- Niedere Losgrößen verbessern die Dispositionsmöglichkeiten für die Fertigungssteuerung.

Auf der anderen Seite ergeben sich jedoch einige Nachteile:

- Die Marktanforderungen führen zu einer Erhöhung der Anzahl an Produktvarianten und zu mehr Einzelteilen.
- Die Produktlebensdauer verkürzt sich.
- Konstruktionsänderungen erfolgen in kürzeren Abständen.
- Kleine Lose erhöhen die Anzahl an Fertigungsaufträgen.

b. Intelligente Fertigungssysteme – „Intelligent Manufacturing Systems“

Wie in der Prozessautomatisierung finden auch in der Fertigungsautomatisierung zunehmend die Methoden der künstlichen Intelligenz in Form von Beratungs-, Experten- und wissensbasierten Systemen Eingang. Dies führt dann zu den Konzepten der intelligenten Fertigungssysteme (Intelligent Manufacturing Systems – ims) (Abb. XI.21).

Als derzeitige Anwendungsgebiete von Expertensystemen können Konstruktion, Fertigungsplanung – Arbeitsplanung, Fabriksplanung, Produktionsplanung und Fertigungssteuerung, Werkstattsteuerung, Logistik, Montage, Instandhaltung sowie Qualitätssicherung angesehen werden.

Eng verbunden mit ims sind Begriffe wie „Clean Manufacturing“, „Global Concurrent Engineering“, „Holonic Manufacturing Systems“ sowie „Rapid Product Development“. So ist es beispielsweise mit den Methoden des Global Concurrent Engineering möglich, die Entwicklungszeit eines PKWs von vier bis fünf Jahren auf ein Jahr zu reduzieren. Mithilfe der Mittel und Methoden der modernen Telekommunikation wird

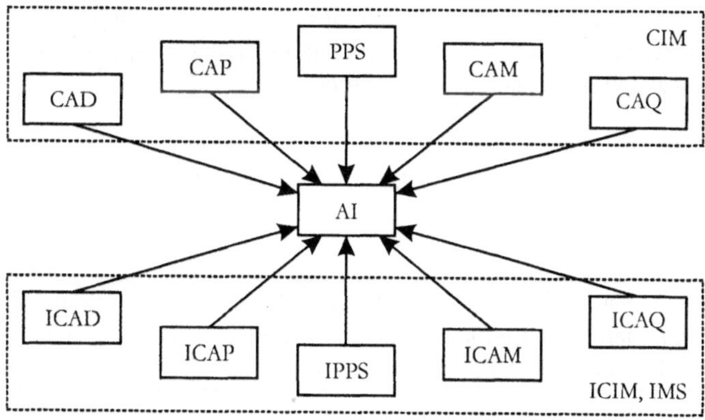

Abbildung XI.21 CIM und ims

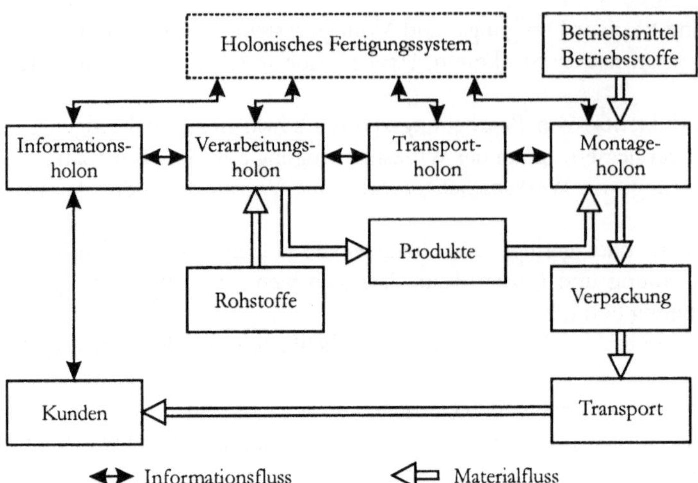

Abbildung XI.22 Struktur eines holonischen Fertigungssystems (Lüth 2000)

weltweit parallel entwickelt. So wird z.B. der Motor in den Vereinigten Staaten, die Karosserie in Europa und andere Aggregate in anderen Teilen der Welt gleichzeitig überlappend entwickelt. Auf dem Gebiet der Fertigungsautomatisierung wird dies die Entwicklungen der nächsten Jahre oder Dekaden bestimmen.

c. Total flexible Fertigungssysteme – „Holonic Manufacturing Systems"

Der Begriff Holon (griechisch = ganzes Partikel) wurde Ende der 60er Jahre geprägt. Es wurde damit versucht, biologische und soziale Systeme auf der Basis von Grundeinheiten zu beschreiben, die bereits die Fähigkeiten eines elementaren Gesamtsystems beinhalten. Angewandt auf Fertigungssysteme wird mit dem Begriff Holon ein Baustein eines holonischen Fertigungssystems (Abb. XI.22) bezeichnet, der physikalische Objekte oder Information transformiert, transportiert, speichert oder bewertet. Diese Holone sind durch drei Eigenschaften – Autonomie, Kooperation und Intelligenz – gekennzeichnet. Holone können auch aus anderen Holonen (Subholons) bestehen.

Ein Fertigungssystem, welches aus mehreren Holonen besteht, wird Holarchie genannt, in welcher die Holone nach festgelegten Regeln zusammenwirken. Holonische Fertigungssysteme funktionieren nach den Prinzipien der offenen hierarchischen Systeme. Eine Holarchie ist ein sich dynamisch selbst strukturierendes Netzwerk – Energie-, Material-, Informationsfluss – aus individuellen Komponenten.

9. Robotertechnik – Robotik

a. Industrieroboter

Ein *Roboter* ist ein automatisch gesteuertes, wieder programmierbares, vielfach einsetzbares Handhabungsgerät mit mehreren Freiheitsgraden, das entweder ortsfest oder beweglich in automatisierten Fertigungssystemen eingesetzt wird. (EN 775)

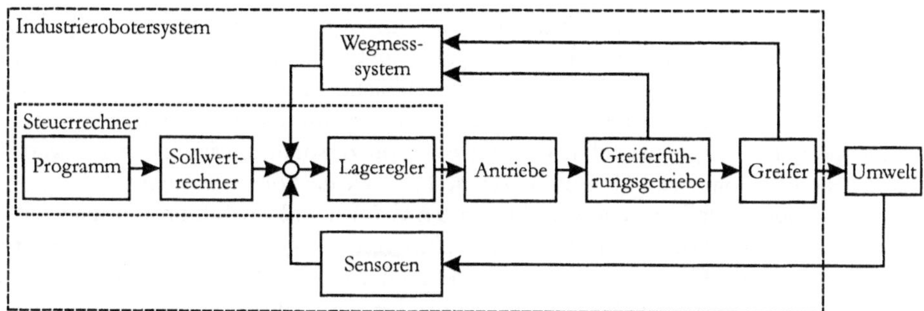

Abbildung XI.23 Blockschaltbild der Hauptkomponenten eines Industrieroboters

Ein Roboter soll daher folgende Eigenschaften aufweisen: freiprogrammierbar, servogesteuert, mit mindestens 3 Achsen, mit Greifern und Werkzeugen ausgerüstet, konzipiert für Handhabungs- und Bearbeitungsaufgaben.

Industrieroboter haben sich in den letzten Jahren zu einem Standard in der Fertigungsautomatisierung entwickelt, z.B. für das Schweißen, Entgraten, Montieren, Beschichten und Beschicken von Maschinen. Sie können mit Sensoren ausgestattet werden, die beispielsweise das Erkennen von Art und Lage der Werkstücke ermöglichen und Abstände messen – „intelligente" Roboter.

Die ersten Industrieroboter wurden Mitte der sechziger Jahre in den USA eingesetzt. Ihre Anzahl stieg seither dramatisch an und dürfte derzeit weltweit ungefähr 900.000 betragen.

Ein Industrieroboter besteht aus den in Abb. XI.23 dargestellten Baugruppen. Wie der Arm und die Hand des Menschen hat ein typischer Roboter üblicherweise 6 Bewegungsmöglichkeiten – auch Freiheitsgrade genannt. Mit diesen 6 Freiheitsgraden ist er in der Lage, jeden Punkt im Raum in jeder beliebigen Richtung anzufahren. Von diesen 6 Freiheitsgraden werden 3 im so genannten Greiferführungsgetriebe und 3 im Greifer realisiert. Die Freiheitsgrade können entweder Drehfreiheitsgrade (rotatorisch) oder Schubfreiheitsgrade (translatorisch) sein.

In Abb. XI.24a hat das Greiferführungsgetriebe drei translatorische Freiheitsgrade (kartesischer Roboter); in Abb. XI.24b zwei Drehfreiheitsgrade und einen transla-

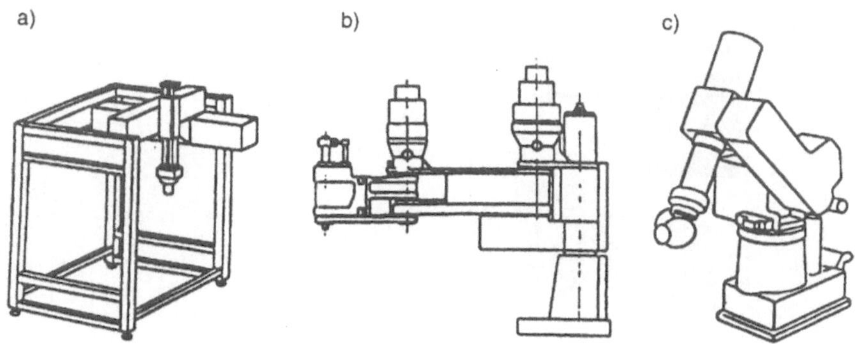

Abbildung XI.24 Bauarten von Industrierobotern

torischen (zylindrischer Roboter) und in Abb. XI.24c drei Drehfreiheitsgrade (sphärischer Roboter). Der Greifer, welcher die so genannte Greifeinheit trägt, sitzt am letzten Glied des Greiferführungsgetriebes und realisiert üblicherweise ebenfalls drei Freiheitsgrade. Diese insgesamt 6 Freiheitsgrade werden durch 6 Antriebe meist mit elektrischer Hilfsenergie durch Lageregler, üblicherweise Mikroprozessoren, betätigt. Der Sollwertrechner bekommt von einem Mensch-Maschine-Interface die Sollwerte mitgeteilt.

Industrieroboter sind heute in verschiedensten Größen und Ausführungsformen verfügbar. Von Kleinstrobotern, mit Arbeitsbereichen von wenigen Zentimetern und einer Tragkraft von einigen Gramm, bis zu Robotern mit Tragkräften bis zu zwei Tonnen mit Arbeitsbereichen von einigen Metern. Punkte werden von Robotern, abhängig von der Größe, mit einer Genauigkeit von tausendstel Millimetern mit sehr hohen Geschwindigkeiten bis zu zwei bis drei Metern pro Sekunde angefahren. Anwendungsgebiete sind Schweißen, Lackieren, Montage- und Demontageoperationen, Transport- und Beschickungsaufgaben sowie in jüngster Zeit auch die Operationsunterstützung in der Medizin. Dabei stehen jedoch im Unterschied zu den primären Zielen in der Produktionstechnik Anforderungen an die Genauigkeit, Sicherheit, Navigationsfähigkeit und Stabilität im Vordergrund.

Die Steuerrechner der meisten Roboter arbeiten heute mit aus der PC-Welt bekannten Betriebssystemen und sind daher auch teilweise mit deren Programmiersprachen zu benützen. Dadurch ergibt sich die Möglichkeit, mehrere Roboter über Internet zu vernetzen und so Diagnose und Wartung sowie Softwareupgrades von einer zentralen Stelle durchzuführen. Diese so genannten E-Robots gestatten auch eine Fernabfrage von Betriebsdaten. Derzeit ist allerdings noch die Sicherheit des Datentransfers ein nicht zu unterschätzendes Problem.

b. Intelligente, mobile Roboter

Die „un- oder teilintelligenten" Industrieroboter werden auch in den nächsten Jahren ihren Platz auf der Produktionsebene behaupten. Daneben bildet sich aber eine neue Robotergeneration, jene der intelligenten, mobilen Roboter heraus (Abb. XI.25). Sie sind in der Lage, eine bestimmte Anzahl von Aktionen selbständig zu planen, durchzuführen und zu überwachen, sich an veränderte Systemeigenschaften sowie veränderte Um-

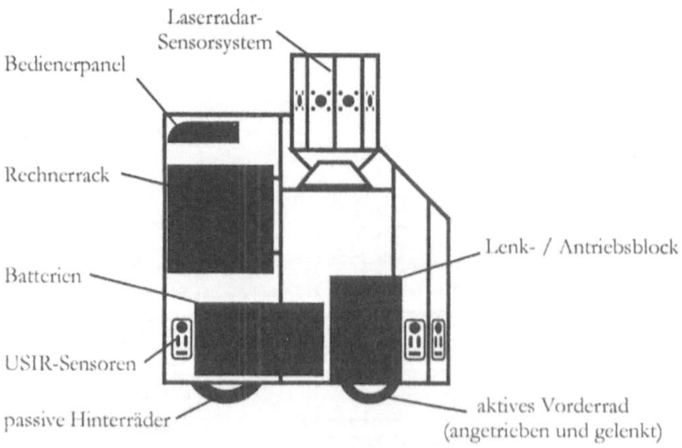

Abbildung XI.25 Hauptbaugruppen eines mobilen Roboters

gebungszustände anzupassen und sich Fähigkeiten zur Durchführung und Überwachung von Aktionen durch Lernen anzueignen.

Intelligente Roboter sind in der Lage, durch externe Sensoren zu hören, zu sehen, zu fühlen, Sprache zu erkennen bzw. selbst zu sprechen. Durch den rasanten Preisverfall der externen Sensoren in den letzten Jahren war es möglich und ökonomisch sinnvoll, unintelligenten Industrierobotern etwas Intelligenz zu verleihen. Beispiele hierfür sind Anwesenheitssensoren, taktile (Kraft-Momenten-)Sensoren und visuelle Sensoren.

Derzeit sind bereits mehr als 50.000 weltweit im Einsatz – Tendenz stark steigend. Anwendungsgebiete sind beispielsweise das Bauwesen, die Landwirtschaft, die Lebensmittelindustrie, der Haushalt, die Medizin und Rehabilitation, die Vergnügungsindustrie sowie Freizeit und Hobby. Bereits klassische Anwendungsbeispiele dieser so genannten Serviceroboter sind Schafschur, Spargel Ernten, „Sky Wash" – ein Roboter zum Reinigen von Jumbojets –, die roboterisierte Krankenschwester, der Roboterstaubsauger im Haushalt, der Roboterrasenmäher, der Roboter an der Tankstelle, der Roboter als Museumsführer und ähnliche. Fast täglich werden neue Anwendungen für diese neue Robotergeneration wie beispielsweise Suche und Entfernung von Landminen sowie Montage und Demontage von voluminösen Objekten realisiert.

c. Mobile Mehrrobotersysteme – „Multi Agent Systems" („Robot Swarms")

Immer komplexere Aufgabenstellungen erfordern die Zusammenarbeit mehrerer Roboter. Im Falle der stationären Industrieroboter handelt es sich um kooperierende Roboter; im Falle mobiler Roboter um ein „Multi Agent System" – MAS. Vor etwa 15 Jahren begannen sich Wissenschaftler mit intelligenten Softwareagenten zu beschäftigen. Später wurde dieses Konzept auf die Produktion und die Robotertechnik als praktische Anwendung verteilter künstlicher Intelligenz übertragen. Maßgebend dafür war unter anderem der Schwerpunkt „holonische Systeme" der weltweiten ims-(Intelligent Manufacturing Systems-)Forschungsinitiative in den frühen neunziger Jahren. Ziel eines MAS ist, die koordinierte Zusammenarbeit mehrerer Hard- und Software-Agenten zu realisieren. Die Agenten eines MAS sollen gemeinsam eine global gestellte Aufgabe analysieren und sie so lange in Teilaufgaben zerlegen, bis mindestens einer von ihnen in der Lage ist, eine bestimmte Teilaufgabe auszuführen.

Eine solche globale Aufgabe wäre beispielsweise: Montiere ein Auto. Die Agenten – in diesem Fall intelligente (sensorbestückte), mobile, mit unterschiedlichen Werkzeugen ausgerüstete Roboter – beginnen diese Gesamtaufgabe in Teilaufgaben zu zerlegen wie beispielsweise Motor- und Getriebeeinbau, Armaturenbrett montieren, Windschutzscheibe einsetzen. Während für die beiden letzteren Teilaufgaben nur ein oder zwei Roboter erforderlich sind, müssen sich für den Motor- und Getriebeeinbau 4 bis 5 Roboter zusammenfinden. Die Einzeloperationen werden dabei von einem Hauptrechner koordiniert.

Derzeit stellt der Preis der „Agenten" – mobile, intelligente Plattformen – ein nicht zu unterschätzendes Hindernis dar. Weltweit gibt es derzeit mehr als 100 Firmen, welche solche Plattformen herstellen und am Markt anbieten. Diese haben das gemeinsame Problem der relativ hohen Entwicklungskosten gegenüber einer relativ kleinen Stückzahl. Dies erklärt einerseits die relativ kleine Anzahl der eingesetzten Roboter und andererseits den hohen Preis. Es ist aber nur mehr eine Zeitfrage, bis diese Probleme gelöst sind und preiswerte mobile, intelligente Roboter für den Einsatz zur Verfügung stehen.

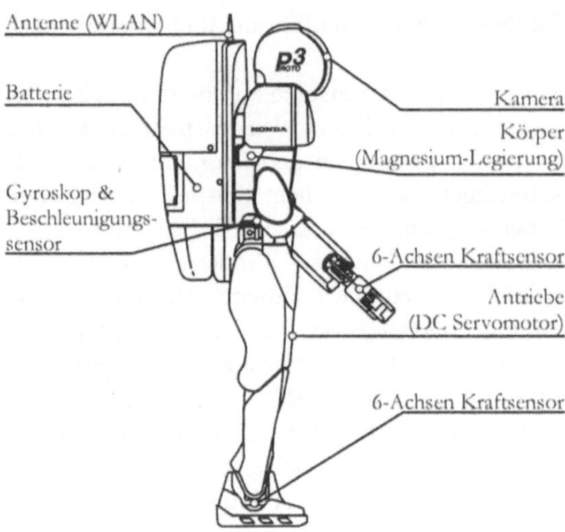

Abbildung XI.26 Humanoider Roboter „P3"

d. Menschenähnliche – humanoide – Roboter

Die Entwicklung von menschenähnlichen – humanoiden – zweibeinigen Robotern begann in den späten fünfziger Jahren basierend auf seit langem bekannten Gehmaschinen. Dadurch ist klar, dass ihre Vorläufer Vier- (Hunde, Katzen) oder Mehrfüßler (Krabbeltiere, Würmer) waren, da der Gehvorgang auf zwei Beinen vom Standpunkt der klassischen Regelungstechnik auf ein strukturinstabiles System führt. Nicht nur dadurch dauerte es bis 1998, bis der erste Robotermensch seinem menschlichen Publikum vorgestellt werden konnte. Verschiedene Labormuster und Prototypen, welche zwischen den späten siebziger und frühen neunziger Jahren des zwanzigsten Jahrhunderts entwickelt wurden, können als Vorstufe dazu angesehen werden.

Derzeit gibt es zwei Kategorien von humanoiden Robotern:

- „Professionelle" Roboter – hergestellt von einigen wenigen Großfirmen. Derzeit noch unbezahlbar oder überhaupt nicht verkäuflich, wie z.B. „P3" (Abb. XI.26).
- „Amateur" Roboter – Prototypen in Entwicklungslaboratorien und Universitätsinstituten. Weltweit eine nicht überschaubare Anzahl. Es ist nur mehr eine Frage der Zeit, wann diese professionell und beispielsweise als „Personal Robots" zu erschwinglichen Preisen am Markt verfügbar sein werden.

10. Produktionsleitsysteme

Produktionsleitsysteme dienen sowohl zur Automatisierung kontinuierlicher Prozesse (Prozessleitsysteme) als auch zur Automatisierung diskontinuierlicher Prozesse (Fertigungsleitsysteme). Ein solches Leitsystem besteht zunächst aus den prozessnahen Komponenten, wie Sensoren und Aktoren, sowie Einzelfunktionsbauelementen (speicherprogrammierbare Steuerungen, Mikrorechnerregler). Über einen Feldbus sind diese prozessnahen Komponenten miteinander verknüpft und werden von einem Koordinie-

Tabelle XI.2 Prozess- und Automatisierungstechnik (Kopacek u. a. 1995)

Fertigungsautomatisierung (Stückgutprozesse)	Prozessautomatisierung (Fließprozesse)	Eingesetzte Rechentechnik
Fertigungsleitebene	Produktionsleitebene	Universalrechner
Fertigungszellenebene	Prozessleitebene	Leitrechner (bedingt echtzeitfähig)
Funktionsgruppenebene (CNC, SPS, IRS)	Gruppenleitrechner (VPS, SPS, Mikrorechnerregler)	Echtzeitrechner
Feldinstrumentierung		Echtzeitspezialrechner

rungsrechner überwacht. Dieser Koordinierungsrechner ist über einen Systembus mit dem übergeordneten Rechner verbunden. Es sind dies Rechner für die Bedienung, Rechner für Expertensysteme sowie auf der höchsten Ebene die Produktionsleitrechner und die Unternehmensleitrechner (Tabelle XI.2). Für die Rechner jeder Ebene sind spezielle Kommunikationsmöglichkeiten zum Menschen in Form von Anzeige- und Bedieneinheiten erforderlich.

Absehbare Entwicklungstendenzen der Produktionsautomatisierung bestehen in

- neuen Rechnerarchitekturen;
- portablen Echtzeitsprachen;
- hierarchischen Strukturen;
- modularem Aufbau;
- Leitsystemen mit künstlicher Intelligenz.

11. Zusammenfassung und Entwicklungstendenzen

Die Automatisierungstechnik wird derzeit durch neue Headlines, wie industrielle Informationstechnik, MES (Manufacturing Execution Systems), ERP (Enterprise Resource Planning), PAM (Plant Asset Management), Supply Chain Management, Logistik, E-Services, E-Commerce beherrscht. Hersteller von Automatisierungseinrichtungen und -komponenten sprechen heute von integrierter Automatisierungstechnik (Totally Integrated Automation) oder totalen intelligenten Lösungen (Totally Intelligent Solutions). Dies bedeutet eine Integration von technischer Automatisierungstechnik und Regelkreisen im Management und in Informationssystemen, wodurch eine konzernweite Informationsinfrastruktur in Echtzeit ermöglicht wird.

Beispiele für solche zukünftige integrierte Lösungen sind Mikroreaktoren, welche die Produktion auf kleinsten Mengen von chemischen Substanzen oder Medikamenten im Milligrammbereich ermöglichen. Solche Mikroreaktoren können – parallel geschaltet – teure Produktionsreaktoren ersetzen, wobei sie den Vorteil einer größeren Flexibilität aufweisen. Zu ihrer Realisierung sind spezielle Automatisierungs- und Überwachungskonzepte erforderlich. Dafür sind „Embedded"-Sensoren und Aktuatoren erforderlich.

Ein neues Fachgebiet als Vereinigung von Chemie und Biologie ist Genomix. Genomix beschäftigt sich mit der Herstellung neuer Medikamente. Forschung und Entwicklung finden in hoch automatisierten Laboratorien statt, welche mit hoch qualitativen Analysegeräten, Robotern und anderen Automatisierungseinrichtungen ausgerüstet sind.

Ein anderes Beispiel ist die automatische Entwicklung von kleinen, mehrfüßigen Robotern. Durch einen rechnerunterstützten, künstlich-intelligenten Entwurfsprozess, welcher softwaremäßig direkt an eine „Rapid prototyping"-Maschine angeschlossen ist, können diese Roboter automatisch hergestellt werden. Sie bestehen aus Modulen, wie beispielsweise Gliedmaßen, Gelenken und künstlichen Neuronen zur Nachbildung des Gehirns. Mithilfe genetischer Algorithmen und evolutionärer Operatoren wie beispielsweise Auswahl, Kombination und Mutation wird mithilfe einer Fitnessfunktion nach und nach die ideale Konstellation erreicht werden.

Genetische Algorithmen versuchen den Evolutionsprozess der Lebewesen nachzuahmen. Chromosomen sind Träger der Gene, d.h. der kleinsten Einheit der Erbinformation. Die Evolution ist ein Prozess, der neuartige Individuen durch Mutation der Erbinformation oder Erbanlagen hervorbringt. In den frühen 70er Jahren wurden Algorithmen entwickelt, basierend auf einem binären String, wobei jede Bitposition ein Gen repräsentiert. Dieser Algorithmus simulierte die Evolution an einer Menge solcher Chromosomen (Population). In Nachahmung der Natur versucht der Algorithmus eine optimale Lösung für das vorhandene Problem zu finden, indem er die Information in den Chromosomen mit probabilistischen Mitteln verändert. Der genetische Algorithmus beginnt mit einer Anfangspopulation möglicher Lösungen und wird durch Operationen (Selektion, Crossover, Mutation) laufend verbessert. Alle Individuen der Anfangspopulation werden zunächst mithilfe einer Fitnessfunktion bewertet. Danach wird aus der Anfangspopulation ein Elternpaar entsprechend der Fitness ausgewählt (Selektion). Durch Vertauschen (Crossover) der Bitstrings beider Elternteile entstehen zwei neue Individuen, die noch durch eine Mutation verändert werden. Diese neu gewonnenen Individuen gehören der Nachkommengeneration an. Die Operationen werden so lange wiederholt, bis die Nachkommengeneration ebenso viele Individuen enthält wie die Anfangspopulation und das Problem in optimaler Weise löst. Genetische Algorithmen sind stochastische Suchmethoden, bei denen eine Population von Individuen gleichzeitig verwaltet wird. Sie sind somit „robuste Suchverfahren“, da sie Informationen von mehreren Punkten im Suchraum enthalten. Darüber hinaus brauchen sie eine Gütefunktion.

Die zukünftigen Entwicklungsrichtungen der Automatisierungstechnik gehen in Richtung der Optimierung technologischer Operationen auf der Produktionsebene und zukünftig hinsichtlich der Optimierung eines ganzen Betriebes einschließlich der kommerziellen Bereiche durch Einführung von intelligenten Netzwerken. Darüber hinaus werden neue Technologien aus der Informationstechnik und Telekommunikation die Automatisierungstechnik nachhaltig beeinflussen. Dadurch wird die industrielle Automatisierung immer mehr von der Informationstechnik beeinflusst und ist dadurch geeignet, im „Total Life Cycle Management“ zu wirken.

D. Mechatronik

Mechatronik versteht sich als ein Oberbegriff, unter welchem Technologien wie Messsysteme und Sensoren, Stellglieder und Antriebe, Steuerungen und Regelungen, statisches und dynamisches Systemverhalten und Mikroprozessorsysteme zusammengefasst werden.

Vereinfacht ausgedrückt kann Mechatronik als eine Anwendung von rechnergestützter digitaler Regelung über elektronische und elektrische Interfaces auf mechanische Probleme betrachtet werden.

Es handelt sich bei Mechatronik daher um eine Disziplin, für welche Kenntnisse aus

- Maschinenbau,

- Elektrotechnik,
- Elektronik,
- Steuerungs- und Regelungstechnik und
- Rechentechnik

erforderlich sind.

Beim Entwurf mechatronischer Systeme handelt es sich üblicherweise um den optimalen Entwurf eines mechanischen Systems und des darin integrierten (embedded) Automatisierungssystems. Das bedeutet, dass in das mechanische System elektronische Komponenten integriert werden, um eine größere Flexibilität und eine bessere Wirkungsweise bei minimalen Kosten sicherzustellen. Das impliziert aber keineswegs, dass jedes automatisierte, mechanische System ein mechatronisches ist, da in den meisten Fällen die Regelung an bestehende mechanische Systeme angebaut wird. Das Kennzeichen des mechatronischen Entwurfes besteht in der Integration der verschiedenen Systeme, die zur optimalen Funktionalität erforderlich sind.

Mechatronische Systeme begegnen uns laufend im täglichen Leben. Beispiele hierfür sind Waschmaschinen, Geschirrspüler, Mikrowellenherde, Kameras, Uhren, Hi-Fi-Anlagen und Videorecorder, Heizungs- und Klimaregelungen, Endoskope, Nähmaschinen. Mechatronische Systeme finden sich im PKW als Tachometer, ABS (Anti-Blockier-System), Motormanagement und GPS (Global Positioning System). Weitere Beispiele sind rechnergesteuerte, flexible Produktionssysteme, in die Werkzeugmaschinen, Roboter, Transportsysteme und Lagersysteme integriert sind.

Zum Entwurf solcher Systeme ist es erforderlich, die mechanischen, elektronischen, elektrischen und rechentechnischen Teile gleichzeitig zu entwerfen anstatt – wie bisher – die einzelnen Teilsysteme hintereinander von Spezialisten entwickeln zu lassen. Der optimale Entwurf eines mechatronischen Systems kann daher nur im Teamwork von Spezialisten unter der Leitung eines ausgebildeten Mechatronikers erfolgen.

Im Folgenden soll an zwei Beispielen diese integrierte Betrachtungsweise für mechatronische Systeme erläutert werden.

1. Waschmaschine

Abbildung XI.27 zeigt das Blockschaltbild einer modernen Waschmaschine. Früher wurde das Programm durch ein mechanisches System mittels Schaltern, die durch eine Nockenwelle betätigt wurden, realisiert. In zeitgemäßen Waschmaschinen wird ein Mikroprozessor zur Steuerung verwendet und das Programm ist software- und nicht wie früher hardwaremäßig realisiert. Dies bringt den Vorteil einer höheren Flexibilität.

Für den Vorwaschgang wird ein elektrisch betätigtes Ventil geöffnet, wodurch kaltes Wasser in die Trommel eingelassen wird. Die Wassermenge ist abhängig von dem Gewicht des zu waschenden Gutes, welches über einen Sensor dem Mikroprozessor mitgeteilt wird. Dieser berechnet daraus die optimale Wassermenge. Nach Beendigung des Vorwaschganges startet der Mikroprozessor den Hauptwaschgang. Ist der berechnete Wasserstand für den Hauptwaschgang erreicht, schaltet der Mikroprozessor so lange die Heizung ein, bis die gewünschte Temperatur erreicht ist. Die Temperatur wird durch einen Sensor an den Mikroprozessor rückgemeldet. Sodann wird der Antriebsmotor der Trommel eingeschaltet und der Waschvorgang eingeleitet, wobei die Temperatur durch Ein- und Ausschalten der Heizung auf dem gewünschten Sollwert gehalten wird. Ist der

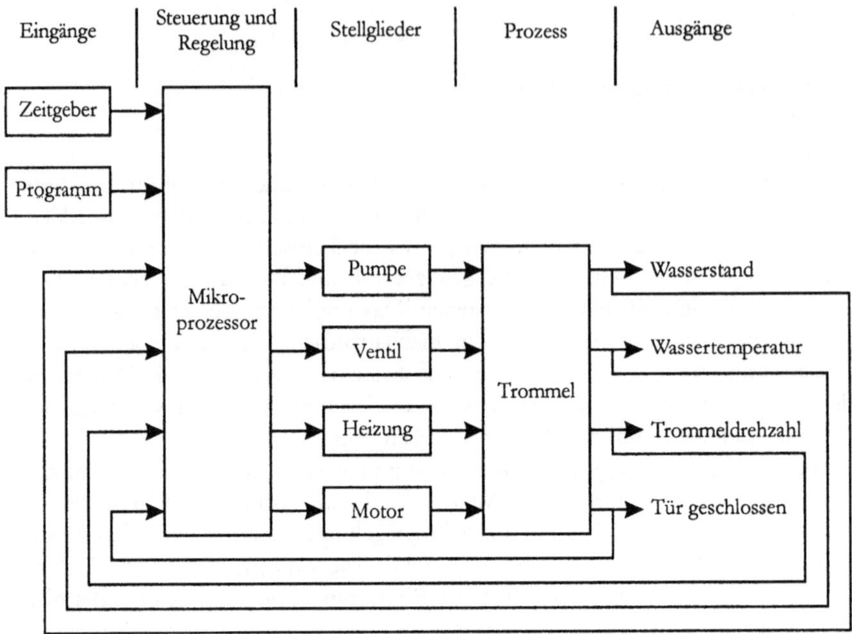

Abbildung XI.27 Blockschaltbild einer Waschmaschine (Bolton 1999)

Waschvorgang beendet, schaltet der Mikroprozessor die Trommel ab und die Pumpe ein, welche das Wasser aus der Trommel abpumpt.

Für den Spülvorgang wird 2- bis 3-mal eine vorgerechnete Wassermenge eingelassen, die Trommel dreht sich eine bestimmte Zeit und das Wasser wird wieder abgepumpt. Am Ende des Waschvorganges wird mit einer bestimmten Drehzahl geschleudert.

Alle diese Operationen werden von dem Mikroprozessor, welcher Sensoreingangssignale erhält und die Stellglieder betätigt, gesteuert (Abb. XI.27).

2. Automatische Kamera

Bei einer automatischen Kamera ist es lediglich erforderlich, diese einzuschalten und den Sucher bzw. die Linse auf das zu fotografierende Objekt zu richten. Die Kamera besorgt automatisch die Scharfstellung, die Einstellung der Belichtungszeit und der Blende. Dies geschieht ebenfalls durch einen Mikroprozessor (Abb. XI.28).

Wird der Einschaltknopf der Kamera betätigt und die Linse auf das zu fotografierende Objekt gerichtet, erhält der Mikroprozessor ein Eingangssignal von dem Bereichssensor und sendet ein Ausgangssignal an den Antriebsmotor des Objektivs. Dabei wird laufend die Linsenposition an den Mikroprozessor zurückgemeldet und so lange mit der gewünschten Position des Entfernungssensors verglichen, bis diese übereinstimmen. Gleichzeitig gibt der Belichtungssensor ein Eingangssignal an den Mikroprozessor, welcher Blende und Belichtungszeit berechnet und sodann über Stellmotoren deren Einstellung vornimmt. Bei Betätigung des Auslösers gibt der Mikroprozessor das Signal für den Weitertransport des Filmes, wodurch die Kamera zur nächsten Aufnahme bereit

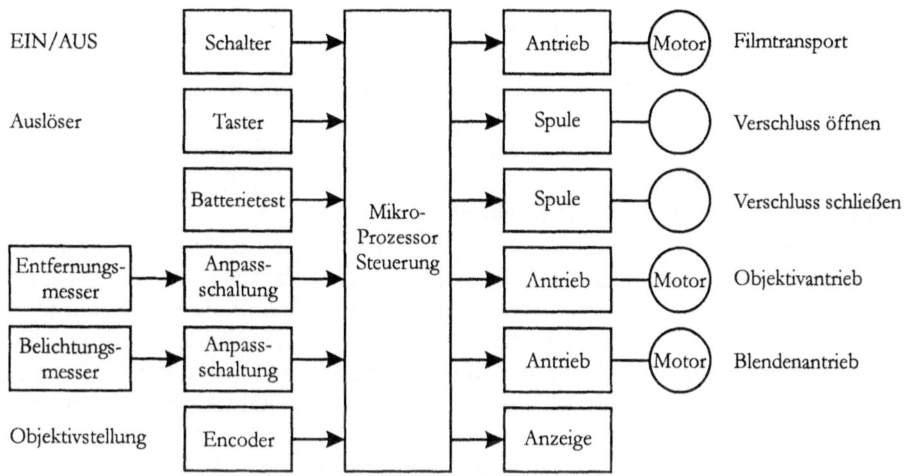

Abbildung XI.28 Blockschaltbild einer automatischen Kamera (Bolton 1999)

ist. Es handelt sich um eine reine binäre Ablaufsteuerung. So könnten beispielsweise einige Schritte des Programms lauten:

- Wenn die Batterien in Ordnung sind, fahre fort; sonst unterbreche.
- Lies den Eingang des Entfernungsmessers und berechne die Linsenposition.
- Sende ein Ausgangssignal zum Antriebsmotor der Linse.
- Vergleiche berechneten Ausgang mit dem aktuellen Ausgang.
- Stoppe den Linsenantrieb, wenn die Linse in der berechneten Position ist.

3. Zusammenfassung

Die Mechatronik ist ein Fachgebiet, welches sich der integrativen Betrachtungsweise beim Entwurf von Systemen bedient. Die „serielle" Entwicklung – Mechanik, Elektronik, Elektrik, Soft- und Hardware – wird durch eine „parallele" Entwicklung – alle Teilbereiche gleichzeitig – ersetzt. Die Beispiele zeigen die Notwendigkeit einer „mechatronischen" Vorgehensweise, welche sich derzeit in der Industrie erst teilweise durchgesetzt hat.

E. Adaptronik

Adaptronik ist ein Kunstwort gebildet aus „Adaptierung" und „Elektronik". Die Adaptronik beschäftigt sich mit der Entwicklung adaptiver Systeme – intelligenter Strukturen oder Werkstoffe –, die sich über selbstregelnde Mechanismen an unterschiedlichste Betriebsbedingungen anpassen; beispielsweise „intelligente" Werkstoffe, die sich an geänderte Umweltbedingungen adaptieren. Sie reagieren beispielsweise auf Temperatur-, Belastungs-, Spannungs- und Magnetfeldänderungen.

Die Entwicklung solcher Werkstoffe wurde nicht zuletzt durch die Nanotechnologie möglich. Sie werden auf Grund von vorgegebenen Anforderungen „nach Maß" durch Eingriffe in die atomare Struktur hergestellt.

Bei *„Memory-Metallen" – Metallen mit Gedächtnis* – bewirkt eine Erhöhung der Temperatur oder des elektrischen Stromes eine Formänderung. So nimmt beispielsweise eine verformte Drahtstruktur aus einem dieser Materialien (Brillenfassung, Büroklammer) durch Erhitzen plötzlich wieder ihre ursprüngliche Form an.

Durch Memory-Metalle wird es zukünftig möglich sein, komplette Automatisierungseinrichtungen bestehend aus Sensor, Regler und Stellglied (Aktor) in miniaturisierter Form ohne komplexe Elektronik und Mechanik herzustellen.

Eine bereits realisierte Anwendung ist ein „Optosensor" für Geschirrspülmaschinen. Er besteht aus einem 10 cm langen und 0,25 mm dicken Draht aus einer Nickel-Titan-Legierung (Nitinol). Während des Spülvorganges misst dieser Sensor, durch Längenänderung, bis zu 10 Mal den Kalkgehalt des Spülwassers und steuert über ein Miniventil die Zugabe von Regeneriersalz. Aufgabe des Memory-Drahtes ist es, das Ventil für eine bestimmte Zeit zu öffnen. Dazu genügt eine Verkürzung des Drahtes um 5 mm, wobei die entwickelte Kraft zur Ventilbetätigung ausreicht.

Weitere, derzeit absehbare Anwendungen sind: Aktoren für alle Arten von Verriegelungen, Schwingungsdämpfung, Kontaktfüßchen für Mikrochips, die sich bei Erwärmung von der Printplatte lösen. Letzteres ist besonders für die Wiederverwendung und Wiederverwertung gebrauchter Elektronikbauteile von Bedeutung.

Durch *Piezofasern, -polymere und -patches* wird eine mechanische Belastung in eine elektrische Spannung umgewandelt und umgekehrt. Eine Anwendung ist die Schwingungsdämpfung von Leichtbaumaterialien. Leichtbauteile der Luftfahrt- und Autoindustrie beginnen infolge ihres geringen Gewichtes und ihrer kleinen Wandstärken sehr leicht zu schwingen. Die bisher eingesetzten Piezobauteile waren so groß, dass sie die Struktur des Leichtbauwerkstoffes empfindlich störten. Es ist derzeit bereits möglich Piezomaterialen, zu langen dünnen Fasern mit Durchmessern von 20 bis 30 μm zu spinnen. Diese können problemlos in Leichtbauwerkstoffe eingearbeitet werden. Sie dienen gleichzeitig als Sensor und Aktor. Wird das Piezomaterial durch Schwingungen mechanisch beansprucht, erzeugt es ein elektrisches Signal. Dieses wird einem Regler zugeführt, welcher daraus ein elektrisches Stellsignal berechnet. Mithilfe dessen erzeugt die Faser einen Gegenzug und kompensiert somit die Schwingungen des Leichtbauteiles.

Eine weitere Anwendung ist die Überprüfung auf Haarrisse von Leichtbauteilen. Derzeit werden solche beispielsweise mit Ultraschall abgetastet, was sehr zeit- und kostenaufwendig ist. Ein Geflecht aus adaptronischen Materialen – Piezofasern – würde Risse, welche die Fasern an den Rissstellen dehnen, automatisch melden.

Bereits existierende Anwendungen sind Aktoren für Einspritzpumpen und Ventile sowie kompakte Elektromotoren. Zukünftig werden sie zur Schwingungsdämpfung von Bauteilen, für aktive Profiländerungen bei Rotorblättern und Tragflächen, zur Energieeinsparung und Lärmverminderung, Risserkennung in hochbeanspruchten Bauteilen sowie zur Kompensation von Durchbiegungen angewandt werden.

Bei *elektro- und magnetorheologischen Substanzen* führen Änderungen von elektrischen Spannungen oder Magnetfeldern zur Verfestigung von Flüssigkeiten. Dieser Effekt kann beispielsweise dazu ausgenützt werden, um die Steifigkeit von Stoßdämpfern an Fahrbahnen anzupassen, Hydraulikventile sowie kraftrückgekoppelte (haptische) Joysticks besser zu regeln sowie Knie- und Gelenkprothesen exakter zu steuern.

Magnetostriktive Substanzen reagieren schon bei kleinen Magnetfeldern mit merklichen Längenänderungen. Außer ihrer Verwendung als Aktoren und Sensoren eignen sie sich auch als Schwingungsdämpfer. Eine bereits realisierte Anwendung ist die Diebstahlsicherung in Kaufhäusern. Ein kleines Magnetplättchen an der Ware löst den magnetorestriktiven Sensor an der Kasse aus.

Mit Änderungen der Farbe oder der Lichtdurchlässigkeit unter dem Einfluss von Licht, Wärme oder elektrischen Feldern reagieren *photo-, thermo- und elektrochrome Substanzen*. Dadurch können beispielsweise klimatisierende Fenster für Gebäude und Kraftfahrzeuge realisiert werden, welche die Sonneneinstrahlung in das Innere steuern – eine einfache Klimaanlage.

Glasfasersensoren entstehen durch Fasern, welche ihre Lichtleitung durch äußere Einflüsse – Temperaturschwankungen, Druck, mechanische Spannungen, Schwingungen, Beschleunigungen, Magnetfelder – ändern. Sie werden daher als preiswerte Sensoren für diese Größen eingesetzt.

In Werkstoffen eingebettete *Hohlfasern* und *Mikrokapseln* sind mit Flüssigkeiten oder Wirkstoffen gefüllt, die sie bei ihrer Zerstörung freigeben. Derzeit abzuschätzende Einsatzgebiete sind Notschmiermittel in Schneid- oder Schleifwerkzeugen und selbstheilende Kunststoffe. Bei letzteren wird ein Klebestoff in der Umgebung von Haarrissen freigesetzt.

Die Entwicklung dieser neuen, „adaptronischen" Werkstoffe steht erst am Anfang und wird zukünftig unter anderem die Basis für eine Verknüpfung von Sensoren und Aktoren sowie adaptiven Reglern bilden. Sie sind somit multifunktional und führen auf neuartige Lösungsansätze zur Lärm- und Schwingungsreduktion, Konturverformung und Stabilisierung, Feinstpositionierug, Sensortechnik im Ultraschallbereich sowie Schadenserkennung. Diese Beispiele dürfen nur als erste „Gehversuche" angesehen werden – die zukünftigen Anwendungspotentiale sind derzeit noch nicht abzuschätzen.

F. Infotronik, Infotainment, Edutainment

Das neue Kunstwort Info- oder Edutainment ist eine Kombination der Begriffe Ausbildung (Education) und Vergnügen (Entertainment). Hinter diesem Begriff steht das spielerische Erlernen von wissenschaftlichen Disziplinen wie beispielsweise Mathematik, Physik und Informatik. Weiters ist es ein Mittel, „High Tech"-Entwicklungen einem breiteren Publikum näher zu bringen.

Ein Beispiel für Info- oder Edutainment sind Roboter für Freizeit, Unterhaltung und Hobby, insbesondere Roboterhunde, Roboterkatzen und menschenähnliche (humanoide) Roboter, welche derzeit und in naher Zukunft in fast unübersehbarer Zahl auf den Markt kommen werden. Beispiele für Mehrrobotersysteme (Multi Agent Systems – MAS) sind Roboterorchester, Robotertheatergruppen und Fußballroboterteams.

Roboterfußballer, als mechatronische Systeme, können als Vorstufe eines „Hardware"-Multiagenten-Systems (MAS) aufgefasst werden. Vor etwa 15 Jahren begannen sich Wissenschaftler mit intelligenten Softwareagenten zu beschäftigen. Später wurde dieses Konzept auf die Produktion und die Robotertechnik als praktische Anwendung verteilter künstlicher Intelligenz übertragen.

Beim Roboterfußball bilden ein oder mehrere autonome, mobile, intelligente Miniroboter (7,5 × 7,5 × 7,5 cm) eine Mannschaft – ein MAS. Diese Roboter erreichen eine Spitzengeschwindigkeit von 18 km/h. Gespielt wird auf einem Feld mit 1,3 × 1,5 m (3 gegen 3), 1,8 × 2,1 m (5 gegen 5) oder 2,2 × 2,8 m (7 gegen 7) mit einem orangefarbenen Golfball 2 × 5 Minuten netto. Ziel des Spieles ist es, den Ball in das gegnerische Tor zu befördern, um möglichst hoch zu gewinnen. Die Roboter können sich frei am Spiel-

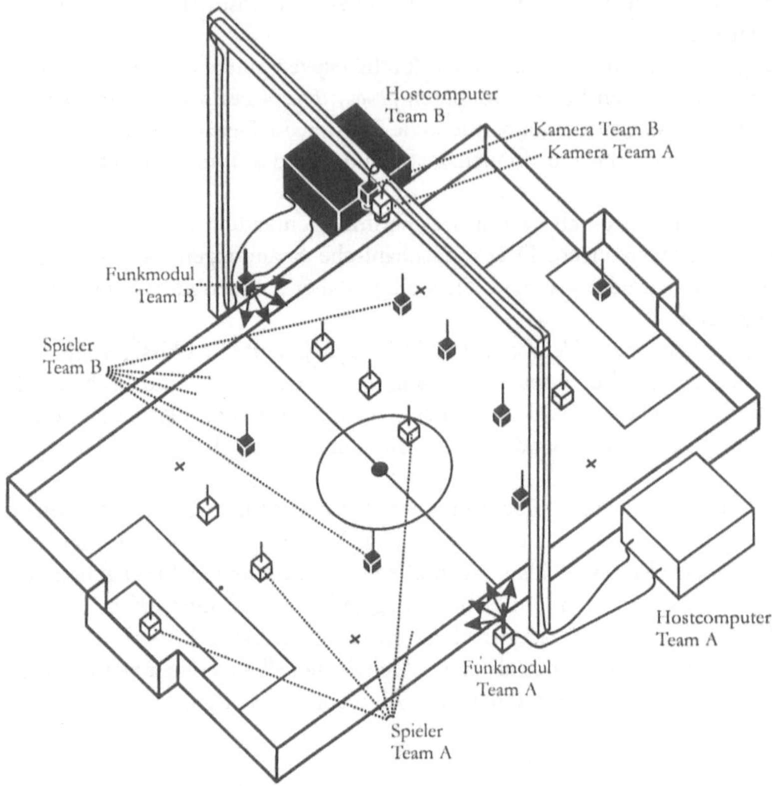

Abbildung XI.29 Roboterfußballsystem – Mirosot Large League (7 gegen 7)

feld bewegen und werden über Funk von einem Zentralrechner gesteuert. Die notwendigen Informationen über die Positionen des Balls sowie der eigenen und gegnerischen Spieler bezieht der Zentralrechner von einer über dem Spielfeld montierten Farb-CCD-Kamera, die bis zu 90 Bilder/s des Geschehens am Spielfeld an den Rechner übermittelt (Abb. XI.29). Vom Zentralrechner wird über Farberkennung mittels Pixel-Such-Methode die Position der Roboter der eigenen Mannschaft und des Balles bestimmt. Als Zentralrechner dient ein handelsüblicher, 586-kompatibler PC. Aufgaben des Zentralrechners sind Bildverarbeitung, Kommunikation mit den Robotern sowie die Planung der nächsten Spielzüge und die Steuerung der einzelnen Spieler.

Zur Entwicklung dieses „Spiels“ sind die modernsten Methoden aus der

- Feinwerktechnik – mechanischer Aufbau des Roboters;
- Elektronik und MST – „On Board“-Intelligenz;
- Regelungstechnik – Lageregelung der Roboter;
- Mathematik – Bahnplanung;
- Informatik – Strategien, Bildverarbeitung;
- Kommunikationstechnik – Informationsaustausch zwischen Robotern und Hostrechner eingesetzt.

Auf Grund der hohen Geschwindigkeiten und der Navigation der Roboter in einer „hochdynamischen“ Umgebung – feste und bewegliche Hindernisse – müssen neue Theorien entwickelt werden, da die bekannten nicht anwendbar sind. Erkenntnisse daraus werden wieder in praktische Anwendungen übergeführt werden.

XII. Ausblick

A. Softwareentwicklungstrends

Zukünftige Entwicklungen der Software können den Kategorien Makroprogrammierung, komponentenorientierte Programmierung, methodenorientierte Entwicklung unter Einsatz von CASE Tools (Computer Aided Software Engineering) und Hypertextverfahren zugeordnet werden.

Bei der Neuentwicklung von Software werden im hardwarenahen Umfeld weiterhin die Assemblersprache, bei allgemeinen, algorithmusorientierten Aufgabenstellungen die höhere Programmiersprache C unter Einbindung komfortabler Bibliotheken ihre Berechtigung finden. Darüber hinaus werden sich objektorientierte Programmiersprachen wie C++, datenbanknahe Sprachen und die internetnahe Entwicklung unter Einsatz vorgefertigter Makros weiter durchsetzen.

Leichte, tragbare und leistungsfähige Computer werden drahtlos und mit offenen Schnittstellen in Kommunikationssysteme integriert werden. Als Softwareentwicklungstrends sind dazu die verbesserte Spracherkennung, vermehrte Echtzeitfähigkeit, Sprachsteuerung, die breite Nutzung mobiler Systeme und die damit verbundenen autonomen, verteilten Anwendungssysteme erkennbar. Die intelligente Erkennung und Ansteuerung von Schnittstellen, die sprachgesteuerte Nutzung von Wissenssystemen sowie Closed-loop-Systeme z.B. in den biomedizinischen Anwendungsbereichen hängen von der Entwicklung zuverlässiger und sicherer Software ab.

B. Distance Education – Virtuelle Universität

1. Formen des E-Learning

Bei den klassischen multimedialen Lernprogrammen auf CD-ROM (Computer Based Training – CBT) übernimmt der Computer des Lernenden die didaktischen Funktionen wie Wissen Vermitteln, Übungen Anbieten, Übungen Auswerten. Der Nachteil dabei ist, dass der Lernende auf sich allein angewiesen ist (Dittler 2002, Schulmeister 2001).

Im Unterschied zu CBT ist ein kooperatives Lernen zweier oder mehrerer Teilnehmer gleichzeitig mit einem Programm bei dem so genannten „Web Based Training“ (WBT) möglich. Die Lernenden können mit WBT beispielsweise gemeinsam ein Problem oder eine Aufgabenstellung bearbeiten und dabei nicht nur von dem Lernprogramm, sondern auch voneinander lernen. Bei WBT übernimmt der Computer im Wesentlichen die Rolle eines Vermittlers zwischen den Lernenden.

Eine konsequente Weiterentwicklung von WBT sind Lernportale (E-Learning-Portale), die dem Lernenden ein sehr viel umfassenderes Lernangebot zur Verfügung stellen können. In einem E-Learning-Portal, welches üblicherweise Internet- oder Intranet-basiert ist, sind neben den Funktionen von CBT oder WBT in der Regel auch Coaching-Funktionen implementiert. Ein oder mehrere Fachexperten oder Bildungsbegleiter stehen hier dem Lernenden für technische, aber vor allem auch für fachliche und inhaltliche Fragen zur Verfügung. Der Vorteil eines solchen E-Learning-Portals liegt in der individuellen Betreuung des Lernenden durch Coaches und Lernbegleiter. Darüber hinaus sind in einem E-Learning-Portal üblicherweise auch FAQs (Frequently Asked Questions, häufig gestellte Fragen und deren Antworten), Studienbriefe, Praxisberichte und Lehrfilme enthalten.

Virtuelle Seminare gestatten eine synchrone, aber ortsunabhängige gleichzeitige Schulung mehrerer Teilnehmer. Während ein Trainer vor einer Webcam seine Lehrinhalte präsentiert und erklärt, werden sein Videobild, der Ton und gegebenenfalls Folien und Visualisierungen synchron über Internet oder Intranet an die Seminarteilnehmer vermittelt. Die Vorteile virtueller Seminare liegen darin, dass die Vorteile von Präsenzseminaren – die Möglichkeiten der Einflussnahme der Teilnehmer auf den Seminarverlauf durch Rückfragen usw. – erhalten bleiben und mit den Vorteilen multimedialer Lernformen (Visualisierungsmöglichkeiten, gleichzeitige Schulung zahlreicher Mitarbeiter) verbunden werden.

2. Software für E-Learning, Lernplattformen

Bei der Software für virtuelles Lernen (E-Learning) und virtuelle Universitäten ist zu unterscheiden zwischen (Dittler 2002)

- der Software für Portale, d.h. die Software für die allgemeinen Funktionen einer virtuellen Universität,
- dem Managementsystem für die administrativen Funktionen, der Personal- und Studentenverwaltung und dem Kursmanagement, in dem die Studierenden Kurse buchen und belegen können,
- der Lernplattform für die Darstellung der Kursunterlagen im Netz und für die Abwicklung der Online-Seminare sowie den Kommunikationsangeboten – tutorielle Komponente, Chat-Räume, Mitteilungsbretter,
- den Autorenwerkzeugen, mit denen die Vortragenden ihre Lehrunterlagen für das Netz entwickeln können, ohne viel Wissen über HTML (Hypertext Markup Language) und Internet zu besitzen,
- den Werkzeugen oder Instrumenten für kooperatives Arbeiten im Netz.

In vielen Fällen umfassen die Portale auch das Kursmanagement oder die Lernplattform. In einigen Fällen umfasst letztere auch die Autorenwerkzeuge. Bei anderen Softwarepaketen lassen sich aus dem Autorenwerkzeug heraus auch Funktionen für die Lernplattform generieren, wie z.B. Dateiaustausch und E-Mail-Kommunikation.

Generell lassen sich folgende Autorenwerkzeuge unterscheiden:

- Webeditoren für www-Umgebungen, die das Editieren in HTML erleichtern.
- Werkzeuge für die Entwicklung von Animationen, die in HTML-Bowser integriert werden können.
- Werkzeuge für die Entwicklung von Lernprogrammen ähnlich dem Computer-based Training.
- Direkt in einem Webbrowser verfügbare Webeditoren.

- Häufig werden Lernplattformen auch ohne spezielles Autorenwerkzeug direkt als HTML-Seiten realisiert, angereichert mit Java-Script-Funktionen für die Navigation und zur Bearbeitung interaktiver Lernmodule.

Es lassen sich unterhalb einer Lernplattform verschiedene weitere Instrumente implementieren, wie beispielsweise spezielle Umgebungen für Listenkommunikation oder für Online-Seminare. Die große Problematik ist die Kompatibilität der Softwarewerkzeuge, da diese üblicherweise keine gemeinsamen Schnittstellen mit der Lernplattform besitzen.

C. Teleworking

Teleworking oder Telearbeit ist ein Sammelbegriff für Arbeiten von einem anderen Standort (Arbeitsplatz) mit einer Verbindung zum Unternehmen. Der Arbeitsplatz kann zu Hause, in einem Telearbeitszentrum, Satellitenbüro, aber auch bei Kunden sein (mobile Arbeit). Wichtigstes Kriterium ist die räumliche Trennung von der Zentrale. Der ausgelagerte Arbeitsplatz ist mit der Zentrale durch ein Informations- und Kommunikationssystem (z.B. Internet) verbunden.

Braucht beispielsweise ein Mitarbeiter, welcher sich im In- oder Ausland bei einem Kunden befindet, Daten aus dem Rechnersystem der Zentrale, kann er diese aktuell abrufen. Das können Lagerbestände, Kundendaten, aktuelle Liefertermine oder ein Angebot sein. Umgekehrt können Angebote sofort beim Kunden erstellt werden und an die Zentrale rückgemeldet werden.

Bei Teleworking muss sich der Arbeitsplatz nicht zu Hause befinden, er kann in einem Telearbeitszentrum oder Satellitenbüro sein.

Ein Telearbeitszentrum ist eine Gemeinschaftseinrichtung verschiedener Unternehmen, in dem Mitarbeiter möglichst nahe ihrem Wohnort tätig sind. Satellitenbüros sind Außenstellen eines Unternehmens für einen oder mehrere Mitarbeiter, die von der Zentrale zwar geografisch getrennt, jedoch mit ihr „dauernd" elektronisch verbunden sind.

Vorteile des Teleworkings sind:

- Wegfall von oft langen Wegzeiten zum Arbeitsplatz. Dadurch Reduktion der Betriebs- und Personalkosten, Reduktion des Verkehrsaufkommens (geringerer Energieverbrauch und Verringerung der Umweltbelastung);
- Schaffung von Arbeitsplätzen in strukturschwachen Regionen – am Land leben und in der Stadt arbeiten, ohne zu pendeln;
- individueller Arbeitsrhythmus;
- Erhalt von Mitarbeitern mit Spezialkenntnissen.

Teleworking hat sich bisher in Mitteleuropa nicht so durchgesetzt, wie man es noch vor einem Jahrzehnt erwartet hatte. Gründe dafür liegen nicht auf der technischen, sondern eher auf der sozial/rechtlichen Ebene wie in auch dem komplexen Aufbau der Wissensstrukturen und Kommunikationsabläufen.

D. Telemedizin

Unter dem Begriff der Telemedizin sind heute allgemein die Punkt-zu-Punkt-Datenübertragung zwischen festen Knoten auf eigenen Leitungen und die Nutzung des Internets

Tabelle XII.1 Telemedizin, Stand und Ausblick (BMVIT 2000)

Zeitraum	Administrative Nutzung	Medizinische Nutzung	Technische Entwicklung
1960–1990	Beginn der EDV Statistiken Leistungserfassung Leistungsdokumentation Digitalisierung medizinischer Daten	Digitaler Patient Virtueller Patient (Dynamische Betrachtung, Funktionsdiagnose)	Prozessortechnik Datenübertragung Software Mikromechanik Mikrosystemtechnik Bildgebende Verfahren Telemetrie Verschlüsselung
1990–2000	Krankenhausinformationssystem Vernetzung der Leistungserbringer	Simulation und automatisierte Technikunterstützung Patientenüberwachung Videokonferenzen	Teleambulanz Telekonsultation Telechirurgie Teleradiologie Telepathologie Biometrie
Zukunft	Ausdehnung auf internationaler Ebene	Unterstützung und teilweiser Ersatz von Experten durch lernende Technik, EBM – Evidence Based Medicine, Medizinische Wissensdatenbanken	Telemonitoring Autonome Hilfesysteme Intelligente Software

als Übertragungsplattform zusammengefasst. Künftig sind in Anbetracht der Entwicklung in der Telekommunikation auch die Systeme der kabellosen Datenübertragung mit in diesem Umfeld zu berücksichtigen (Tabelle XII.1).

Während das erste Modell in der Regel auf Punkt-zu-Punkt-Standleitungsverbindungen aufbaut, wird im zweiten Ansatz die technische Übertragungsverfügbarkeit des Internets – mit all ihren Grenzen – für die Bilddatenübermittlung zu Diagnosezwecken, Telechirurgie, Telekonsultation, Teleambulanz, Telediagnose und Archivierung genutzt. Im dritten Modell werden am Beispiel des Telemonitorings dezentrale Systeme wie Vitalwerte-Erfassung (Blutdruck, Pulsfrequenz) autonom am Menschen durchgeführt und diese permanent oder bei Grenzwertüberschreitung kabellos zum Beispiel als SMS an eine Monitoringstelle übertragen, von wo aus Soforthilfemaßnahmen eingeleitet werden können. Die Standortbestimmung des Patienten erfolgt dabei mittels GPS (Global Positioning System).

Theoretisch sind alle medizintechnisch unterstützten Funktionen lokal und dezentral durchführbar. Praktisch müssen jedoch die technischen Einschränkungen wie die Reaktionszeiten, Zuverlässigkeiten, Datensicherheit und die Qualität des Informationsaustausches der Beteiligten kritisch hinterfragt und zum Wohle des Patienten entschieden werden. Die Sicherheit von Einzelkomponenten, die Zuverlässigkeit im Verbund sowie die Sicherstellung der korrekten Nutzung der technischen Systeme stellen noch hohe Anforderungen an die Weiterentwicklung der Telemedizin.

Anhang

A. Boolesche Algebra

1. Axiome

$x = 0$, wenn $x \neq 1$, $x = 1$, wenn $x \neq 0$

$x = 0 \rightarrow \neg x = 1, x = 1 \rightarrow \neg x = 0$

$0 \wedge 0 = 0, 1 \vee 1 = 1, 1 \wedge 1 = 1, 0 \vee 0 = 0$

$0 \wedge 1 = 1 \wedge 0 = 0, 1 \vee 0 = 0 \vee 1 = 1$

2. Theoreme für eine boolesche Variable

$x \vee 0 = x, x \wedge 1 = x$ (Identität)

$x \vee 1 = 1, x \wedge 0 = 0$ (Null)

$x \vee x = x, x \wedge x = x$ (Idempotenz)

Tabelle A.1 Grundfunktionen der Schaltalgebra mit 2 Eingangsvariablen

A	B	NIE A	A AND B	A AND NOT B	A	NOT A AND B	B	A <> B	A OR B	IMMER A	NOT (A AND B)	NOT A OR B	NOT A	A OR NOT B	A = B	NOT (A OR B)
Eingang	Eingang	Nullfunktion	Konjunktion	Inhibition	Identität	Inhibition	Identität	Antivalenz	Disjunktion	Einsfunktion	Shefferfunktion	Implikation	Negation	Implikation	Äquivalenz	Percefunktion
		NIE	AND					XOR	OR	IMMER	NAND					NOR
0	0	0	0	0	0	0	0	0	0	1	1	1	1	1	1	1
0	1	0	0	0	0	1	1	1	1	1	1	1	1	0	0	0
1	0	0	0	1	1	0	0	1	1	1	1	0	0	1	0	0
1	1	0	1	0	1	0	1	0	1	1	0	1	0	1	1	0

$x = \neg\neg x$ (Doppeltes Komplement)
$x \vee \neg x = 1$, $x \wedge \neg x = 0$ (Komplement)

3. Theoreme für mehrere boolesche Variable

$x \vee y = y \vee x$, $x \wedge y = y \wedge x$ (Kommutativgesetz)
$(x \vee y) \vee z = x \vee (y \vee z)$, $(x \wedge y) \wedge z = x \wedge (y \wedge z)$ (Assoziativgesetz)
$(x \wedge y) \vee (x \wedge z) = x \wedge (y \vee z)$, $(x \vee y) \wedge (x \vee z) = x \vee (y \wedge z)$ (Distributivgesetz)
$x \vee (x \wedge y) = x$, $x \wedge (x \vee y) = x$ (Absorptionsgesetz)
$(x \wedge y) \vee (x \wedge \neg y) = x$, $(x \vee y) \wedge (x \vee \neg y) = x$ (Absorptions-, Nachbarschaftsgesetz)
$\neg(x \wedge y \wedge z) = \neg x \vee \neg y \vee \neg z$,
$\neg(x \vee y \vee z) = \neg x \wedge \neg y \wedge \neg z$ (deMorgan'sches Gesetz)

Literatur

Abele, H. (2000): Medientechnische Grundlagen. Vorlesungsunterlagen. Universität Tübingen

Blanchard, B.J.; Fabrycky, M. (1995): Systems Engineering and Analysis. Prentice Hall, Englewood Cliffs, N.J.

BMVIT Bundesministerium für Verkehr, Innovation und Technologie, Abt. V/B/9 (2000): Innovations- und Entwicklungspotenzial Biomedizinische Technik. BMT Austria

Boehm, B.W. (1988): A Spiral Model of Software Development. Computer 21 (5): 61–72

Boehm, B.W.; Brown, J.R.; Lipow, M. (1976): Quantiative Evaluation of Software Quality. In: Proceedings of the 2nd International Conference on Software Engineering. IEEE Computer Society Press, Los Alamitos, Calif., S. 592–603

Bolton, W. (1999): Mechatronics – Electronic Control Systems in Mechanical and Electrical Engineering, 2. Aufl. Addison Wesley Longman, New York

Buchberger, B.; Lichtenberger, F. (1981): Mathematik für Informatiker 1. Springer, Berlin

Burghardt, M. (2002): Einführung in Projektmanagement, 4. Aufl. Publicis Corporate Publishing, Erlangen

Chamberlin, D.; Boyce, R. (1974): SEQUEL: A Structured English Query Language. In: Proceedings of the May 1974 ACM SIGMOD Workshop on Data Description, Access and Control. Association for Computing Machinery, New York, S. 249–264

Codd, E.F. (1990): The Relational Model for Database Management – Version 2. Addison Wesley, Reading, Mass

Dittler, U. (Hrsg.) (2002): E-Learning. Oldenbourg, München

Dřínek, M. (2003): Entwicklung eines Bildverarbeitungssystems für die Charakterisierung von bestückten Leiterplatten. Dissertation, Technische Universität Wien, Wien, Österreich

Girsule, N. (1992): Ein modulares CIM Konzept für Klein- und Mittelbetriebe. Dissertation, Technische Universität Wien, Wien, Österreich

Hauptverband der österreichischen Sozialversicherungsträger (1997): Handbuch Projektmanagement. Hauptverband der österreichischen Sozialversicherungsträger, Wien

Heinrich, L; Burgholzer, P. (1994a): Informationsmanagement, 3. Aufl. Oldenbourg, München

Heinrich, L; Burgholzer, P. (1994b): Systemplanung I, 4. Aufl. Oldenbourg, München

Heinrich, L; Burgholzer, P. (1995): Systemplanung II, 3. Aufl. Oldenbourg, München

Heublein, H. (1996): Störungsfreie Datenübertragung. Publicis MCD Verlag, Erlangen

Kaspers, W.; Küfner, H.-J.; Heinrich, B.; Vogt, W. (1996): Steuern – Regeln – Automatisieren, 5. Aufl. Vieweg, Braunschweig

Kofler, F. (Hrsg.) (1996): EU-konforme Ausschreibungen offener Systeme. Eigenverlag, Wien

Kopacek, P. (1993): Einführung in die Automatisierungstechnik. Oldenbourg, München

Kopacek, P.; Daichendt, K. (2003): Informationstechnik. Vorlesungsmanuskript, Institut für Handhabungsgeräte und Robotertechnik, Technische Universität Wien, Wien, Österreich

Kopacek, P.; Probst, R.; Zauner, M. (1995): Informatik für Maschinenbauer. Springer, Wien

Kramer, U.; Neculau, M. (2002): Simulationstechnik. Hanser, München

Kramme, R. (2001): Medizintechnik – Verfahren, Systeme, Informationsverarbeitung, 2. Aufl. Springer, Berlin

Kurbel, K. (1992): Entwicklung und Einsatz von Expertensystemen, 2. Aufl. Springer, Berlin

Lehmann, T.M.; Wein, B.; Dahmen, J.; Brendo, J.; Vogelsang, F.; Kohnen, M. (2000): Content-based image retrieval in medical applications. In: Yeung, M.M.; Yeo, B.-L.; Bouman, C.A. (Hrsg.) (2000): Storage and Retrieval for Media Databases. Society for Optical Engineering, Bellingham, Wash., S. 312–320 (Proceedings of the SPIE, Bd. 3972)

Logemann, G.; Olfs, D.; Reiners, Th. (1999): Hardwareprogrammierung unter Windows. Publicis MCD Verlag, Erlangen

Lorch, O.; Denk, J.; Freyberger, F. (2001): Laufroboter – vom Gehen und Sehen. TUM-Mitteilungen 2000/2001 (4), S. 24–25

Lüth, T. (2000): Technische Mehr-Agenten-Systeme. Hanser, München

Osanna, P.H.; Durakbasa, M.N.; Heiss, C.H.; Eichhorn, F. (1999): Precision Engineering und Qualitätsmanagement in der Mikro- und Nanotechnologie. Institut für Fertigungstechnik, Abteilung Austauschbau und Messtechnik, Technische Universität Wien, Wien, Österreich

Österreichisches Normungsinstitut (2000): OENORM A 2050: Vergabe von Aufträgen über Leistungen – Ausschreibung, Angebot und Zuschlag – Verfahrensnorm. Österreichisches Normungsinstitut, Wien

Österreichisches Normungsinstitut (2000): OENORM EN ISO 9000: Qualitätsmanagementsysteme (QM-Systeme) – Grundlagen und Begriffe. OENORM EN ISO 9000-3:1998 Normen zum QM und zur Qualitätssicherung/QM-Darlegung – Teil 3: Leitfaden für die Anwendung von ISO 9001:1994 auf Entwicklung, Lieferung, Installierung und Wartung von Computer-Software. OENORM EN ISO 9001: QM-Systeme – Anforderungen. OENORM EN ISO 9004: QM-Systeme – Leitfaden zur Leistungsverbesserung. Österreichisches Normungsinstitut, Wien

Pichler, F. (2003): Microsystems and their Technical Applications. Lehrunterlagen. 8. Engineering Managementprogramm, Wien

Probst, R. (1992): Ein hierarchisches Steuerungskonzept für Montagezellen in CIM Konzepten. Dissertation, Technische Universität Wien, Wien, Österreich

Rechenberg, P. (1991): Was ist Informatik – Eine allgemein verständliche Einführung. Hanser, München

Reschke, H.; Schelle, H.; Schnapp, R. (1989): Handbuch Projektmanagement. Verlag TÜV Rheinland, Köln

Schmidt, G. (2000): Industrial Automation at the Brink of 21st Century. Vortragsmanuskript. IECON 2000, Nagoya, Japan

Schmidt, G. (2003): Control Engineering. Vortragsmanuskript. 8. Engineering Managementprogramm, Wien

Schmidt, G.; Fur, G.H.; Riner, R. (2002): Kooperative und interaktive Systeme für die Medizintechnik. In: Eberspächer, J. (Hrsg.): NetWorlds, Bd. 2, Fachtagungsberichte der DGBMT, GMM, GMA. VDE-Verlag, Berlin, S. 289–294

Schnupp, P. (1987): Expertensystem-Praktikum. Springer, Berlin

Schüller, W. (1997): Technische Sicherheit im Krankenhaus. Wilhelm Maudrich, Wien

Schulmeister, R. (2001): Virtuelle Universität, Virtuelles Lernen. Oldenbourg, München

Schwald, A. (1992): Projektmanagement, Kapitel Aufwandsschätzung. Studie der Universität Köln, ADV-Seminar, Wien, S. 2

Siemens (2003): Pictures of the Future, Frühjahr 2003. Siemens A.G., München

Stevenson, W.J. (1996): Production/Operations Management, 5. Aufl. Irwin, Chicago

Tolkemit, P.; Buchheim, J. (2001): Web-basiertes Lernmodul Mechatronik. In: Innovative Produktentwicklungen. VDI-Verlag, Düsseldorf, S. 197–215 (VDI-Berichte, Bd. 1631)

V-Modell (1997): V-Modell: Entwicklungsstandard für IT-Systeme des Bundes (ESdIT). Bundesanzeiger, Köln

Sachverzeichnis

D

E

F

G

H

I

K

L

M

N

O

P

Q

R

S

SpringerInformatik

Johann Blieberger, Bernd Burgstaller, Gerhard-Helge Schildt

Informatik

Grundlagen

Vierte, überarbeitete Auflage.
2002. X, 230 Seiten. 72 Abbildungen.
Broschiert **EUR 17,80,** sFr 28,50
ISBN 3-211-83710-8
Springers Lehrbücher der Informatik

Das Buch ist eine unkonventionelle, auf intuitives Verständnis ausgerichtete Einführung in die theoretischen Grundlagen der praktischen Aspekte der Informatik. Dabei geht es nicht ausschließlich um die Entwicklung von Software. Beim Leser werden keine besonderen Vorkenntnisse vorausgesetzt. Es werden etwa Informationstheorie, Codierungstheorie, Zahlendarstellung und Numerik, Boolesche Algebra, Fuzzy-Logik sowie Quanten-Computer behandelt, wobei gewährleistet bleibt, dass leicht verständlich wird, wie auf diesem theoretischen Unterbau die praktische Realisierung eines Computers sowohl in Hardware als auch in Software erfolgen kann.

Gerhard H. Schildt, Alexander Redlein, Daniela Kahn

Einführung in die Technische Informatik

Unter Mitarbeit von Johann Klasek, Heinrich Pangratz, Ulrich Schmid.
2003. XI, 327 Seiten. 224 Abbildungen.
Broschiert **EUR 37,90,** sFr 61,–
ISBN 3-211-83853-8
Springers Lehrbücher der Informatik

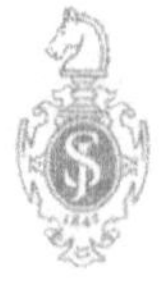

SpringerTechnik

Gerfried Zeichen, Karl Fürst

Automatisierte Industrieprozesse

2000. XXI, 219 Seiten. Zahlreiche Abbildungen und Tabellen.
Broschiert **EUR 29,80,** sFr 48,–
ISBN 3-211-83560-1

Die ganzheitliche Behandlung von komplexen industriellen Prozessen in der Produkt- und Prozessentwicklung und bei der Herstellung von Sachgütern und/oder Dienstleistungen ist das zentrale Thema des Buches. Die Autoren haben eine völlig neue Darstellung in der Form von Thesen gewählt, die aus Erfahrungen bei der Planung und Durchführung von komplexen Industrieprozessen destilliert wurden.

Auf folgende Punkte wurde besonderer Wert gelegt:

- Vernetzung von rein technischen mit den organisatorischen und betriebswirtschaftlichen Prozessen
- Lösungen zur Quantifizierung schwer quantifizierbarer Parameter in industriellen Prozessen
- Strenge Orientierung für Vorgehensweisen nach dem Prinzip Erkennen –> Erfassen –> Agieren –> Entscheiden
- Ganzheitliche Betrachtung der Informationsprozesse innerhalb eines Betriebes und Behandlung der dafür verfügbaren Informationswerkzeuge

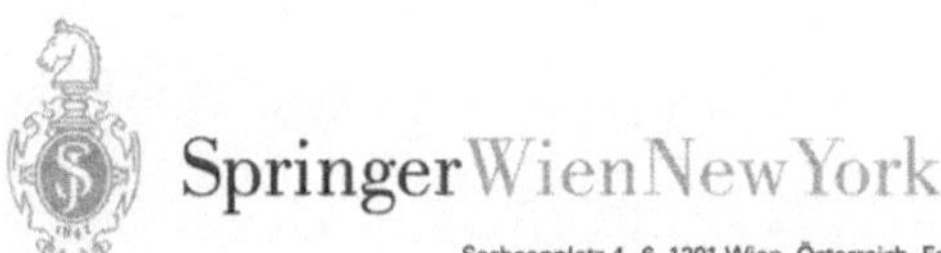

Sachsenplatz 4–6, 1201 Wien, Österreich, Fax +43.1.330 24 26, e-mail: books@springer.at, **www.springer.at**
Haberstraße 7, 69126 Heidelberg, Deutschland, Fax +49.6221.345-4229, e-mail: orders@springer.de
P.O. Box 2485, Secaucus, NJ 07096-2485, USA, Fax +1.201.348-4505, e-mail: orders@springer-ny.com
EBS, 3-13, Hongo 3-chome, Bunkyo-ku, Tokyo 113, Japan, Fax +81.3.38 18 08 64, e-mail: orders@svt-ebs.co.jp
Preisänderungen vorbehalten.

Springer-Verlag
und Umwelt

ALS INTERNATIONALER WISSENSCHAFTLICHER VERLAG sind wir uns unserer besonderen Verpflichtung der Umwelt gegenüber bewußt und beziehen umweltorientierte Grundsätze in Unternehmensentscheidungen mit ein.

VON UNSEREN GESCHÄFTSPARTNERN (DRUCKEREIEN, Papierfabriken, Verpackungsherstellern usw.) verlangen wir, daß sie sowohl beim Herstellungsprozeß selbst als auch beim Einsatz der zur Verwendung kommenden Materialien ökologische Gesichtspunkte berücksichtigen.

DAS FÜR DIESES BUCH VERWENDETE PAPIER IST AUS chlorfrei hergestelltem Zellstoff gefertigt und im pH-Wert neutral.